HISTOIRE

DE

L'HYPNOTISME

EXAMEN CRITIQUE DE TOUS LES DOCUMENTS
QUI S'Y RAPPORTENT
ET OBSERVATIONS PERSONNELLES

HISTOIRE

DE

L'HYPNOTISME

EXAMEN CRITIQUE DE TOUS LES DOCUMENTS

QUI S'Y RAPPORTENT

ET OBSERVATIONS PERSONNELLES

MÉMOIRE

PAR

MM. les Docteurs REGNIER et de GRANDCHAMPS

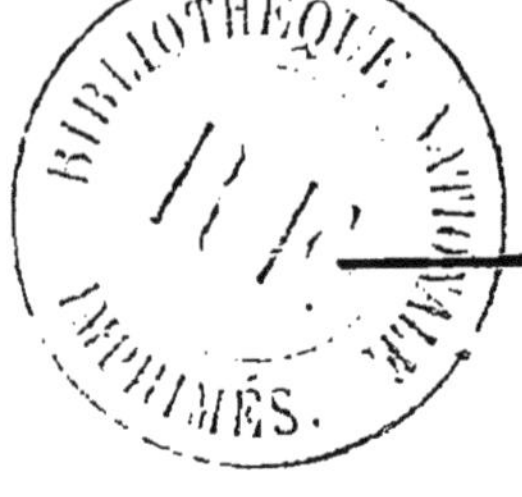

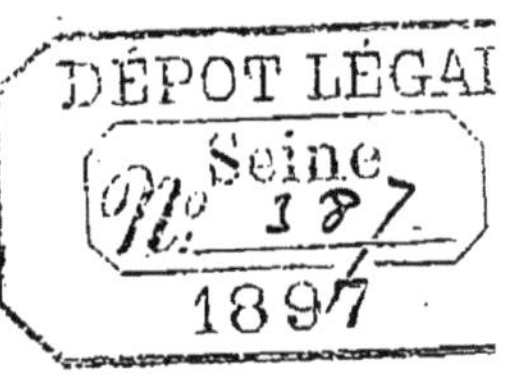

PARIS

BUREAUX DU PROGRÈS MÉDICAL

14, RUE DES CARMES, 14

1890

SCIENTIA COMMUNIS SAPIENTIUM PATRIA

STORIA DELL'IPNOTISMO

STUDIO CRITICO DI TUTTI I DOCUMENTI CHE LO RIGUARDANO

OSSERVAZIONI PERSONALI

Egli è con piacere che noi vedemmo l'Italia proporre uno studio generale della questione dell'ipnotismo, la cui entrata definitiva nel dominio scientifico era ancora lungi dall accomplirsi.

Gia precorrendo su questo punto altre nazioni e comprendo la realita dei fenomeni obtenti sopra i loro soggetti dai magnetizzatori ambulanti, essa aveva preso, per l'intermezzo dei suoi poteri publici, la saggia misura d'interdire le rappresentazioni che sono un vero scandalo, poiche esse consistono a monstrare in publico per del danaro creature umane in uno stato di non coscienza, che le rende simili, sotto questo rapporto, a degl' individui ubbriachi o a dei dementi.

Oggi l'Instituto delle Scienze de Milano mette al conconcorzo per il premio Cagnola la questione dell'ipnotismo.

Noi ci siamo fatto premura di respondere, nella misura delle nostre forze, a quest'appello che l'Instituto indirizza a tutti i lavoratori.

Per conformarci al programma fissato, noi dividemmo questa memoria in due parti.

Nella prima consacrata alla critica storica, noi crediamo aver demonstrato che certe idee in corzo relativamente alle antiche origini delle pratiche ipnotiche non sono d'accordo in fatti; che questi debbiono essere interpretati d'un modo po'differente, che dimostra quali vie ha seguito lo spirito umano per arrivare alla scoperta del sommo provocato e suoi differenti caratteri.

Nella seconda parte che contiene il riassumto delle nostre osservazioni personali, noi ebbino per mira principalmente, come la risultante di tutti i precedenti lavori, l'esistenza d'un metodo terapeutico, destinato sia come agente principale, sia come agente pa seconrio, a avere un importanza considerevole nell trattamento d'un certo numero di malattie.

Noi chiediamo scusa di non presentare questa memoria in lingua italiana; non essendo troppo familiari con questo idioma per essere sicuri di poter precisare abbastanza il nostro pensiero, e perche il tempo ci fece diffeto per farla tradurre.

L'Instituto delle scienze di Milano avendo ammisso a titolo equale lavori scritti en lingua francese, noi non esitammo a servici della liberta che ci fu lasciata, felici di profittare del nobilissimo e generosissimo sentimento, in virtu del quale la scienza e considerata in qualche sorta, come una patria commune per tutti i suoi aderenti.

INTRODUCTION

A LA

PREMIÈRE PARTIE

Il nous semble indispensable, en commençant ce travail, de bien définir tout d'abord ce que nous entendons par le mot *hypnotisme*, dont la signification prête à quelques variantes, suivant les auteurs qui l'ont employé.

Les uns, en effet, avec Charcot et l'école de la Salpêtrière, ne considèrent comme hypnotiques que les trois grandes périodes, décrites par le célèbre professeur, sous les noms de léthargie, catalepsie et somnambulisme. Les autres étendent l'acception du mot hypnotisme à des états moins profonds ou plus complexes sur lesquels nous reviendrons dans la partie de notre mémoire qui a trait à nos observations personnelles.

Nous définirons l'hypnotisme un état spécial du système nerveux, état qu'on peut artificiellement provoquer chez un grand nombre de personnes, et dont la caractéristique est, non pas l'apparence de sommeil, mais bien l'état d'inconscience de l'individu, sa facilité à recevoir des suggestions, la ponctualité avec laquelle il les exécute, et l'oubli, lorsque cesse l'état hypnotique, de tout ce qui s'est passé pendant que le sujet y était plongé.

Le mot de sommeil hypnotique, qu'on emploie souvent, est défectueux sous bien des rapports. Il ne faut pas croire, en effet, que le sujet hypnotisé présente toujours les apparences d'un individu endormi. Il est certaines phases légères de l'hypnose, où le sujet, sans avoir perdu la conscience de tout ce qui l'entoure et de ce qu'on lui fait, est cependant accessible à la suggestion et tout à fait privé de son libre arbitre. Il en est d'autres, plus profondes (fascination, somnambulisme lucide les yeux ouverts), où l'hypnotisé garde toutes les apparences extérieures de la veille, bien qu'il soit, intellectuellement parlant, dans un état de délire et d'inconscience absolus. Quoiqu'il soit capable, en ces phases de l'hypnose, de répondre correctement aux questions qu'on lui pose, le sujet est alors un véritable aliéné, qui peut, par ses paroles, ses actes, son aspect extérieur, induire en erreur ceux qui ne sont pas prévenus et qui le croiront en pleine possession de son bon sens. Une légère altération du timbre de la voix, une accentuation plus scandée des mots, vous avertissent que le sujet est sorti de l'état normal de veille et qu'il est en pleine hypnose ; mais à ceux qui ne connaissent pas ces détails il paraît parfaitement éveillé. Le plus souvent il a les yeux ouverts, la parole vive, le geste exubérant, il répond et agit comme une personne normale. Interrogez-le, vous vous apercevez qu'il est en plein délire : il ignore où il est, ses yeux ouverts ne voient rien, ou plutôt verront ce qu'il vous plaira de leur faire voir et vous pourrez le transporter, au gré de votre fantaisie, dans un jardin, dans un théâtre, dans une forêt, sur une montagne, au ciel ou dans les enfers.

Alors le délire de l'hypnotisé se met d'accord avec l'idée qu'on lui suggère, et cette idée se développe d'elle-même, automatiquement, comme si les images successives d'un kaléidoscope passaient tour à tour devant ses yeux. Dans le jardin, il voit des fleurs qu'il admire et qu'il cueille. Au théâtre, il rit de la pièce à laquelle il croit assister, vante le jeu des acteurs et l'esprit de l'auteur. Sur la montagne il jouit du bon air, s'épouvante et est pris de vertiges à la vue des précipices, frémit au bruit des avalanches. Au ciel, il contemple l'Éternel avec une joie profonde. Aux enfers il se mêle au chœur des damnés, hurle et danse avec eux et profère d'épouvantables blasphèmes. C'est donc dans son cerveau seul que le somnambule voit. S'il aperçoit les objets réels et les gens qui l'entourent, c'est seulement quand l'hypnotiseur les lui a fait remarquer. La facultés du somnambule se réveillent ou s'éteignent suivant les ordres de celui qui l'a endormi.

Les cataleptiques, les léthargiques surtout, présentent les apparences du sommeil.

Des réactions particulières distinguent les états hypnotiques où il y a apparence de sommeil, du sommeil vrai et de certains états naturels de catalepsie, de léthargie, de somnambulisme, dont ils ont pris le nom, parce qu'ils ressemblent à ces états, connus avant l'hypnotisme, développés, soit spontanément, soit à la fin de crises hystériques.

La léthargie spontanée est, à proprement parler, une mort apparente et à ce point trompeuse qu'on a pu s'y méprendre et que les cas d'inhumation de malades tombés en léthargie ne sont pas exceptionnels. Le sujet n'accuse aucune sensibilité. Ni ses muscles, ni ses nerfs moteurs ou sensoriels ne répondent aux excitations, quelles qu'elles soient ; les battements du cœur et du pouls sont imperceptibles ; la respiration, inappréciable à la vue, est si faible que l'haleine ternit à peine la surface d'un miroir. Cet état peut se prolonger pendant plusieurs jours et même plusieurs semaines.

Il ressemble beaucoup á un état que nous avons eu l'occasion d'observer dans le service de notre savant Maître, M. le docteur Luys, état qu'il qualifie d'hypoléthargie hypnotique dans quel toutes le les fonctions psychiques et psycho-motrices sont à tel point suspendues, que le sujet ne vit plus, pour ainsi dire, que par le bulbe ; encore est-ce à peine si l'on sent les pulsations cardiaques et si on peut apprécier la respiration à l'aide d'une glace.

Il n'en est pas de même chez le sujet passé dans l'état que le professeur Charcot a qualifié de léthargique. Si on le pique, il semble ne ressentir aucune douleur, car iln'exhale aucune plainte et ne cherche mêmepas à retirer le membre piqué, à quelque profondeur qu'on pousse l'aiguille. Ni la chaleur ni le froid ne l'impressionnent ; il est véritablement analgésique et anesthésique.

Les yeux sont fermés, les membres retombent inertes lorsqu'on les soulève. Cependant le visage du sujet reste coloré : les battements du cœur et du pouls sont particulièrement appréciables, la respiration normale,quelquefois légèrement accélérée.

Mais ce qui caractérise la léthargie hypnotique, c'est la persistance et même l'exagération de la sensibilité des muscles : si onfrotte légèrement la peau des avants-bras au niveau des fléchisseurs, de l'avant-bras par exemple, on voit ceux-ci entrer en uue contracture, qui ne cède que lorsqu'on frotte la peau au niveau de leurs antagonistes. De même pour tous les autres groupes musculaires du tronc et des membres. A la face la friction ou le simple contact d'une pointe au niveau d'un muscle produit la contraction de ce muscle mais non la contracture, car le muscle se relâche dès que la pression cesse.

D'autre part, si on presse,sur un point quelconque de son trajet, un nerf, le cubital par exemple, on voit les muscles auxquels ce nerf se distribue entrer en contracture.

Le professeur Charcot a qualifié cet état spécial des muscles et des nerfs *d'hyperexcitabilité neuro-musculaire.*

La catalepsie spontanée peut débuter brusquement, mais

elle est le plus souvent précédée de symptômes précurseurs : céphalalgie, vertiges, douleurs épigastriques ; sensation de constriction à la gorge. Elle peut être partielle, ou incomplète. Tissot a vu un cas dans lequel les deux bras seuls étaient frappés de catalepsie et cet état dura deux mois.

La plupart des malades n'ont, pendant l'accès, aucune conscience de ce qui se passe autour d'eux. L'insensibilité est ordinairement complète ; les fonctions sensorielles sont suspendues. Le malade est incapable d'aucun mouvement volontaire.

Après la disparition de l'accès, il reste presque toujours de la céphalalgie, une grande irritabilité des sens, un sentiment de profonde courbature.

Chez le cataleptique hypnotique on retrouve, comme chez les précédents, l'aptitude des membres à garder la position qu'on leur donne, si fatigante, si difficile qu'elle soit. L'absence d'effort paraît évidente mais le masque, au lieu de rester immobile, comme chez le cataleptique spontané, prend une expression correspondante au geste imprimé. Inversement, si on fait contracter les muscles du visage, de façon à lui faire exprimer successivement la frayeur, la coère, la joie, le mépris, les membres prennent d'eux-mêmes une attitude correspondante à l'expression de la physionomie. L'indépendance des deux côtés du corps est telle qu'on peut d'un côté faire exprimer la joie pendant que l'autre côté de la face et de tout le corps exprime la douleur ou la colère. Le cataleptique hypnotique est capable d'automatisme. Il voit, mais sa vue a subi une perturbation. Les objets perdent leur aspect réel. En agitant la main devant les yeux du cataleptique, de façon à imiter grossièrement le vol d'un oiseau, on voit le sujet saisir bientôt la main et la caresser comme s'il avait réellement dans les doigts un petit oiseau.

De même il entend : si on lui dit qu'il est dans un jardin, il fait le geste de cueillir des fleurs ; on peut lui donner le vertige en lui disant qu'il est au sommet d'une tour.

Quelques uns parlent spontanément suivant leur hallucination, mais ne répondent pas aux questions qu'on leur pose.

D'autres répondent aux interrogations. D'autres enfin, comme un écho, répètent le mot qu'on leur dit, en quelque langue que ce soit, pourvu qu'il soit bien articulé, mais n'ont pas l'air d'en comprendre le sens. Quelques-uns sont dédoublés et répondent en écho lorsqu'on leur parle près d'une oreille, tandis que par l'autre ils comprennent le sens de ce qu'on leur dit et font une réponse correcte.

Lorsqu'ils se réveillent ils n'éprouvent en général ni fatigue ni malaise.

Dans le somnambulisme naturel il y a absence complète de la conscience et conservation, à des degrés divers, des facultés intellectuelles et sensitivo-motrices, ce qui donne à cette variété de sommeil un aspect très varié.

Tantôt la conscience disparaît seule et conduit aux phénomènes du dédoublement de la personnalité.

Tantôt les facultés coordinatrices s'évanouissent pendant que les facultés imaginatives demeurent éveillées. Alors le somnambule vit et agit comme en un rêve.

Tantôt toutes les facultés intellectuelles ont disparu laissant intacts la sensibilité et le mouvement. Le somnambule n'est plus qu'un automate vivant. Il est incapable (1) d'avoir par lui-même une idée et de créer une image. Il est le jouet de la volonté d'autrui, des impressions extérieures et des réflexions que celles-ci déterminent. Dans ce dernier cas, le somnambule obéit mécaniquement aux impulsions qu'il reçoit du dehors. Le somnambulisme spontané survient en géné-

1. Ball et Chambard, in Dict, encyclop. de méd.

ral pendant le sommeil naturel. Au milieu de la nuit le malade se lève, s'habille et se promène inconsciemment. Il y en a qui travaillent. Puis ils se recouchent et se réveillent quelques heures plus tard sans aucun souvenir de ce qu'ils ont fait pendant leur promenade nocturne et tout surpris de trouver plus avancé le travail qu'ils ont quitté la veille.

Le somnambulisme est quelquefois un accident unique, succédant à quelque émotion vive, à quelque préoccupation grave. Lorsqu'il se répète fréquemment et pendant longtemps, on peut le considérer comme un état pathologique. Il relève alors d'un état spécial du système nerveux, d'une prédisposition qui, pour être simple ou quelquefois latente, n'en existe pas moins. La plupart de ces somnambules comptent parmi leurs ancêtres des individus atteints d'une altération quelconque des facultés cérébrales (névroses, nevropathies).

Chez beaucoup de névropathes, le somnambulisme ne devient manifeste qu'au milieu d'autres maladies définies telles que l'hystéric, l'épilepsie, les compressions cérébrales, des impressions psychiques vives, ou l'ingestion de substances toxiques (haschisch, opium).

Nous avons suffisamment montré l'aspect extérieur du somnambule hypnotique pour n'y point revenir ici. Nous dirons seulement qu'il y en a qui gardent les yeux fermés mais qui agissent néanmoins comme s'ils les avaient ouverts.

On observe aussi chez eux une hyperexcitabilité neuromusculaire considérable : un simple souffle, un rayon lumineux concentré sur un muscle, l'approche du doigt, suffisent pour amener des contractures, ou attirer le membre.

Le somnambule n'est en rapport qu'avec celui qui l'a endormi ou avec les personnes avec qui l'hypnotiseur le met lui-même en contact.

Enfin, différence essentielle, la léthargie, la catalepsie, le somnambulisme, qui se produisent spontanément, ne disparaissent pas par les moyens qui servent à dissiper l'état hypnotique. Les malades se réveillent d'eux-mêmes, soit naturellement, soit dans une crise convulsive, soit au moyen de moyens médicaux (sternutatoires, piqûres).

Les accès ont une durée essentiellement variable, de quelques minutes à plusieurs heures et même plusieurs jours. Ils peuvent être uniques ou multiples.

Le sommeil hypnotique, par cela même qu'on le provoque artificiellement, est soumis à la volonté de celui qui endort mais seulement dans certaines limites, car, si on abandonne à lui-même un sujet hypnotisé, il se réveille spontanément au bout de quelques heures, au maximum au bout d'un jour.

Mais on peut endormir le sujet, l'éveiller, l'endormir de nouveau dans l'espace de quelques minutes, sans qu'il en soit le moins du monde incommodé. Tout au plus éprouvera-t-il quelque fatigue, si des séances rapides de sommeil et de veille se répètent coup sur coup pendant une heure ou deux.

A côté des états francs, qui constituent le grand hypnotisme, et que nous n'avons rencontrés nous aussi que chez les grands hystériques, il existe des états moins francs, mais parfaitement utilisables au point de vue thérapeutique. Ces états de fascination présentent à la fois des caractères de la léthargie et des caractères de la catalepsie. Ils peuvent se développer chez des sujets sains en apparence, exempts de toute névrose ; ces sujets semblent insensibles aux excitations extérieures, leurs membres sont en complète résolution. Ils restent en apparence étrangers à tout ce qui se passe autour d'eux. Ils entendent cependant et la preuve c'est qu'ils exécutent les suggestions.

D'ailleurs, il faut bien le dire, il y a dans ces états des

nuances multiples suivant les sujets, leur description nous entraînerait beaucoup trop loin sans profit.

Il nous suffit d'avoir rapidement montré en quoi consistent pour nous les états hypnotiques. Dans ce travail nous ne considérerons comme de nature hypnotique que les phénomènes *artificiellement provoqués*, caractérisés par l'inconscience du sujet, l'aptitude à la suggestion et l'oubli au réveil de ce qui s'est passé pendant l'hypnose.

Conformément à cette donnée, nous avons adopté un plan général qui se retrouve dans chacun des chapitres de notre histoire.

A chacune des époques et pour chacune des nations que nous avons passées en revue, nous avons successivement étudié :

1° Les idées du vulgaire et celles des savants sur tout ce qui ressemble à l'hypnotisme (magnétisme, divination, action des esprits, fluides, etc).

2° Les pratiques offrant quelque analogie avec celles qui sont capables d'engendrer l'hypnose.

3° Les états spontanés.

Dans un dernier chapitre enfin, nous examinons la valeur de tous ces documents relativement à l'hypnose et s'ils doivent ou non être considérés comme phénomènes appartenant à cet état spécial.

Dans une deuxième partie, nous conformant à la division même donnée par la question, nous avons rassemblé nos observations personnelles.

HISTOIRE

DE

L'HYPNOTISME

Bon nombre des auteurs qui se sont occupés des origines de l'hypnotisme font remonter la connaissance des divers états du sommeil provoqué aux temps les plus reculés. On trouve, à les en croire, la preuve de l'existence de pratiques hypnotiques dans les débris de monuments ou d'écrits qui, résistant à l'action destructive du temps, nous ont conservé quelques vestiges des civilisations anciennes.

Cette assertion n'est pas, à notre avis, rigoureusement exacte et il y a lieu de distinguer entre les états spontanés de sommeil et l'hypnotisme proprement dit. Le somnambulisme naturel a pu exister de toute antiquité, l'homme étant alors peu différent sous le rapport physiologique de ce qu'il est aujourd'hui. Le fanatisme religieux ou philosophique, l'ignorance qui prédispose à la créance au merveilleux, étaient des causes suffisantes à l'éclosion de certains états d'inconscience qu'on retrouve encore de nos jours chez certains ascètes. Que de tous temps il y ait eu des gens auxquels la crédulité et l'ignorance populaire attribuaient un pouvoir surnaturel, cela n'est pas douteux. Toujours, en effet, les illusions et les hallucinations qui n'ont pas été rectifiées par un jugement sain ont été le point de départ de superstitions bientôt habilement exploitées par les plus savants ou les plus hardis.

Ces illusions, ces hallucinations ne sont pas rares, même à à l'état de veille, chez les personnes craintives ou extrêmement crédules aussi bien que chez celles dont on a développé par un entraînement spécial les facultés névropathiques. C'est parmi ces derniers qu'on trouve les visionnaires, les prophètes, les producteurs de miracles, merveilleux en apparence, pathologiques au fond.

Mais cela ne ressemble en rien à l'hypnotisme, tel qu'on le comprend de nos jours et on ne saurait sans exagération ou parti pris assimiler ces illuminés aux hypnotiques d'aujourd'hui.

Il nous a paru intéressant cependant de suivre dès l'origine la marche de l'esprit humain à travers cette question, à peine sortie de l'obscurité ; de montrer comment la découverte de l'hypnotisme se rattache aux pratiques antérieures, quels rapports elles ont avec le sommeil artificiel et comment peu à peu, une notion exacte de cet état s'est substituée aux ombres de la superstition et aux erreurs de théories physiologiques dénuées des bases solides de l'expérimentation.

Il faut tout d'abord se bien pénétrer de cette idée que les premiers hommes qualifiés du nom de mages ou magiciens n'étaient pas, à proprement parler, des faiseurs de miracles. L'homme primitif, ignorant et crédule est tout disposé à mettre sur le compte de la divinité les biens et les maux qui lui arrivent; il peuple le monde d'esprits bien ou malfaisants et peu à peu se fait à l'idée de les invoquer, pour se les concilier ou fléchir leur couroux. De là à inventer des formules consacrées, des pratiques mystérieuses, il n'y a qu'un pas. C'est l'ensemble de ces pratiques qui constitue les premières magies. Ceux qui les ont inventées ou qui les ont reçues par tradition de leurs ancêtres seront les magiciens, eux seuls possédant le secret de fléchir les esprits; comme cette propriété leur assure une prépondérance, une autorité considérables sur ceux qui les entourent, les premiers magiciens ne divulguent leurs pratiques qu'à quelques privilégiés destinés à leur succéder. Ainsi la magie se conserve par tradition depuis une époque immémoriale jusqu'au jour où, dans des civilisations plus avancées, on consigne par écrit, pour ne les point oublier, ces documents confiés à la mémoire fidèle de générations antérieures, nombreuses peut-être.

Où naquit la magie ? il est difficile de le dire, car on la rencontre avec des modifications nombreuses sur tous les continents, dans toutes les races, chez le Peau rouge de l'Amérique du Sud et chez le nègre africain. Elle semble inconnue en Chine et au Japon; on n'en trouve en effet aucune trace dans les anciens écrits sacrés ou médicaux provenant de ces deux pays. Pour nous, nous laisserons de côté les pratiques plus ou moins superstitieuses des sauvages américains ou africains et nous ne nous occuperons que des pratiques magiques nées en Asie, qui se sont transmises à l'Europe avec les idées et la civilisation aryenne dont elles ont suivi la marche.

Il est impossible de déterminer en quel point exact de l'Asie centrale se développa la magie ; on avait déjà oublié son berceau quand l'écriture fixa les premiers éléments de cette science. Les plus anciens monuments historiques qui traitent de l'art magique nous viennent de deux sources : de l'Hindoustan d'une part; des pays Ouralcaspiens d'autre part. Quels sont les plus anciens de ces documents ceux de l'Inde ou ceux du Touran? Qui du Brahmane ou du Chaldéen transmit à l'autre sa science? Les historiens sont loin d'être d'accord sur ce sujet et ce n'est pas à nous qu'il appartient de trancher la question.

Ce qu'il y a de bien certain, disent quelques auteurs, c'est que les pratiques du magnétisme ou hypnotisme étaient connues des premiers peuples de l'Asie. C'est là ce que nous allons rechercher à l'aide des renseignements fournis par les livres ou les monuments de ces époques reculées, et aussi à l'aide de la connaissance plus exacte qu'on a des pratiques de certaines sectes existant encore aujourd'hui, dont les rites sont contemporains des vieux livres sacrés.

Pour mettre plus d'ordre et de clarté dans la description nous étudierons tour à tour la question de l'hypnotisme chez les Hindous, en Chaldée, en Egypte, puis en Grèce et à Rome. Parvenus à notre ère nous suivrons le magnétisme à travers les premiers siècles chrétiens pendant le moyen âge, la renaissance et les siècles suivants et nous terminerons par l'exposé des diverses phases et des discussions que la question de l'hypnotisme a subie de nos jours.

Mais c'est là, il faut bien le dire, un ordre un peu fictif, au moins pour ce qui concerne l'histoire de l'hypnotisme dans l'antiquité, car plusieurs des phases de la question avaient lieu simultanément aux Indes, en Chaldée, en Egypte, suivant le déplacement des peuples et les changements des empires.

CHAPITRE I.

Indes. Védas. Brahmes.

Les quelques notions scientifiques que possédaient les premiers peuples civilisés de l'Inde sont arrivées jusqu'à nous grâce à une collection d'ouvrages sacrés, pieusement conservés par les prêtres, ouvrages qu'on nomme *Védas*. Malgré un certain nombre d'additions postérieures à l'époque de leur composition, et bien que certains passages aient été dénaturés pour des raisons de doctrine, on peut considérer les Védas comme l'expression, presque comme la synthèse de cette civilisation disparue depuis bien des siècles, civilisation dont les quelques milliers de vers des poésies védiques sont le seul vestige parvenu jusqu'à nous.

Après bien des disputes, les orientalistes sont à peu près tombés d'accord pour faire remonter à quinze siècles avant Jésus-Christ l'origine des poésies védiques. Quelques-uns même admettent que certains morceaux ont été composés trois mille ans au moins avant notre ère. Ceci n'a du reste, pour nous qu'un intérêt secondaire. Peu nous chaut, en effet, la date exacte de ces premières civilisations. Ce que nous cherchons dans ces documents, qui passent pour les plus anciens qu'on possède, c'est une trace, si faible qu'elle soit de la connaissance de l'hypnotisme.

Les Védas sont surtout des livres religieux. Ils contiennent tout ce qui a trait à la religion des premiers Hindous. Mais ils renferment en outre des documents sur la médecine, alors exercée par les prêtres, documents épars dans deux des quatre livres qui composent la collection : le premier ou *Rig-Véda*, le quatrième ou *Atharveda*.

Le Rig-Veda est le plus ancien. Les hymnes médicaux y sont plus particulièrement dédiés aux Aswins (dieux de la médecine). Les premières invocations sont d'humbles prières suppliant le Dieu de venir en aide au malade, d'éloigner de lui les fléaux ou le démon qui l'assiège. C'est l'appel de l'homme ignorant et conscient de sa faiblesse, à la Divinité à la protection de laquelle il croit. Ces prières ne sont accompagnées d'aucune pratique spéciale qui rappelle de près ou de loin magie ou magnétisme.

Il ne semble pas qu'à cette époque il y ait eu de médecins. Les malades recouraient aux prêtres parce que ceux-ci connaissent les formules sacrées capables de concilier le bon vouloir des Aswins. La seule croyance, un peu superstitieuse dont on trouve la trace est la confiance populaire dans les vertus salutaires de l'eau sur laquelle on a prononcé certaines formules sacrées. Voici par exemple un hymne destiné à donner à l'eau des propriétés thérapeutiques.

J'invoque ces eaux divines,
Dans ces eaux est la santé,
Dans les eaux sont tous les remèdes,
Les eaux guérissent tous les maux (1).

Peu à peu cependant, les médecins ont dû se séparer des véritables prêtres, car dans une section un peu plus récente du Rig, où il est question de médecins il est dit : « Nos vœux sont variés, les œuvres des hommes sont diverses ; le charron veut

1. Rig-Veda. Hymne IV, section 1.

du bois, le médecin une maladie, le prêtre des libations » (1).

C'est vers le même temps qu'on voit apparaître les premières traces de la magie à laquelle il est plusieurs fois fait allusion dans la VIIe et surtout dans la VIIIe section du Rig. La magie peut être employée dans un but bon ou mauvais; il semble même qu'il y ait dès l'origine deux espèces de mages, les uns bienfaisants, les autres spécialement occupés d'œuvres mauvaises. Ceux-là sont la terreur du vulgaire qui se réjouit lorsque les dieux frappent le magicien:

« C'est toi qui as frappé l'avare Namoutchi en faveur du sage Manou: tu as privé ce brigand de sa magie ».

Ce que l'Hindou redoute par-dessus tout du magicien c'est l'imprécation qui peut attirer sur lui nombre de maux.

Malgré cela, la magie ne se substitue pas à la médecine; l'idée de guérison reste liée aux procédés non magiques, mais sacrés.

Cependant, au caractère un peu indécis, presque purement symbolique et toujours suppliant des hymnes du Rig, se substituent peu à peu des pratiques plus précises; à la période des invocations succède celle des conjurations; la prière se transforme en ordre, en véritable exorcisme. Déjà les médecins prescrivent l'usage de plantes dont l'expérience leur a enseigné les vertus curatives, et ils aident l'effet du médicament par un hymne approprié, qui passe pour lui donner toutes ses propriétés.

Ces hymnes sont en grand nombre dans l'Atharvéda. Ils ont pour objet la guérison des maladies, la préservation des maléfices, l'éloignement des fléaux épidémiques et même la résurrection des morts probablement regardée comme possible au temps des Védas.

Ton âme qui est allée au loin dans la contrée de
Yama (dieu de la mort), nous la rappelons pour qu'elle
Revienne ici, dans ta maison, à la vie.
. . . .

1. Rig-Veda. Hymne IV, section 5.

Ton âme qui est allée visiter au loin la Terre
Aux quatre parties nous la rappelons pour qu'elle
Revienne ici, dans ta maison, à la vie.

. . . .

Ton âme qui est allée au loin dans l'Océan
Et ses flots écumeux, nous la rappelons pour qu'elle
Revienne ici, dans ta maison, à la vie.

A force de voir et de soigner des malades, les prêtres ont acquis une certaine expérience; leur science théorique et pratique est devenue considérable; leur pharmacopée est très riche. Cette science est réunie dans un livre qui est l'*Ayur Veda* de Suçruta. Ce livre fait aujourd'hui partie de l'Athar Veda, mais il est très probablement postérieur aux trois premières auxquelles il constitue une sorte d'appendice. Il existe dans beaucoup des formules qu'il renferme une sorte de médecine des signes, consistant à invoquer les puissances cosmiques qui, de près ou de loin, ont quelque analogie avec la nature du mal. C'est la première trace d'un magnétisme théorique, que nous retrouverons souvent.

Les Hindous, ceux des classes non instruites tout au moins, croient les maladies produites par la présence dans le corps de démons malfaisants qu'il faut chasser par les pratiques magiques. Le nombre des maladies connues est peu considérable : on ne voit citer dans les Védas que la lèpre, la phthisie et l'hémorragie consécutive aux avortements, à laquelle il est fait une brève allusion. Quelques passages traitent de la morsure des serpents et des conjurations par lesquelles on en peut prévenir les dangereux effets.

Mais aucun texte n'indique que le sommeil provoqué ait été connu à ces époques reculées. Peut-être des accès de léthargie spontanée furent-ils observés. Comment admettre sans cela la créance qu'on accordait à l'hymne destiné à rappeler les morts à la vie ? Mais c'est là une pure hypothèse que les faits actuels ne nous permettent pas de transformer en affirmation catégorique. — A l'appui de cette idée nous reproduirons ici, bien

1. Rig-Veda. Hymne VIII, section 13.

qu'elle soit d'une date fort postérieure, une anecdote rapportée par un médecin arabe du IXe siècle de notre ère :

« Ibrahim ben Mahdy, oncle du calife Haroun Errachid était tombé en léthargie. Son médecin, Djabril, le crut mort. On appela alors auprès d'Ibrahim un médecin, célèbre pour sa grande science, Saleh ben Bahla. Celui-ci planta une aiguille sous l'ongle de l'un des doigts du malade qui, tout aussitôt, retira la main.

« — Prince des croyants, dit Saleh à Haroun, crois-tu qu'un mort sente ainsi ?

« Et il administra au malade un sternutatoire. Ibrahim sortit aussitôt de sa léthargie disant avoir rêvé qu'un chien lui mordait le doigt.

« — Prince des croyants, dit au calife son ministre Djaffar, Djabril suit la médecine des Grecs, et Saleh celle des Indiens. »

A quelle époque remontait chez ces derniers la connaissance de l'état léthargique, il est impossible de le dire. On peut affirmer toutefois qu'ils regardaient cette affection comme une possession démoniaque ; car les sternutatoires étaient précisément employés par eux pour chasser les démons.

Si l'hypnotisme à proprement parler fut inconnu, certains états spontanés furent en revanche exploités, ou pour mieux dire inconsciemment éprouvés par les prêtres. Le sacerdoce était alors devenu le privilège d'une caste, celle des brahmanes. La suprême aspiration du prêtre est d'arriver au dégagement complet de tout ce qui l'entoure. C'est par le jeûne, les macérations, les longues prières, les méditations incessantes, la privation de sommeil la plus rigoureuse que le brahmane doit parvenir à ce résultat, qui ne s'atteint d'ailleurs qu'après une initiation sévère et longue.

Dès son jeune âge le brahmane destiné à la prêtrise subit un noviciat. A neuf ans, il entre dans la vie religieuse qu'il ne quittera plus. Si, à la naissance de son premier fils, le jeune brahmane est jugé digne de sortir du noviciat, il subit l'initiation et est introduit dans une des trois classes d'initiés. La première contient plusieurs subdivisions, dont une seule nous intéresse pour l'instant, celle des fakirs. Ce sont les quêteurs des temples. Ils parcourent les villes et les villages entourés de l'estime et de l'admiration de tous, car ils passent pour avoir une grande puissance et produisent, en effet, si on en croit le récit de quelques voyageurs et certaines revues de spiritisme, des phénomènes étonnants.

On ne devient Fakir qu'après une initiation de vingt années. Le jeûne, les macérations de toute espèces, mais surtout la contemplation prolongée du ciel, l'absorption dans une pensée unique (celle de s'unifier à l'Etre suprême) sont les bases de cette éducation, destinée à surexciter au plus haut point le système nerveux psychique.

Certains auteurs rapportent des exemples de fakirs restant debout sur une jambe jusqu'à ce que celle-ci se couvre d'ulcères. Un autre rapporte le fait d'un fakir qui se fit enterrer pendant trois mois et qui se réveilla au bout de ce temps, parfaitement vivant.

Plusieurs auteurs prétendent qu'en se regardant le bout du nez pendant quelques secondes le fakir tombe en catalepsie et que c'est alors qu'il peut émerveiller la foule par les attitudes difficiles qu'il conserve indéfiniment. Nous montrerons un peu plus loin que l'état des fakirs n'est pas un état cataleptique mais un état tout différent qui laisse toute la liberté de la pensée et la presque plénitude de la conscience.

C'est à cet état qu'on peut attribuer la prétention qu'ont les fakirs de commander aux esprits, d'évoquer les morts, de provoquer mille autres phénomènes, que les spirites de nos jours admettent comme parfaitement réels et qui ne sont en réalité, que des hallucinations dont le souvenir persiste.

Au-dessus des fakirs il y a encore deux classes d'initiation supérieure auxquelles on ne peut arriver qu'après avoir passé vingt ans dans la classe immédiatement inférieure. Ce qui fait quarante ans pour passer de l'état de fakir à celui d'initié supérieur. Ces derniers vivent absolument en dehors des choses terrestres. Continuellement en contemplation, ils dorment à peine et ne prennent d'aliments qu'une fois tous les sept jours. C'est parmi ces initiés de première classe que sont les Djoguis. Ils se distinguent de tous les autres parce qu'ils font vœu de chasteté et vivent dans la retraite la plus absolue. Cachés au fond des forêts ou dans les cryptes les plus reculées des temples, ils passent de longues heures en contemplation et pratiquent l'ascétisme le plus rigoureux. Ils s'attribuent un pouvoir considérable : le temps, l'espace, la pesanteur, l'opacité n'existent pas pour eux. Ils communiquent mentalement à des centaines de lieues avec d'autres Djoguis, peuvent quitter et reprendre à volonté leur enveloppe terrestre, s'élever dans l'air, etc.

Scientifiquement parlant ce sont de véritables hallucinés, car cette puissance est purement imaginaire. C'est leur vie ascétique, l'entraînement spécial auquel ils se livrent, qui les amènent à obtenir cet état de délire presque continu qu'on nomme de nos jours l'extase religieuse et sur lequel, ainsi que nous l'avons dit déjà nous reviendrons un peu plus tard. Cet état se rapproche dans un certain sens des états hypnotiques. On trouve en effet dans l'Oupneck'hat le moyen suivant pour arriver à l'extase : c'est de regarder des deux yeux le bout de son nez jusqu'à convulsion des nerfs optiques.

Cependant l'état des fakirs et des djoguis ne peut-être considéré comme hypnotique en ce sens que l'accès d'extase est volontaire et commence et cesse au gré du sujet ce qui n'a pas lieu dans les accès hypnotiques, que le sujet peut provoquer il est vrai, mais qu'il n'est pas en son pouvoir de faire cesser.

II

Magie asiatique. — Touraniens. — Iraniens. — Perses et Mèdes. — Chaldéens.

A côté de l'Inde, sur le plateau central de l'Asie, habitaient au temps des Védas et peut-être même à une époque encore plus reculée, des peuples primitifs classés dans l'histoire sous le nom générique, un peu vague de Touraniens. C'est au milieu de ces peuplades que naquit la magie, s'il faut en croire

Zoroastre. Le premier chapitre du Vendidad Sadé donne en effet comme berceau des pratiques magiques le pays de Haëtumat, sur les bords de l'Hilmend. D'ailleurs cette partie de la Carmanie, de même que la Médie, est toujours signalée par les historiens comme un pays de mages. Il faut noter d'autre part que le peuple d'Ormuzd était complètement environné de peuples conduits par des mages contre lesquels Zoroastre eut longtemps à lutter.

Il est donc extrêmement vraisemblable que c'est en Touran que fut inventée la magie. On peut en tous cas attribuer aux Touraniens les premiers écrits qui nous conservent la trace historique de cet art. Il était par conséquent naturel de rechercher sur les quelques monuments, retrouvés ou déchiffrés de nos jours, en quoi consistait alors la science des mages et quels rapports elle peut avoir avec les phénomènes de l'hypnose.

Les documents, il est vrai, sont un peu indirects car les livres originaux ne sont pas parvenus jusqu'à nous et nous ne possédons que les copies, heureusement accompagnées de traductions assyriennes, de ces œuvres écrites en caractères cunéiformes et en langue accadienne.

L'un de ces documents est une grande tablette d'argile, provenant de la bibliothèque du palais royal de Ninive, tablette reproduite en fac-similé et publiée par sir H. Rawlison et M. Norris dans le Tome II de leur recueil (1). Cette tablette, dont le texte paraît remonter à la plus haute antiquité, est rédigée en langue accadienne et accompagnée d'une traduction en assyrien, faite sous le règne et par les ordres du roi Assourbanipal au VIIe siècle avant notre ère.

A cette époque déjà le vieux langage touranien n'était plus compris que de quelques fins lettrés, bien qu'il servît de langage sacré et que les prières fussent rédigées et dites en accadien. Cela nous explique pourquoi on en avait fait des traductions probablement destinées au clergé chargé de lire et d'interpréter les textes.

1. Cuneiform Inscriptions of Asia.

De l'étude de cette tablette jointe à celle de la savante histoire des peuples finnois de Lönhrot il résulte que la magie était exercée par des savants qui cumulaient les fonctions de devins, d'exorcistes, de médecins et de thaumaturges. Il n'y avait pas à proprement parler de médecine. La foule, ignorante, considérait comme œuvres d'une divinité malfaisante, d'un démon, les maladies auxquelles elle était exposée. Avec de telles croyances rien de surprenant qu'on regarde le malade comme une sorte de possédé, auprès duquel il faut appeler ceux qui connaissent les formules propres à chasser le malin esprit. Comment naquirent ces formules, par qui furent-elles transmises? Cela est impossible à dire, car les auteurs des livres sacrés attribuent à leurs ouvrages une origine céleste, précisément destinée à en cacher la véritable source.

Mais dès l'origine on trouve les magiciens divisés en deux, catégories bien distinctes. Ceux de la première appelés par Lönhrot «laulajat» (incantateurs) professent une magie bienfaisante. Ils se servent de paroles rituelles, de chants sacrés pour chasser les démons du corps de l'homme. Ceux de la seconde appelés «noijat» sont les sorciers proprement dits. Ces derniers sont en rapports avec les mauvais esprits. Leur principal sortilège consiste à prononcer sur la flamme certaines paroles accompagnées de cérémonies dont ils prétendent être les seuls à savoir le secret. Grâce à la puissance de leurs charmes ils peuvent se rendre invisibles, se transporter immédiatement d'un lieu à un autre, prédire l'avenir.

Magiciens et sorciers s'attribuent également le pouvoir de guérir les malades à l'aide de formules, d'incantations et de philtres. Quand ces moyens échouent il leur reste la ressource de toucher le malade avec le bâton céleste, analogue de la baguette magique dont se serviront plus tard les mages de Médie. Le bâton céleste est une petite baguette de bois longue de quelques centimètres, chargée par des inscriptions magiques d'une puissance extrême suffisante pour subjuguer les esprits les plus rebelles.

Ces pratiques en somme sont puériles et si elles ont eu quelque efficacité, on ne peut la rapporter qu'à l'influence qu'elles exerçaient sur l'imagination des malades. Peut-être aussi conviendrait-il de faire une part assez large à l'action des plantes qui entraient dans la composition des philtres et dont quelques-unes, comme la stramoine ou la belladone, sont loin d'être inefficaces.

De toutes les pratiques des vieux prêtres touraniens, une seule reste véritablement intéressante pour nous, c'est celle par laquelle ils prétendent arriver au diagnostic des maladies. En présence du malade le prêtre magicien se met en contemplation pour arriver à un état d'extase dans lequel il se rapproche, soi-disant, de l'Esprit qu'il porte en lui et qui lui transmet son pouvoir surnaturel. Alors seulement, et grâce à la perspicacité spéciale que lui transmet l'Esprit, le sorcier peut reconnaître la maladie. Ensuite il s'efforcera de chasser le démon qui la cause à l'aide de breuvages enchantés et d'incantations.

Mais l'intérêt de cette sorte d'extase consiste surtout dans le procédé par lequel on l'obtient. Lorsque le magicien est appelé à faire usage de son art, il absorbe d'abord une certaine quantité d'une liqueur spéciale, enivrante. Celle-ci communique au buveur une force musculaire factice, provoque des convulsions, des hallucinations et des rêves que les sorciers regardent comme l'effet d'un enthousiasme divin, ou qu'ils essaient de faire passer pour tel. Quelle était, au juste, la composition de cette liqueur? C'est là encore un point obscur, car nous n'avons trouvé aucun document qui y fît allusion. Peut-être avait-elle quelque analogie avec le Homa employé plus tard pour les libations liturgiques. Le homa, dit A. Gobineau (1), est une plante qui croît dans le Turkestan actuel, l'ancienne Sogdiane, la Bactriane et dans les régions situées plus au nord, séjour primitif des Aryas. On en trouve aussi sur les montagnes de Kerman. La botanique le connaît sous le nom de *sarcostema viminalis*. Lorsqu'on en mêle les tiges ou les pousses pulvérisées au lait caillé, à la farine d'orge ou à une céréale appelée par les Hindous nivara ou trinadhanya (qui pourrait être du riz

1. Histoire des Perses.

sauvage) et qu'on laisse ensuite fermenter le mélange, on obtient un breuvage fort et enivrant considéré comme sain, nutritif, et propre à donner à la fois de l'énergie et de la durée à la vie.

Notre opinion nous paraît appuyée par les textes mêmes du Zend Avesta. Ils donnent, en effet, au homa des qualités surnaturelles et des vertus magiques de la plus grande puissance. « Le jus du homa est l'antidote de tous les maux et de tous les poisons spirituels » (1).

Quoi qu'il en soit de la composition de la liqueur employée par les premiers touraniens il est intéressant de noter cette pratique qui montre que l'extase des magiciens touraniens n'a rien de spontané ; elle ne s'obtient pas par un long entrainement comme celle des brahmes ; c'est plutôt une sorte de délire alcoolique qu'un état de sommeil ; elle ne saurait donc avoir de lien avec les pratiques hypnotiques. Les états spontanés de sommeil paraissent avoir été totalement inconnus de ces peuples, que leurs instincts barbares et guerriers devaient du reste peu prédisposer à l'effémination et à l'exagération des sensations nerveuses.

Le dualisme créé à l'époque touranienne suivant que la puissance surnaturelle donnée à l'homme par les pratiques occultes est tournée vers le bien ou vers le mal, ce dualisme, disons-nous, se retrouve dans l'histoire de la magie à mesure qu'elle se rapproche de nous. Les prêtres, qui joignent les pratiques magiques à la religion, qui en font un moyen d'exploitation mystique et de domination, voient d'un œil jaloux des rivaux en puissance. C'est pourquoi, dans tous les temps, chez tous les peuples, ils poursuivent de leurs plus violents anathèmes la magie noire, qu'ils qualifient de perverse et d'impie, la montrant comme l'ennemie de tout bien et toute remplie de criminelles aberrations.

Cette distinction, cet antagonisme entre les deux genres de magie se trouve, quelques siècles plus tard, chez les Chaldéens ainsi que le prouvent des fragments de tablettes découverts

1. Iescht-Sadé. C. de Harlez Avesta p. CIX.

par M. Layard dans la bibliothèque du palais de Kouyoundjick, sur l'emplacement de Ninive. Ces fragments proviennent d'un recueil des formules et des incantations employées par les mages chaldéens, ceux-là mêmes dont Diodore de Sicile disait plus tard : Ils essayent de détourner le mal et de procurer le bien, soit par des purifications, soit par des sacrifices, ou encore par des enchantements. Ces tablettes semblent être des copies d'un exemplaire beaucoup plus ancien du recueil provenant de la bibliothèque d'une fameuse école chaldéenne, l'école sacerdotale d'Erech.

L'ouvrage était divisé en trois livres L'un deux, intitulé *Les mauvais esprits*, est exclusivement rempli de formules de conjuration et d'incantation. Un second contient les chants auxquels on attribuait le pouvoir de guérir les maladies. Un troisième renferme des hymnes à certains dieux auxquels on attribuait vraisemblablement une puissance mystérieuse et surnaturelle. Ces trois livres devaient correspondre à trois classes de docteurs chaldéens que le livre de Daniel énumère à côté des astrologues et des devins : les Khartumin (conjurateurs) les Hakamin (médecins), les Asaphim (théosophes). Chez ces vieux Chaldéens nous retrouvons conservée la croyance accadienne à l'origine démoniaque des maladies. De là ce fait, qui frappa l'attention d'Hérodote, qu'il n'y eut jamais à Babylone ni en Assyrie de médecins proprement dits, que la médecine ne devint pas, comme en Grèce, une science rationnelle mais qu'elle demeura une branche de la magie, composant son arsenal thérapeutique d'incantations de charmes et de philtres.

Cela n'empêchait pas qu'on eût distingué les unes des autres un certain nombre de maladies. Les incantations, en effet, embrassent une très grande variété de cas. Les plus nombreuses ont pour objet la guérison de la peste, de la fièvre, de la maladie de tête (1) qui probablement alors étaient de toutes les maladies, celles qui faisaient le plus de ravages.

Le fragment d'incantation suivant peut donner une idée des

1. Sorte d'erysipèle ou de maladie de peau.

connaissances nosologiques qu'on possédait lorsqu'elle fut composée :

« La maladie du viscère, la maladie du cœur, l'enveloppe du cœur malade, la maladie de la bile, la maladie de la tête, la dysenterie maligne, la tumeur qui se gonfle, l'ulcération des reins, la miction déchirante, la douleur cruelle qui ne s'enlève pas, le cauchemar .. Esprit du ciel souviens-t'en ! Esprit de la terre souviens-t'en !

Ces tablettes ne renferment que des formules de bonne magie, de magie sacrée ; mais elles contiennent de nombreuses incantations contre la magie noire dont les textes rituels devaient détruire les maléfices ; et ces hymnes permettent de reconstituer à peu près ce qu'étaient les pratiques occultes. Il y est si fréquemment question de sorciers qu'on est autorisé à penser que ceux-ci étaient nombreux dans la Chaldée primitive.

C'est par les incantations des livres sacrés que nous connaissons les procédés en usage parmi les magiciens et les enchanteurs. On trouve en effet, dans ces livres, les sortilèges mentionnés comme des fléaux à combattre au même titre que les démons et les maladies :

Conjuration contre le mauvais œil

La peste et la fièvre qui déracinent le pays. La maladie qui dévaste le pays, mauvaise pour le corps, funeste pour les entrailles. Le démon mauvais, le alam mauvais, le gigim mauvais ; l'homme malfaisant, la bouche malfaisante. Qu'ils sortent du corps de l'homme, fils de son Dieu, qu'ils sortent de ses entrailles.

Ils n'entreront jamais en possession de mon corps. Jamais devant moi ils ne feront le mal. Jamais ils ne marcheront à ma suite. Jamais ils n'entreront dans ma maison, jamais ils ne franchiront mon seuil. Jamais ils ne pénétreront dans mon habitation.

Esprit du Ciel, souviens-t'en. Esprit de la Terre souviens-t'en.

D'autres fois, les formules de conjuration sont dirigées contre le magicien seul. Il y est toujours maudit sous le nom d'homme méchant, malfaisant. Souvent la conjuration fait allusion à la terreur que répand autour de lui le sorcier, ou bien au lieu où il pratique ses sortilèges. En général dans les vieilles conjurations le sorcier est traité d'homme méchant ; mais les expressions qui indiquent les opérations auxquelles il se livre, ont un caractère voilé sous lequel se masque la frayeur que devait inspirer la seule prononciation de leur nom.

Il n'est pas de mal que ne puisse faire le magicien. Il dispose à son gré du mauvais œil ou des paroles néfastes ; ses pratiques d'enchantement mettent les démons à ses ordres. Il peut les déchaîner contre celui auquel il veut nuire et le faire tourmenter par eux de mille manières. Il jette les mauvais sorts, provoque la possession, envoie la maladie et peut donner la mort par les poisons qu'il connaît et qu'il mêle à ses breuvages, ou encore par l'imprécation.

Une incantation, dont on n'a plus que la version assyrienne, énumère les diverses opérations employées par les sorciers de Chaldée (1) :

Le charmeur m'a charmé par son charme,
La charmeuse m'a charmé par son charme,
Le sorcier m'a ensorcelé par son sortilège,
Le magicien m'a ensorcelé par son sortilège,
Le jeteur de sorts a tiré et a imposé son fardeau de peines,
Le faiseur de philtres a percé, s'est avancé et s'est mis en embuscade
[en cueillant son herbe.
Que le dieu Feu ce héros ! dissipe leurs enchantements.

Le fragment suivant, pris à une autre incantation, a trait à l'envoûtement et aux imprécations.

Celui qui forge l'image. Celui qui enchante,
La face malfaisante, l'œil malfaisant,
La lèvre malfaisante, la parole malfaisante.
Esprit du Ciel, souviens-t'en ! Esprit de la Terre, souviens-t'en !

L'imprécation était le plus terrible des moyens de la magie. Car l'imprécation met en mouvement, non seulement les démons malfaisants, mais même les dieux protecteurs de l'homme qui se tournent alors contre lui et emploient leur puissance à lui nuire. L'imprécation se prononçait suivant un certain rite et dans une posture déterminée qu'on trouve décrite

1. Musée britannique. Tablette K. 142.

dans l'Avesta. Il est en effet question dans l'Iescht-Sadé des imprécations, de l'attitude que doit avoir l'imprécateur, des gestes par lesquels il éloignera les démons, les magiciens, les ennemis.

Il faut compter aussi au nombre des préservatifs mystérieux l'emploi que l'on faisait du nœud magique pour la guérison de certaines maladies :

Noue à droite et arrange à plat en bandeau régulier sur la gauche un diadème de femme. Divise-le en deux fois sept bandelettes. Ceins-en la tête du malade. Ceins-en le front du malade. Ceins-en le siège de sa vie. Ceinsen ses pieds et ses mains. Assieds-le sur son lit. Répands sur lui les eaux enchantées. Que la maladie de sa tête soit emportée dans les cieux comme un vent violent; qu'elle soit engloutie dans la terre comme les eaux... passagères.
(Formule prescrite par le dieu Eà).

Les magiciens emploient aussi des talismans de différentes espèces et de diverses matières. On les porte suspendus au cou comme préservatif contre les démons, les maladies et la mauvaise fortune. Ce qu'on redoutait le plus parmi les maux produits par les magiciens c'était la possession. Les livres accadiens n'expliquent pas ce qu'on entendait par là, mais il est probable qu'alors comme bien des siècles plus tard, on considérait comme possédés les épileptiques et les hystériques dont les attaques convulsives ne pouvaient être appréciées à leur juste valeur.

Voici donc la magie telle qu'elle ressort de la lecture des livres accadiens. Les formules que ceux-ci contiennent ont servi de base à toutes les pratiques occultes qui se sont succédé en Asie, non sans subir quelques modifications par suite de l'influence du temps, de l'élargissement des connaissances, du commerce et de la fusion des différents peuples qui habitèrent tour à tour les différents points de l'Asie centrale. Ce sont ces modifications que nous allons passer rapidement en revue.

Quand Zoroastre entreprit sa grande réforme, les magiciens occupaient les positions les plus élevées et en réalité, ils menaient le peuple bien plus par la terreur qu'ils inspiraient que par leurs bienfaits. L'effort tenté par le grand Législateur de l'Iran demeura en partie stérile. Lui passé, les prêtres dénaturèrent son livre et introduisirent dans la pure morale mazdéenne des éléments utiles à leurs profits, notamment les pratiques occultes dont ils connaissaient l'ascendant sur l'esprit peu cultivé des fidèles. Beaucoup de passages de l'Avesta sont évidemment apocryphes; telles ces quelques lignes relatives à la médecine.

« Beaucoup de guérisons ne réussissent que par le couteau, ou par les végétaux ou par la parole. Lorsque le médecin réussit, lorsqu'il guérit par la parole excellente, c'est la meilleure et la plus sûre des guérisons. »

Ce dernier paragraphe est évidemment dû à la plume des prêtres; il est destiné à leur assurer la clientèle des malades. Il ne faudrait pas croire en effet et comme l'ont avancé certains auteurs, partisans acharnés de l'ancienneté du magnétisme, que ce passage est la preuve évidente qu'on employait déjà une suggestion volontaire pour la guérison des malades. Si la suggestion existait, elle était bien personnelle au consultant, car la parole dont il est question dans le texte est une parole rituelle, consacrée, et le médecin ne fait que répéter des mots fixés d'avance par le Législateur. Ces formules de prière sont nombreuses dans l'Avesta on y trouve également la liste des maladies qu'elles peuvent guérir.

« La prière bien dite guérit les douleurs qui obsèdent les jointures, les rhumes qui produisent une salive pourrie et les fièvres qui donnent une sueur nuisible. »

On y trouve aussi, importation évidemment magique, des talismans ou tâvs, simples morceaux d'étoffe sur lesquels sont inscrites des formules sacrées, préservatrices, destinés à être attachés sur différents points du corps. Si, par exemple, un enfant effrayé tombe malade ou s'il a mal aux yeux, on lui attache au bras gauche le tav suivant :

Au nom de Dieu,

Au nom du brillant Feridoun, fils d'Athvian, je lie ce Tâv contre les maux produits par Ahriman, par les Dews, par les Daroudjs, par

les Dews qui rendent aveugle, par ceux qui rendent sourds, par ceux qui affaiblissent, par les pécheurs, les aschmogs, les magiciens, les Paris. Je lie ces maux par la force du Feu, la beauté du Feu, par la puissance du brillant Feridoun, fils d'Athvian, par la force des planètes et des étoiles fixes.
Que la santé soit donnée à cet enfant,
Que cela soit dès à présent,
Que la vie heureuse lui soit donnée,
Que cela soit dès à présent.

Lorsque ce tâv est attaché au bras gauche, démons, magiciens et maux d'yeux sont chassés sans retour.

Si quelqu'un est tourmenté par les démons ou par un revenant il peut s'en débarrasser en s'attachant au front le tâv suivant :

Au nom de Dieu,
Au nom du fort, du brillant Feridoun, fils d'Athvian, je lie tous ces maux produits par Arhiman, par les Dews, par les Daroudjs. Je lie ces maux par la force du Feu, par la beauté du Feu, par la force du brillant Feridoun, fils d'Athvian, par la force des planètes et des étoiles fixes. Que le magicien, que le revenant soient anéantis!

Il y a aussi des tâvs contre la fièvre, les maux de jambe, les abcès et les glandes au cou, les goîtres, la *folie*.

Les prêtres n'ont donc pas renoncé aux pratiques magiques. Mais ils n'en sont que plus ardents contre leurs concurrents les sorciers. Ils ont laissé subsister toutes les imprécations contre la magie dont fourmille le livre de Zoroastre, mais en les dirigeant contre les sorciers et les devins qui n'appartiennent pas au clergé :

« Exercer la magie, avoir du respect pour les magiciens, ces péchés que j'ai commis, je m'en repens, j'y renonce par les trois paroles » (1).

« Prononcer des paroles de magie, consulter les magicens, faire ce qu'ils ordonnent, péchés » (2).

1. Zend-Avesta. Patet d'Averbad.
2. Zend-Avesta. Patet de l'Iran.

Dans la formule de bénédiction nuptiale, le prêtre recommande aux époux de faire le bien, de renverser la magie. (1)

Voici enfin une prière pour briser les œuvres d'un magicien :

Que je te détruise, Ahriman,
Que je rende sans forces ton corps
Celui des Dews, des Daroudjs, des Paris
Par le Hom, par le Barsom,
Par la pure loi des Mazdéiesnans que je pratique
O juste Juge, Saint Ormuzd.

Zoroastre pousse si loin l'horreur des magiciens qu'il permet au mari de répudier sa femme, si elle s'adonne à la magie.

Les sorcières existaient donc chez les premiers Asiatiques ; et en effet, dans les quelques formules que nous avons citées on voit fréquemment revenir le nom de *pari* qui leur était appliqué.

Tel est, autant qu'on en peut juger par les documents retrouvés, le système magique qui bien longtemps domina l'Asie. Depuis le haut Oxus jusqu'en Chaldée, passant par le sud de la mer Caspienne, la vallée du Tigre et le Chat-et-Arab, tout le long de la mer Persique et au nord et au delà de l'Oxus dans les plaines de la Tatarie jusqu'en Chine, le magisme touranien régna sur les consciences. La peur du mal et le respect de la puissance inconnue du Dieu par lequel les maux arrivent et se répandent fit le triomphe des pratiques magiques et la longue fortune d'un nombre incommensurable de devins, de magiciens, de conjurateurs et de sorciers.

Après la conquête des pays irano-touraniens par les Assyriens de Belkatirassou (1000 à 900 avant J.-C.), les mages formèrent la classe la plus importante de l'organisation Médique. Sous Cyrus et au commencement du régne de Darius, la puissance politique des mages diminua. Mais cette éclipse ne fut que de courte durée. A la fin du règne les mages avaient reconquis leur crédit.

L'empire chaldéen (4000 à 1500 avant J.-C.) eut sa civilisation propre très importante, ses bibliothèques où se conser-

1. Zend-Avesta.

vaient les livres sacrés, ses écoles sacerdotales où s'enseignaient les formules magiques, la divination, les incantations. Our fut le centre de cette civilisation. C'est le Chaldéen qui, transportant partout avec lui son esprit et ses connaissances, répandit sur ses pas la magie à travers les migrations des peuples à Babylone, en Egypte, en Grèce et de là dans toute l'Europe.

Pour ce qui a trait aux états naturels de sommeil les renseignements manquent à peu près complètement. Peut-être eut-on l'occasion de voir des sujets endormis dans les attaques de possession. Il est probable cependant que chez ces peuples peu contemplatifs par nature, la véritable extase et les phénomènes du sommeil spontané demeurèrent inconnus.

III

Égypte. — Hébreux. — Juifs

Il y a à peine trente ans qu'on possède des documents positifs capables de renseigner sur ce que fut la magie égyptienne. Mais, s'ils se sont fait longtemps attendre, ils sont assez complets pour nous permettre de reconstituer à peu près exactement les maladies et les pratiques médicales en honneur dès les premières époques connues de la civilisation de l'Egypte.

L'un des plus importants est un long papyrus découvert par M. Ebers sous les ruines de Thèbes, papyrus qui paraît dater du règne de Konsou. Un second, qui remonte à la XIXe dynastie est considéré comme la copie d'un livre soi-disant trouvé sous le règne de Housapaïti (Hesep-ti) et complété sous celui du roi Send ou Sondou de la IIe dynastie. L'origine ancienne de ce livre et des recettes qu'il renfermait était cause qu'on le tenait en grand honneur et qu'il était pieusement conservé et intégralement recopié dans les bibliothèques. Son origine véritable nous échappe parce que les médecins égyptiens se plaisaient à envelopper de mystère l'apparition de leurs livres, qu'ils s'efforçaient de faire passer pour issus de la main même de la divinité.

« Cet écrit médical, est-il dit au papyrus de Londres, fut rencontré une nuit dans une grande salle du temple de Debmout par un prêtre de ce temple. Toute la terre était plongée dans les ténèbres ; mais la lune se leva soudain et enveloppa le livre de ses rayons. On l'apporta comme une merveille au roi Khéops.

Les médecins égyptiens semblent ne pas avoir inventé toutes les recettes qui figuraient dans leurs livres. Le papyrus Ebers renferme une formule applicable aux maladies des yeux qui est citée comme œuvre d'un asiatique de Biblos. Il fallait bien d'ailleurs qu'il y eût de ces emprunts car le respect que les Egyptiens avaient pour les cadavres empêchait toute recherche par voie de dissection. Quant aux recherches empiriques le médecin ne les entreprenait qu'à ses risques et périls. Il devait traiter les malades d'après les règles posées dans les livres sacrés. S'il s'écartait de ces prescriptions et que le malade mourût, le médecin était considéré comme homicide volontaire et puni comme assassin.

Sous le rapport de la doctrine, la croyance qu'avaient les Egyptiens à une seconde existence en tout semblable à la première, avec réviviscence complète du corps devait naturellement les éloigner de chercher les causes des maladies dans une lésion des organes ou des tissus. Le malade était pour eux un homme subissant une mauvaise influence, qu'il fallait détruire par des procédés empiriques.

Les maladies dont il est question dans les papyrus ne sont pas toujours faciles à reconnaître. Ce sont, autant qu'on en peut juger des ulcères aux jambes, une sorte d'érysipèle (le *ver*) des maux d'yeux, des maux de ventre et enfin le mal sacré : l'épilepsie.

La médication, très variée, comprenait à la fois des remèdes très simples et des recettes étranges, voire puériles. A côté du miel, de l'encens, du sel souvent employés, on trouve prescrite en boisson la poudre de cervelle desséchée, on recommande aussi pour guérir les contusions l'application d'un liniment composé d'un vieux livre bouilli dans l'huile. Nombre de substances empruntées au règne minéral ou végétal faisaient partie de la pharmacopée ; nous ne citerons ici que la pierre memphite (*aner sopdou*) à laquelle on attribuait des propriétés anesthésiantes.

Quand ces moyens ne suffisaient pas le médecin avait une autre ressource, que nous trouvons consignée sur le papyrus Ebers : « Pose la main sur lui pour calmer la douleur des bras et dis que la douleur s'en aille... etc. » la suite est une formule de conjuration.

Dès les premières dynasties l'emploi de la magie était donc en honneur.

L'intromission en Egypte des nègres d'une part et des asiatiques à la fin de l'ancien empire, contribua très probablement à affermir la vogue des pratiques magiques et à en développer l'usage. Les médecins d'alors, très amis du merveilleux, accueillaient avec plaisir ce moyen si simple et si sûr de frapper vivement les esprits. Dès lors l'invocation magique passa pour anéantir les causes mystérieuses du mal, la mauvaise influence, dont le traitement combattait les manifestations visibles. En 3064 avant Jésus-Christ une bonne ordonnance se composait toujours de deux parties : une prescription médicale, une formule magique. Le papyrus Ebers est plein de ces sortes de conjurations. En voici une, entre autres, destinée à corroborer l'effet d'un vomitif.

« O Démon qui loge dans le ventre de *** fils de *** ô toi dont le Père est nommé Celui qui abbat les têtes, dont le nom est Mort, dont le nom est Mâle de la Mort, dont le nom est maudit pour l'éternité. »

La magie était en grand honneur chez les Egyptiens. Les livres de magie tenaient dans les bibliothèques une place honorable et les formules de conjuration occupent dans les papyrus qui sont parvenus jusqu'à nous, de longs chapitres. Les Egyptiens regardaient la magie comme une science et le magicien comme un savant digne de l'estime de tous. Des princes, des pharaons cultivèrent la magie, sur laquelle ils comptaient peut-être pour se concilier le bon vouloir de leurs peuples.

Les talismans furent aussi répandus en Egypte qu'en Chaldée et en Asie. Ils étaient faits avec toutes sortes d'objets, pièces d'étoffes, pierreries, statuettes que couvraient des inscriptions ou des dessins, emblèmes de leur puissance.

On couvrait les morts de ces talismans destinés à les protéger pendant leurs pérégrinations dans la « divine région inférieure ». Le livre funéraire fait souvent allusion aux enchantements et au incantations qui devaient procurer de grands, avantages au défunt.

Il ne faudrait pas croire cependant que la magie des Egyptiens était identique à celle des Asiatiques. Bien qu'elle ait avec celle-ci plus d'une analogie, due sans doute aux contacts fréquents des deux peuples, elle en diffère par un point assez essentiel. En effet, on voit dans toutes les incantations égyptiennes, celui qui les prononce s'assimiler à un Dieu en vertu de la puissance des paroles de l'enchantement. Cest en cette qualité de Dieu que l'homme se trouve mis à l'abri du danger.

Salut à vous les deux Rekiou,
Les deux Sœurs, les deux yeux Uréus
Je vous dirige par un pouvoir magique,
Je rayonne dans la barque Sekti,
Je suis Hor fils d'Isis,
Je viens voir mon Père Osiris (1).

Ce fait est très nettement établi par les formules du papyrus Harris, manuscrit de la XIXe dynastie qui semble être un fragment d'un fameux recueil de magie dont on attribuait la composition au dieu Ta-Hout (Thot).

Pendant l'ancien et le moyen empire (5004-1703 av. J.-C.) la pratique de la médecine et de la magie paraît n'avoir été l'apanage exclusif d'aucune caste. Sous le moyen empire les prêtres s'efforcèrent de l'accaparer pour eux seuls. Au dire de Diodore de Sicile ils avaient composé une sorte de code médical dont il leur était défendu de s'écarter. Bientôt ils formèrent un

1. Livre des Morts.

corps très puissant, divisé en différentes classes. S'il faut en croire Hérodote chaque prêtre médecin devait se borner à soigner un genre particulier de maladies. Afin de conserver pour eux leur monopcle, les prêtres ne transmettaient leurs connaissances qu'à ceux de leurs descendants appelés à leur succéder. Ils laissaient beaucoup agir la nature et entreprenaient rarement le traitement d'une maladie aiguë avant la fin du quatrième jour (1). Il ne leur était pas interdit de voyager. Les médecins égyptiens étaient célèbres au temps d'Homère. « En Egypte, dit-il, les médecins sont les plus célèbres d'entre les hommes » Les prêtres médecins n'eurent pas moins de réputation. Hérodote rapporte qu'il y en avait à la cour de Darius. Il en cite également auprès de Cy us.

Il y eut bientôt des temples célèbres pour les guérisons qu'on y obtenait. Les principaux furent ceux d'Isis, d'Osiris et de Sérapis. Aux pratiques de l'ancienne médecine et de la magie ces médecins prêtres, plus prêtres que médecins, adjoignirent ou substituèrent celle des songes. Quelques passages de Strabon, de Diodore de Sicile, d'Artemidore semblent indiquer que déjà dans les temples d'Isis et d'Osiris les malades venaient passer la nuit pour y recevoir des songes. Cette coutume prit toute son extension dans le temple de Sérapis dont le culte, plus moderne, ne parvint à son apogée que sous les Ptolémées. Selon Tacite, c'est Ptolémée Soter qui fit venir de Synope la première statue de Sérapis parue en Egypte. C'est lui encore qui fit bâtir un temple à ce dieu à Rhacotès, près d'Alexandrie. Bientôt Sérapis fut érigé en dieu médecin par excellence. Le plus célèbre des temples de Sérapis fut celui de Canope. Strabon rapporte qu'il avait la confiance des gens de la plus haute distinction et que ceux-ci y venaient dormir pour y obtenir des songes.

Il est probable que l'usage d'aller dormir dans les temples des dieux a existé en Egypte avant de s'établir en Grèce. Cependant il est impossible de l'affirmer. Diodore de Sicile cite bien cette pratique dans le livre où il raconte les événements

1. Aristote. (περι πολιτικον). Liv. II.

survenus en Egypte avant la guerre de Troie. Mais ce n'est pas là un argument décisif. On voit aussi par plusieurs passages des livres de Moïse (Deutéronome CXVIII-V-9) et du prophète Isaïe. (C. LXV. V. 4) que dès la plus haute antiquité les peuples païens qui entouraient les Juifs observaient les songes et consultaient les devins. Cela semble, il est vrai, se rapporter plutôt aux Asiatiques. Mais il est facile de comprendre que ceux-ci avaient de bonne heure introduit en Egypte leur croyance superstitieuse à l'origine divine des songes. Il est très naturel que les prêtres aient plus tard exploité, en le spécialisant à la médecine, un procédé d'intervention divine auquel tout le monde ajoutait foi. Mais comme leurs procédés pour obtenir les songes ne diffèrent pas de ceux que mirent en œuvre les Grecs nous croyons pouvoir ici nous abstenir d'une description particulière que nous renvoyons au chapitre consacré à l'étude de ce qui se passait dans les temples grecs.

HÉBREUX

La médecine proprement dite semble avoir été de peu d'usage dans les premiers temps de l'existence politique des Hébreux. Ils considéraient alors les maladies comme l'effet d'une punition divine qu'il fallait supporter tout entière sans essayer de l'entraver ou de l'adoucir. Ainsi nous voyons Job résigné, s'abandonner à son mal. Un peu plus tard les Hébreux prirent probablement au contact des Egyptiens quelques principes thérapeutiques, et l'art de guérir eut certainement chez eux des adeptes car le Deuteronome porte ce statut : L'homme qui aura blessé son prochain d'un coup de pierre ou de poing le dédommagera du temps perdu et le fera guérir. Plusieurs contemporains de Salomon furent renommés pour leur zèle à rechercher les vertus des plantes. Enfin les chroniques rappellent l'insuccès des médecins et leurs vains efforts contre la maladie du roi Asa. Mais pendant un certain temps, au moins d'après les Thalmudistes, les médecins furent peu considérés, car l'exercice de leur profession rendait inapte à gouverner l'État. Il est même très probable que la médecine fut dans le principe pratiqué par des esclaves, qui trouvaient là un moyen d'améliorer leur sort. Mais il n'en fut pas toujours ainsi, et le médecin finit par devenir un personnage. — « Honorez le médecin, dit l'Ecclésiaste, à cause du besoin qu'on en a. Dieu l'a créé, Dieu s'en sert pour guérir. Dieu forma les plantes salutaires et nous fit connaître leur utilité. Tous les remèdes viennent de Dieu; l'homme sage ne peut avoir d'éloignement pour eux. Le médecin instruit sera élevé ; il recevra des éloges et des présents à la cour des rois » (1).

Les sentences de Jésus, fils de Sirach, écrites deux ou trois siècles avant Jésus-Christ prouvent que les Juifs de cette époque, accordaient aux médecins une certaine estime. « Honore le médecin, la science le fait marcher la tête haute et lui mérite l'admiration des princes. Quand tu te sentiras malade invoque Dieu et fais venir le médecin ; car l'homme prudent ne dédaigne pas l'effet des médicaments de la terre ».

Malheureusement nous n'avons pu trouver sur les pratiques de ces médecins aucun éclaircissement. On trouve dans la Bible quelques bonnes notions d'histoire naturelle et quelques saines appréciations du moral sur le physique. « Le cœur pacifique fait vivre le corps », dit le livre des Proverbes. Mais rien ne nous indique comment les médecins procédaient et s'ils avaient, comme leurs confrères d'Egypte, recours à la magie.

On pourrait croire d'après le XVIIe chapitre du Lévitique que les prêtres pratiquaient l'art de guérir. Mais il est probable qu'il n'en fut rien, car l'éclat et la considération dont jouissaient les Lévites eut retenti de bonne heure sur la médecine. Les mesures prescrites par le Lévitique n'ont point été ordonnées en vue de l'hygiène, mais sous prétexte de pureté religieuse.

Les prophètes en revanche furent souvent consultés, car on croyait que les inspirés de Jehovah peuvent seuls recevoir de lui le droit et la science de guérir. Naaman, lépreux, consulte

1. Eccles. ch. XXXVIII. v. 1.

et implore un prophète (1). La femme de Jéroboam interroge le prophète Ahias sur les maux de ce prince, dont l'élu de Dieu prédit la mort au milieu de souffrances plus horribles encore (2).

Cette croyance des Hébreux à la puissance des prophètes n'était d'ailleurs qu'une transformation de leur foi aux idées magiques. Il est certain, en effet, que du temps de Moïse déjà les Hébreux s'adressaient volontiers aux devins et aux magiciens, dont ils avaient probablement fait la connaissance chez les Asiatiques établis au nord de l'Egypte près des embouchures du Nil. Plusieurs d'entre eux s'adonnaient certainement aux sciences occultes, car le Deutéronome s'élève contre les pratiques magiques : « Qu'on ne trouve chez toi, personne qui fasse passer son fils ou sa fille par le feu, personne qui exerce le métier de devin, d'astrologue, d'augure, de magicien, d'enchanteur, personne qui consulte ceux qui évoquent les esprits ou disent la bonne aventure, personne qui interroge les morts ».

Dans l'Exode on trouve voués à la peine capitale tous les impudents fabricateurs de maléfices et de prestiges (3). Mais la promiscuité continuelle des Juifs avec les Asiatiques, fut cause qu'ils continuèrent à s'adonner à la magie en dépit des efforts de leurs chefs.

Pendant la captivité à Babylone, ils adoptèrent même en grande partie la théosophie persane et amalgamèrent les idées de Zoroastre avec celles de leurs ancêtres. A partir de cette époque les livres sacrés des Israélites portent, en effet, des traces évidentes d'emprunts faits au système iranien. Il est question de torrents de lumière qui s'échappent du trône brillant de la divinité sur des myriades d'esprits (4). Tobie parle des combats entre les bons et les mauvais démons (5). Il est fait allusion à la parole mystique de Dieu qui guérit toutes les maladies (6). L'historien Josèphe assure que les Israélites adoptèrent en

1. Rois. Liv. IV ch. v. v. 8. et ch. xx. v. 5.
2. Rois. Liv. III. ch. xiv. v. 1.
3. Exode. ch. xxii. v. 8.
4. Daniel. vii. 9.14.
5. Tobie. iii. 8. et viii. 3.
6. Sagesse. xvi. 2.

même temps que la magie chaldéenne un grand nombre de fables et d'opinions mazdéennes.

Du reste tout en adoptant la magie, les devins d'Israël ne lui firent subir aucune modification qui lui imprime un cachet particulier. Comme les Asiatiques, ils employaient les charmes, les philtres, les imprécations, l'évocation des morts et des esprits, l'envoûtement.

Les Israélites prirent aussi à Babylone l'habitude de la contemplation, les uns pour se mettre en rapports avec les démons, les autres dans l'espoir de jouir de la vue de Dieu et de recevoir ses avis. Comme dans tous les peuples fanatisés par une idée politique ou religieuse, le nombre des extatiques fut grand. Les prophètes eux-mêmes furent des extatiques dont les idées délirantes guidées par l ambition politique et l'ardente foi religieuse furent dans plus d'une occasion utiles au peuple juif, mais qui, en même temps, eurent le désavantage de lui faire souvent changer de ligne de conduite, suivant le tempérament du prophète auquel il confiait ses destinées. Les prophètes ne dédaignèrent ni la contemplation, ni les pratiques magiques. Généralement très versés dans la science des prestiges, ils l'employaient à faire des miracles destinés à confirmer dans l'esprit du peuple leur autorité et l'origine divine de leur mission.

Le mot prophète n'a pas toujours le même sens dans l'Ecriture sainte. Il désigne également un patriarche aimé de Dieu; une personne dont les chants sont consacrés au Seigneur, qui les inspire ; un interprète des livres saints; les hommes qui font des miracles ; ceux qui, frappés d'un esprit divin, annoncent par les mouvements de leur corps la présence de Dieu et dévoilent l'avenir. Ces deux dernières significations sont les plus ordinaires. Elles nous montrent qu'on considérait comme doués du pouvoir prophétique des individus évidemment hystériques dont les attaques passaient pour l'indice de la présence de l'esprit divin, et en second lieu des hommes à imagination ardente, ambitieux, intelligents, croyant peut-être eux-mêmes à leur mission divine et puisant dans leur genre de vie une tendance aux hallucinations extatiques que favorisait leur tempérament névropathique. La vie extérieure des prophètes est en effet empreinte de tous les caractères de l'indigence et de l'austérité ; leurs habits sont grossiers et les couvrent à peine ; ils ne vivent que de quelques fruits et d'un peu de pain et d'eau. Joignez à cela la pratique fréquente de la contemplation. Il devient facile de comprendre pourquoi les prophètes sont des hallucinés. Il est bien entendu qu'il n'est question ici que des prophètes sincères et non de ceux qui vivaient à la cour des rois, attachés au service de la couronne. Ceux-là pour la plupart étaient des imposteurs qui trouvaient dans leur supercherie le moyen de mener une vie large et honorée. Les vrais prophètes ont de véritables hallucinations. Telle est celle-ci, survenue à Ezéchiel : Il se trouve au milieu de ses frères captifs, non loin de Babylone. Tout à coup le vent gronde, l'éclair brille, la foudre retentit. Un nuage épais s'entr'ouvre. Sur un char rapide, traîné par des animaux ailés, un trône étincelle de gloire et de magnificence, un homme y paraissait assis. Ezéchiel croit reconnaître le Seigneur, il se prosterne. Une voix lui parle. Elle lui dit ce qu'il doit dire aux enfants d'Israël pour les ramener à la piété, à la reconnaissance, à la vertu.

Ce simple récit dont on pourrait trouver des analogues dans l'Ecriture, montre des hallucinations d'ordre visuel et d'ordre auditif. Ce n'étaient pas les seules. Dieu fait aussi connaître sa volonté aux prophètes par des songes, des visions, mais aussi par des signes extérieurs ou par un avertissement mental et intérieur : sensation ou pensée. Souvent d'ailleurs les prophètes allaient d'eux-mêmes au devant des hallucinations à l'aide d'un procédé artificiel : la musique. C'est par le son des instruments qu'ils s'excitaient et s'inspiraient pour leurs prophéties. La musique fut aussi employée par le peuple d'Israël comme moyen thérapeutique. Salomon, d'après Josèphe, avait composé plusieurs airs propres à soulager les infirmités. David essaya de traiter par la musique la démence de son roi (1).

Les Hébreux et leur descendance ont donc connu certains

1 Antiquités judaïques VIII. ch. II § 5.

états névropathiques à manifestations convulsives et extatiques Quelques-uns ont volontairement recherché l'extase et éprouvé les phénomènes hallucinatoires inhérents à cet état. Ils connurent aussi des affections mentales épidémiques : arrivés non loin d'Oboth, tirant vers la mer Rouge, les Hébreux furent assaillis par une multitude de serpents dont la morsure brûlante et l'aspect repoussant produisirent des convulsions qui devinrent bientôt épidémiques chez ces hommes à l'imagination mobile et surexcitée. « Moïse fit placer à l'extrémité d'une perche l'image en airain d'un de ces serpents et promit leur guérison à ceux des malades qui le regarderaient longtemps en face. En effet la confiance qu'inspirait sa parole et cette attention soutenue, agirent puissamment sur les esprits et déterminèrent des impressions curatives. Peut-être aussi convient-il de voir dans cette exhibition du serpent d'airain l'utilisation d'une superstition que les Hébreux avaient dû rapporter d'Egypte, comme ils avaient pris aux Chaldéens leurs croyances à propos de la magie et qui reparut malgré les efforts des prophètes chaque fois qu'ils se trouvèrent en contact avec les Chananéens. Cette superstition consistait dans la croyance à l'influence bien ou malfaisante des serpents, qu'on adorait pour cette raison.

La légende de *l'arbre et du serpent* dont on trouve les premiers vestiges écrits dans les chapitres II et III de la Genèse remonte vraisemblablement à une période beaucoup plus ancienne. Car d'après les recherches de James Fergusson le culte de *l'arbre et du serpent* serait la plus ancienne des formes de religion connues. On la retrouve chez les peuplades les plus barbares, les plus dépourvues de toute apparence de civilisation.

Il est probable que la légende en question prit naissance dans le Touran. En effet, dans les premières pages de l'histoire grecque on voit une ancienne race touranienne de Pelasges, vouée au culte de *l'arbre et du serpent*, s'effacer devant l'invasion d'une race aryenne symbolisée par le retour des Héraclides.

Tous les mythes concordent à établir la réalité de l'existence de ce culte, ainsi que les efforts des Aryens pour le détruire.

Ce qui tend à en confirmer l'origine touranienne c'est qu'il a été longtemps en honneur chez les Finlandais et les peuples du Nord de l'Europe.

Nulle part peut-être le culte du serpent ne fut plus florissant que dans l'Hindoustan et l'Indo-Chine où il trouve encore de nombreux adeptes. Les sculptures des monuments bouddhiques montrent en effet que le culte du Naja aux sept têtes (Dieu-serpent) fut à une certaine période au moins aussi florissant que le culte de Bouddah lui-même. Il semblait même dominer parmi les tribus aborigènes de l'Inde avant les prédications de Gautama Bouddah (Sakia-Muni) qui mourut vers l'an 543 avant notre ère. Aboli par Bouddah, le culte du serpent reprit plus tard de la prospérité.

Il est également avéré que les Egyptiens adoraient les serpents auxquels ils attribuaient la conservation des grains. Aussi les laissaient-ils vivre en liberté au milieu de leurs champs dont ces reptiles détruisaient d'ailleurs les rats nombreux et voraces, véritables plaies des campagnes, qui souvent faisaient d'effrayants ravages et causaient quelquefois de véritables disettes.

De nombreuses inscriptions témoignent du respect qu'on professait pour l'hage ou urœus (variété égyptienne du serpent à lunettes). On voyait leur image suspendue dans les temples. Leurs dépouilles, soigneusement recueillies, étaient embaumées. Leur effigie se trouve sculptée sur un grand nombre de monuments ; on la retrouve encore peinte ou dessinée sur les sarcophages et dans les hiéroglyphes.

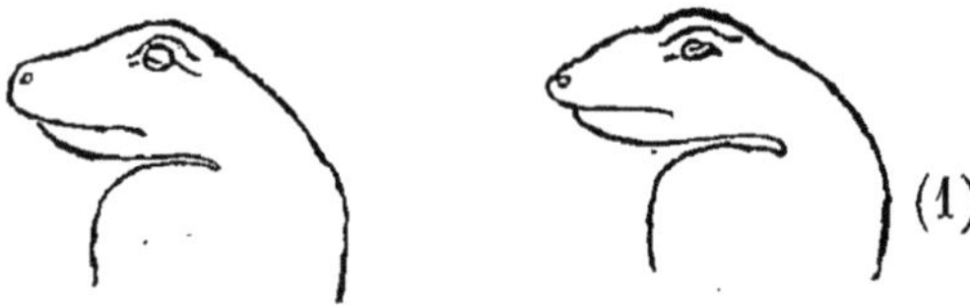
(1)

La déesse Ramen symbole de l'abondance est représentée avec une tête de serpent. Neh-Ir, le Dieu serpent, figure au rituel parmi les quarante-deux juges. Dans une des cryptes du

1 Cette figure et les suivantes sont empruntées à l'ouvrage de Brehm, *Les reptiles*. — Édit. Sauvage.

grand temple de Denderah on voit l'image du serpent Sa-Hator au-dessous de laquelle on lit l'incription suivante :

Urœus est son nom.
Il est le serpent de la maîtresse de Denderah.

A Thèbes, dans les temples, on nourrissait des serpents qu'on regardait comme de bons génies. Cette tradition se retrouve chez les Phéniciens et chez les Grecs.

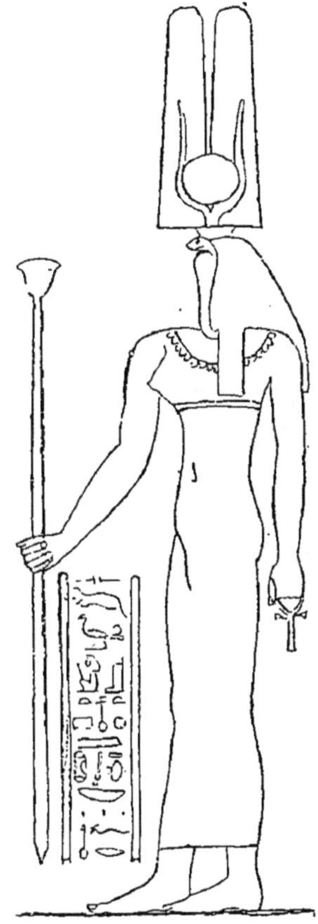

La déesse Ramen.

En Egypte le serpent fut également considéré comme le symbole de la puissance et de la domination et les Pharaons portaient sur la tête comme insigne de leur royauté une tête d'Urœus. Il figure également sur le diadème d'Horus, vainqueur du mal.

Chez les Grecs le culte du serpent persista malgré les efforts des Aryens devenus du reste plus tolérants après la conquête. Le vieux temple de l'Acropole à Athènes, construit pour abriter l'arbre de Minerve, était confié à la garde du serpent Erechthonios.

Plus tard la légende subit une légère transformation. Ce fut Asklepios qu'on adora sous la forme d'un serpent dans les bosquets d'Epidaure, et ce culte persista jusque près de l'ère chrétienne.

Dans la période mythologique le serpent est souvent associé aux demi-dieux, aux héros ou aux grandes divinités. Les récits homériques y font plusieurs allusions.

Le culte des serpents exista en Italie d'abord à Lanuvium et plus tard à Rome.

« Une épidémie, dit Valérius Maximus, désolait la ville depuis trois ans sans qu'on y pût trouver de remède lorsque les prêtres, interrogeant les livres sibyllins, y virent que l'épidémie cesserait si l'on amenait d'Epidaure le serpent consacré à Esculape.

Une ambassade fut aussitôt envoyée. Pendant qu'elle séjour-

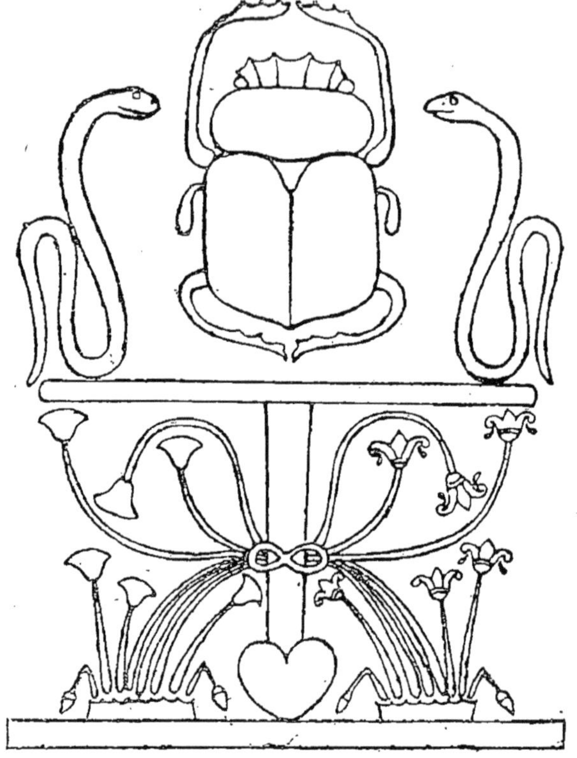

Peinture du temple de Denderah, représentant deux serpents le scarabée sacré et des fleurs de lotus (Marietta).

nait à Epidaure le serpent sacré qu'on avait parfois vu se promener dans la ville et dont l'apparition dans les rues était toujours l'annonce d'une grâce particulière, se montra de nouveau. Il parcourut la ville pendant trois jours, puis il entra dans la galère romaine, pénétra dans la chambre de l'ambassadeur Olgurnius et s'y enroula. Les envoyés, comprenant qu'ils étaient en possession du Dieu, rendirent grâces à Esculape et firent voile vers l'Italie. Arrivés à Antium après une heureuse traversée ils s'arrêtèrent. Le serpent qui, pendant tout le voyage était resté

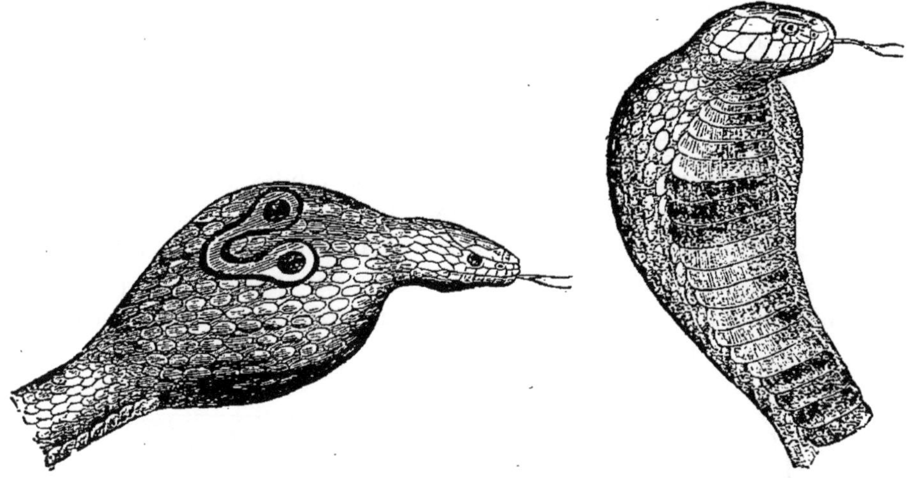

Têtes de Najas.

dans la chambre de l'ambassadeur, sortit du vaisseau et se rendit sur le portique du temple d'Esculape où se trouvait un palmier élevé autour duquel il s'enroula. Il y demeura trois jours puis regagna le vaisseau, et bientôt on débarquait à l'embouchure du Tibre. A ce moment le serpent se dirigea vers une île sur laquelle on construisit un temple et Rome fut délivrée du fléau qui la désolait depuis si longtemps. »

Une espèce particulière de serpents fut aussi adorée par les anciens Mexicains qui à cause de cela nommèrent cette espèce *Serpent empereur*. Mais ce culte, doux et pacifique en Europe et en Orient, semble avoir été aux Indes Occidentales d'une cruauté sans pareille. Des flots de sang humain ont coulé en l'honneur du Dieu qu'un fanatisme barbare avait inventé, et c'est par monceaux que les Européens ont trouvé autour des temples où le serpent était adoré les crânes et les ossements humains. C'est seulement pour mémoire que

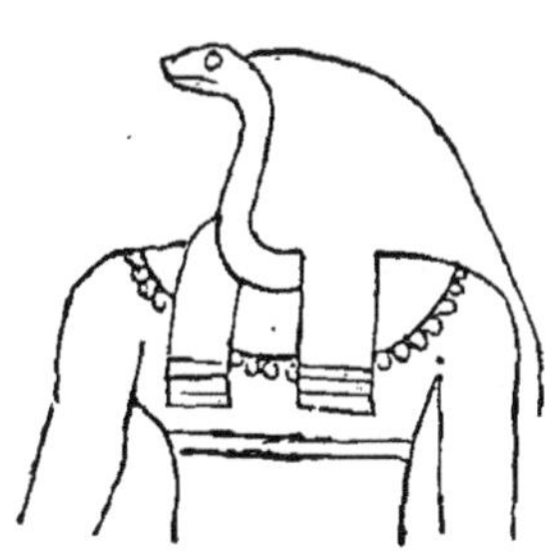

nous citons ce culte barbare, dont les pratiques n'ont rien qui les rapproche de celles dont nous allons nous occuper.

On comprend facilement que la croyance des peuples aux vertus surnaturelles du serpent ne tarda pas à être exploitée ; aussi trouvons-nous dès les temps les plus reculés des *charmeurs de serpents.*

Aux Indes les plus anciennement connus sont les Sanghis ou Tubriwallahs et les Mal. Ceux-ci, qui composent une caste d'ordre inférieur, sont peut-être les plus habiles pour prendre les serpents, mais ils se contentent de les vendre, et ne pratiquent ni la jonglerie, ni la médecine. Il n'en est pas de même des Sanghis dont on trouve l'existence mentionnée par les plus anciens écrivains sanscrits. Il est donc probable que leur art remonte à la plus haute antiquité.

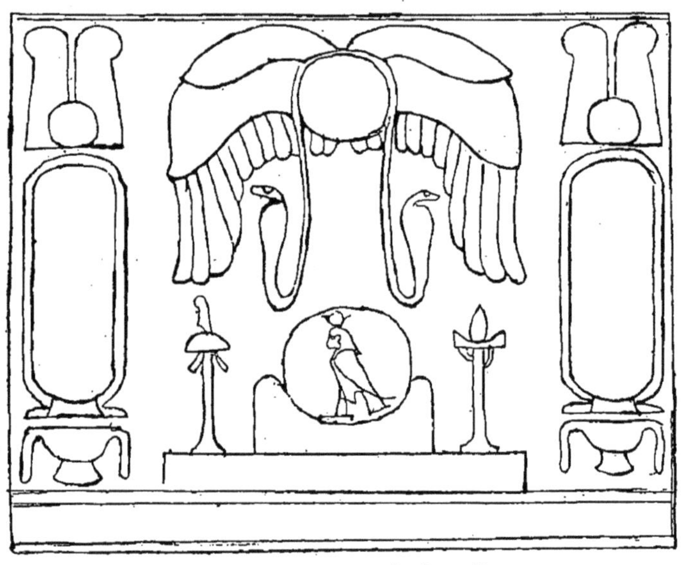

Disque ailé accompagné de deux Urœus.

Les Egyptiens ont aussi pratiqué l'apprivoisement des serpents. Chez ce peuple, dit Œllien, les aspics sont élevés en grand honneur aussi sont-ils sociables. Ils sont habitués à sortir de leur repaire lorsqu'on bat des mains. L'espèce *Thermu-*

this est vénérée et sacrée. Ce serpent passe pour. immortel, et est placé comme un diadème sur la tête d'Isis.

L'existence des charmeurs de serpents en Egypte est établie d'une manière indiscutable par le passage suivant de la Pharsale :

« Un seul peuple de l'Afrique, dit Lucain, reste affranchi de la morsure des serpents : ce sont les Psylles qui se mêlent aux Marmorides. Ils joignent aux vertus des herbes la puissance des enchantements. Leur sang même est incorruptible au venin, et ils n'hésitent pas à reconnaître la légitimité de leur progéniture en exposant l'enfant au contact et à la morsure des serpents. Si l'enfant se plaît avec les reptiles, joue avec eux, il est bien de race.

« C'est lorsque quelqu'un a reçu l'atteinte mortelle de reptiles venimeux que le Psylle fait éclater les prodiges de son art.

« De sa salive d'abord il trace l'endroit où s'enfermera le venin corrupteur ; il l'enchaîne dans l'orifice de la plaie ; puis sa langue avec une incessante volubilité murmure des formules magiques qu'accompagnent des flots d'écume. Le rapide effet du poison ne lui donne pas le temps de respirer : un seul instant de relâche, le malheureux mordu cesserait d'exister.

« Souvent le venin qui a déjà infecté les entrailles, fuit au premier appel des enchantements. Mais s'il est sourd, s'il refuse de sortir, alors se couchant sur la victime, le Psylle applique sa bouche sur la plaie livide, presse le venin entre ses lèvres, l'exprime avec les dents, exhumant ainsi la mort de ce corps glacé. Il rejette le venin mélangé à des flots de salive et reconnaît au goût de quelle espèce de reptile il provient. »

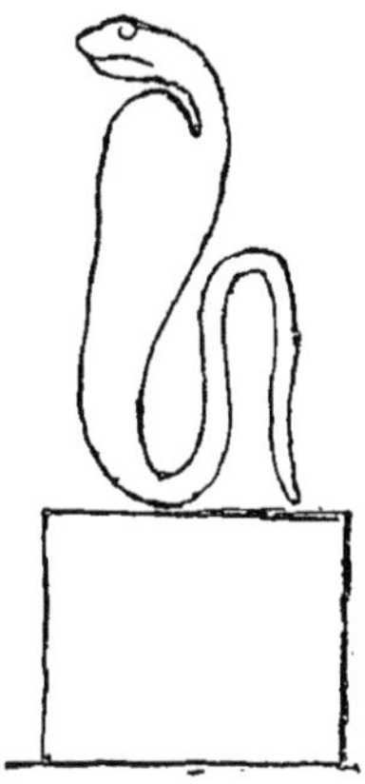

Mais ce n'est pas ce à quoi se borne la puissance des Psylles et Silius Italicus nous apprend encore qu'ils domptent et engourdissent les serpents grâce aux mouvements de la main et aux chants monotones.

C'est probablement sur des indications aussi sommaires que quelques auteurs se sont basés pour avancer que les charmeurs de serpents se servaient, pour apprivoiser ces dangereux animaux de procédés magnétiques et affirmer du même coup l'ancienneté des connaissances en hypnotisme et de leur application.

Il convient donc d'examiner ce qu'il y a de bien fondé dans cette opinion et par conséquent de rechercher dans le détail comment opèrent les charmeurs.

Ce travail est de nos jours assez facile, car ces sortes de jongleurs sont encore très nombreux aux Indes. Ils sont très aimés comme sorciers, et consentent volontiers, moyennant rétribution, à montrer leur science et la docilité de leurs élèves.

Plusieurs voyageurs ont fourni la relation des séances de danse de serpents auxquelles ils avaient assisté et c'est à leurs récits que nous allons emprunter les détails ci-dessous.

Natalis Rondot raconte qu'il a vu un jongleur procéder de la manière suivante :

Le serpent (cobra capello ou serpent à lunettes) fut placé sur le sol dans une corbeille plate et découverte. Le jongleur s'accroupit quelques pas plus loin et se mit à jouer un air lent et plaintif à l'aide d'une sorte de petite clarinette dont il tirait des sons assez analogues à ceux du *biniou* breton.

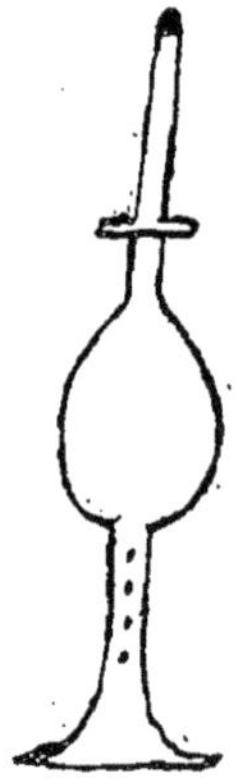

Peu à peu le serpent se remue, s'allonge et redresse la tête et le cou, mais sans quitter sa corbeille. Il commence par se montrer inquiet, puis devient agité, déploie ses ailerons, s'irrite, souffle fortement plutôt qu'il ne siffle. Il darde d'un mouvement rapide sa langue fourchue et s'élance plusieurs fois pour mordre le jongleur. Celui-ci a constamment les yeux fixés sur le Cobra qui tressaille, fait de fréquents soubresauts et agite ou raidit ses ailerons. Au bout de 10 à 12 minutes, le serpent se calme, puis il se balance, dardant toujours sa langue avec une vivacité extrême. Peu à peu, il semble amené à un certain degré de somnolence, ses yeux sont comme immobilisés par le regard du jongleur. L'Indien profite de cet instant pour s'approcher lentement sans cesser de jouer de son instrument et sur la tête du capello pose une fois le nez, puis la langue. Bien que cela dure à peine une seconde, le serpent s'élance aussitôt sur le jongleur qui a juste le temps de se rejeter en arrière pour l'éviter.

Karl von Gortz décrit ainsi le procédé des charmeurs de Madras :

Les najas (autre nom du serpent à lunettes) sont contenus dans une corbeille fermée. Le chef de la troupe prend les animaux par la tête et les dépose sur le sol ; puis il commence à tirer des sons déchirants d'une sorte de clarinette à l'extrémité inférieure de laquelle est appendue une petite calebasse. Bientôt les najas se dressent et gonflent leur cou. Le charmeur leur présente le poing fermé ; il en saisit un, lui fait faire divers mouvements et le passe ensuite autour de son cou. Mais les serpents n'exécutent aucune espèce de danse. Leurs dents venimeuses étaient arrachées.

Le Dr Schaw, qui a eu l'occasion de voir des serpents apprivoisés, dit avoir constaté qu'un grand nombre de ces animaux observaient la mesure avec les derviches dans leurs danses circulaires. Les reptiles rampaient sur la tête et les bras des prêtres, tournaient et s'arrêtaient en même temps qu'eux.

Brehm a vu un jongleur capturer un cobra de la manière suivante :

Il vint un jour se placer devant le trou habité par le reptile et se mit à jouer d'un instrument fait avec une gourde et auquel pendait un morceau de glace cassée. La tête du cobra se montra bientôt et tandis que ses yeux étaient attirés par l'éclat du fragment de glace un camarade du jongleur saisit le erpent par le cou et l'enferma dans une corbeille.

En Egypte les charmeurs se servent de l'haje, variété de serpent analogue au cobra capello mais plus dangereux peut-être. C'est celui-là même qu'on retrouve sur les monuments avec le nom d'Urœus. Ils l'attirent à l'aide d'un instrument discordant nommé *Sumara*. Le serpent darde ses yeux sur le dompteur et suit tous ses mouvements. A un certain moment, le charmeur saisit le reptile par le cou, le tourne et retourne en tous sens puis tout à coup lui comprime avec le pouce un point déterminé de la nuque. Aussitôt le serpent s'allonge et devient raide comme un bâton. C'est probablement là le tour qu'exécutèrent successivement devant le roi d'Egypte Aaron, puis les mages et qui est rapporté dans l'Ecriture sous la forme de la légende de la transformation des verges en serpents.

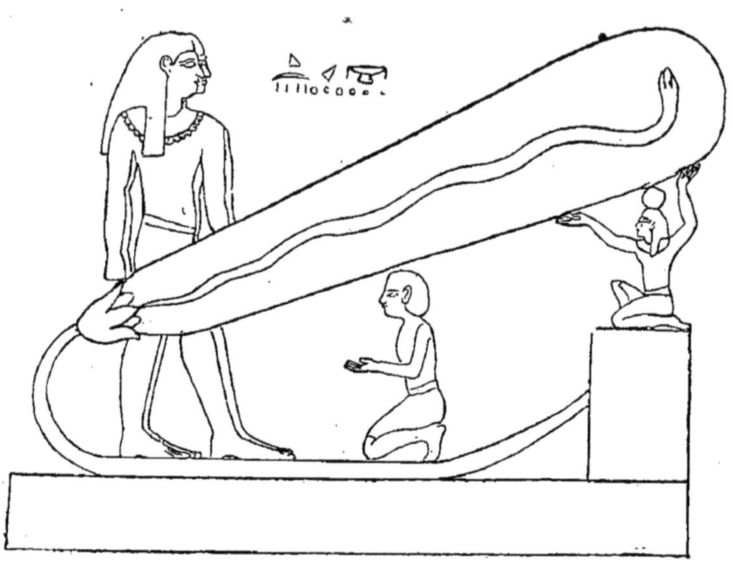

A première vue les charmeurs semblent donc exercer sur leurs reptiles une sorte de fascination qui explique l'opinion émise, ainsi que nous le disions plus haut, par quelques auteurs. Aux yeux des indigènes ils passent pour sorciers doués d'un pouvoir surnaturel.

Mais s'il est permis à des naturels ignorants et crédules d'avoir de telles croyances, cela ne l'est pas aux hommes civilisés et instruits qui doivent rechercher une explication naturelle à ces faits en apparence hors de l'ordinaire. En réalité il n'y a rien de merveilleux dans les exercices des *charmeurs* que leur grande confiance en eux-mêmes, la connaissance profonde qu'ils ont des mœurs et du caractère du naja et leur extrême adresse à éviter les morsures.

Kampfer a donné des détails curieux sur la manière dont les jongleurs s'y prennent pour dresser leurs serpents.

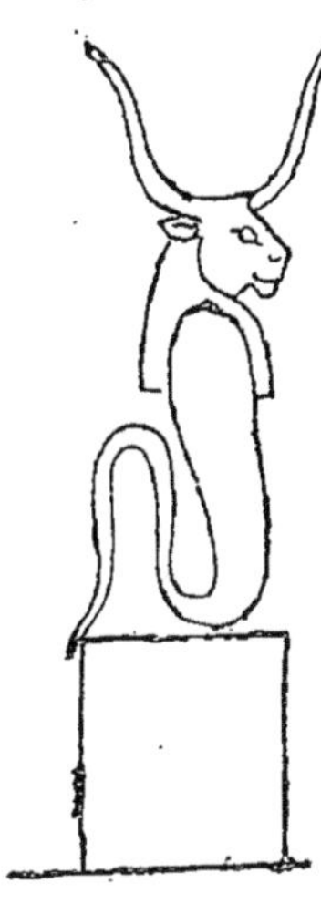

Beaucoup commencent, pour plus de sûreté, par leur arracher les dents venimeuses. Pour y parvenir ils commencent par exciter le serpent au moyen d'un bâton muni d'un tampon épais d'étoffe molle et élastique qu'ils présentent aux morsures du reptile. Celui-ci, très irrité en général, mord violemment : les dents se fixent dans l'étoffe qu'on arrache vivement et avec force de la gueule du reptile pour entraîner en même temps les dents. Cette opération est répétée à certains intervalles car les crochets repoussent et ne tardent pas à redevenir dangereux. Quand le serpent en est privé le charmeur peut l'exciter impunément.

C'est par la crainte des coups que le jongleur finit par obtenir du serpent les mouvements cadencés qui font l'admiration de la foule et donnent au reptile cette apparence de soumission magnétique aux ordres de son maître. L'éducation se fait à l'aide d'un procédé assez ingénieux. Le charmeur, une main introduite dans un pot de terre, frappe de l'autre l'animal avec un bâton ; puis profitant du moment où le serpent irrité s'élance pour mordre, il lui tend le poing armé du vase, sur lequel le reptile se jette toujours avec assez de violence pour se blesser ou tout au mois, se meurtrir le museau. Aussi le serpent finit par craindre les gestes du charmeur dont il évite les atteintes à l'aide de flexions et d'extensions du corps qui passent aux yeux du public pour des manifestations d'obéissance. Kampfer, d'après Dumeril et Bibron, a vu des najas rester un quart d'heure dressés et la tête tournée du côté de leur maître, suivant tous les mouvements de son poing. C'est probablement par la méthode que nous venons d'énoncer qu'ils avaient été dressés.

En somme il n'y a rien là qui ressemble à de l'hypnotisme, le seul exemple dans lequel il soit question d'une apparence d'engourdissement n'est rien moins que probant, puisque le charmeur, en s'approchant de l'animal, ne cesse pas de jouer de son instrument et qu'au premier contact le reptile s'élance pour mordre.

Si le charmeur tient ses yeux si bien fixés sur l'animal, c'est pour saisir ses moindres mouvements et se jeter de côté au moment où le serpent s'élance.

Il ne faut pas voir davantage une action magnétique dans la raideur générale provoquée chez le serpent par la compression brusque de la nuque.

Il est beaucoup plus probable que le choc brutal que subit la moelle produit par réflexe ou par inhibition cette contracture spéciale. C'est d'ailleurs un point qui aurait besoin d'être vérifié par des expériences auxquelles malheureusement nous n'avons pu nous livrer.

Ce n'est donc pas sur les pratiques des charmeurs plus que sur celles des magiciens ou des prêtres qu'il faut compter pour établir la réalité de la connaissance de l'hypnotisme et des procédés par lesquels on peut le produire, et nous considérerons, jusqu'à plus ample informé, cette science comme inconnue des premières civilisations que nous avons passées en revue dans les chapitres précédents.

CHAPITRE IV

Grèce

L'étude des origines de la médecine en Grèce offre pour la question qui nous occupe un grand intérêt, car les partisans de l'origine ancienne du magnétisme et du sommeil provoqué ont basé leur jugement sur des arguments tirés des pratiques usitées dans les temples médicaux de la Grèce, notamment de l'emploi des songes. Cela nous imposait l'obligation de rechercher minutieusement tous les faits qui peuvent se rattacher à l'hypnotisme afin d'établir sur des preuves indiscutables si réellement le sommeil provoqué fut ou non connu des Grecs. Ce sont ces faits que nous allons maintenant passer en revue pour en tirer les déductions qu'ils comportent.

Les premiers documents sur la médecine des Grecs sont rares et peu explicites; c'est aux poètes qu'on doit demander quelques éclaircissements qui, il faut bien l'avouer, sont loin d'offrir les garanties de véracité et d'exactitude qu'on voudrait voir à des documents historiques. Faute de mieux, nous tâcherons cependant d'établir aussi exactement que possible, avec ces indications, quelles furent les idées des anciens Grecs relativement au point de vue qui nous occupe. Nous nous tiendrons autant que possible à la citation des faits, laissant de côté toute hypothèse capable de défigurer la valeur réelle, historique, des arguments que nous présentons.

Dès la haute antiquité grecque, les femmes partagent avec les hommes la science et la pratique de l'art de guérir. Mais s'il faut en croire Homère, elles n'ont d'autres ressources que la magie. Les préparations sont des charmes plutôt que des remèdes. Hélène, pour dissiper la tristesse qui a envahi le cœur de Télémaque et de Pisistrate, fils de Nestor, prépare elle-même et mêle à leur breuvage « un baume qui apaise la colère, chasse les soucis et efface le souvenir de tous les maux. Celui qui en aura bu ne versera plus de larmes durant tout le jour lors même qu'il perdrait son père et sa mère, lors même que devant ses yeux, il verrait déchirer à coups d'épée son frère ou son fils chéri. La petite-fille de Jupiter possède cette bienfaisante liqueur que lui donna Polydamne, épouse de Thon, en Egypte, où la terre produit en abondance des baumes les uns salutaires, les autres nuisibles, où chaque médecin excelle et descend de Pœon. »

Bien qu'on ignore la composition de cette liqueur on peut penser qu'il s'agissait de quelque drogue stupéfiante à base d'opium on de haschisch. Peut être aussi la jusquiame, l'ellébore ou la mandragore en faisaient-elles partie ; car les vertus de ces plantes étaient connues depuis une époque très reculée.

Ce passage nous indique encore à quel peuple les Grecs empruntaient leurs connaissances magiques. C'était aux Egyptiens. Il est probable aussi que les Asiatiques phéniciens et troyens avec lesquels les Grecs avaient de fréquents rapports leur transmirent quelques-unes de leurs connaissances scientifiques et de leurs superstitions. La connaissance de la magie noire serait suivant quelques auteurs due à l'arrivée en Grèce d'un mage Chaldéen nommé Othanès. Il est certain qu'au moment de la guerre de Troie on connaissait en Grèce les deux genres de magie, car ils sont tous les deux représentés dans l'Iliade. La mauvaise est personnifiée par Circé qui, à l'aide de breuvages enchantés, change en pourceaux les compagnons d'Ulysse. Ce qui revient à dire qu'elle les rend fous. La bonne magie vient des dieux et peut s'opposer aux effets des sortilèges des sorciers. Mercure donne à Ulysse une plante (μολυ) qui doit le protéger contre les charmes et contre la puissance de la baguette de Circé.

Il y a des auteurs qui ont prétendu retrouver dans Homère des traces de pratiques magnétiques ; ainsi la baguette de Mercure qui lui sert au gré de ses désirs à charmer les yeux des humains, ou à réveiller ceux que le sommeil a domptés ; la baguette avec laquelle Minerve transforme Ulysse en vieillard auraient été des baguettes magnétisées. Ces arguments sont en réalité trop vagues pour qu'on leur puisse accorder quelque valeur. D'abord cette puissance de la baguette a pu être pour l'auteur lui-même une pure fiction. Mais en admettant même qu'Homère ait considéré comme réelles les vertus propres à la baguette, cela ne prouverait ni qu'elles aient véritablement existé, ni qu'elles aient été d'ordre magnétique. La baguette magique employée par les sorciers chaldéens et phéniciens, certainement connue des Troyens, était connue au moins de réputation, par les Grecs de l'époque homérique. Rien d'étonnant par conséquent au rôle que lui fait jouer le poète.

Bien avant l'époque d'Homère, il existait en Grèce des magiciens et des devins. Persée, armé par les dieux, va braver les Gorgones coiffées de serpents et rapporte la tête de Méduse *dont le regard pétrifiait* (1262-1210 avant J.-C.). Faudra-t-il admettre qu'il y a là une indication du pouvoir qu'avaient les Gorgones de fasciner les individus qui les approchaient par le seul effet de leur regard et de les plonger instantanément en état de catalepsie? Cette interprétation ne nous paraît pas justifiée par les autres documents que nous possédons sur les Grecs de cette époque. Si la tête de Méduse pétrifiait, c'est à cause de l'invincible horreur qu'inspiraient les épouvantables traits de ce visage encadré d'une chevelure de reptiles.

Au moment de l'expédition des Argonautes (1226) on parlait déjà de sorcières, puisque Jason se fit aimer de la magicienne Médée. C'est à ce moment aussi que vivait Melampos le plus ancien des devins grecs connu. Il avait étudié en Egypte où il avait appris la médecine et l'art d'interpréter le langage des oiseaux. La légende place à côté de lui le centaure Chiron précepteur d'Achille, qui savait les vertus des simples et lisait les destinées des hommes dans les étoiles. Il est probable que Melampos rapporta en même temps que la science qu'il tenait des Egyptiens le culte du dieu de la médecine. Bien qu'en ait dit Rosenbaûm, ce culte était pratiqué avant la guerre de Troie. Il est vrai qu'Homère regarde Esculape comme un homme, de même que ses deux fils. Mais en maints passages de l'Iliade, il est fait allusion à Pœon guérissant les blessures des dieux ou de leurs protégés. Il existait donc, au temps d'Homère, une croyance à l'existence d'un dieu guérisseur. Mais ce n'est que plus tard qu'il fut identifié à Esculape et confondu avec celui-ci.

Telles furent les bases premières de la médecine et de la magie en Grèce. Nous allons voir comment ces quelques notions amenèrent à la divination et à deux systèmes très distincts de pratique médicale.

Les Grecs, comme la plupart des peuples barbares, rattachaient l'origine de toutes leurs connaissances à une sorte de révélation directe faite aux hommes par les dieux dans leurs conversations avec certains mortels privilégiés. Entre cet âge primitif et hypothétique et celui où on ne voyait plus des dieux que leurs images, la légende avait établi une gradation. Homère qui mêle si volontiers les dieux à toutes les actions de ses héros, semble bien convaincu qu'ils n'interviennent pas aussi directement dans les affaires de ses contemporains. L'Odyssée est déjà plus sobre que l'Iliade en apparitions divines. On sent venir le moment où la divinité ne parlera plus que par l'intermédiaire d'un être humain qu'elle animera de sa présence cachée. Cette inspiration intérieure, déjà connue au temps d'Homère, n'est alors considérée que comme une opération intellectuelle ordinaire, comme un emploi conscient de la faculté de comprendre. Si, en effet, l'intelligence a besoin pour saisir des objets, ordinairement hors de sa portée, de la permission des dieux il lui faut aussi un effort personnel et conscient. Quand Hélène se lève pour prophétiser, c'est en son nom qu'elle raisonne, sous sa responsabilité propre et non à la façon d'un instrument passif mené par l'action divine — « Écoutez-moi, je vais prophétiser ce que les dieux me suggèrent au cœur, et comme je pense que les choses arriveront » (1).

L'âge homérique a donc connu la révélation introduite dans l'âme sans le secours des sens, mais non sans l'intervention active de l'intelligence. Il n'y a qu'un pas à faire, il n'y a qu'à éliminer la part de coopération que l'intelligence du prophète apporte à la révélation intérieure pour obtenir l'enthousiasme mantique, la fureur ou folie divine qui *possède* l'homme et lui

1. Homère. Odyssée XV.

enlève la disposition de ses organes pour les mettre au service de l'esprit révélateur.

Ce n'est plus la prophétesse qui parle, c'est la Pythie delphique, ce type de la divination inconsciente et, pour ainsi dire, forcée. Il est impossible de fixer d'une façon absolue l'époque à laquelle se fit cette transformation dans la façon de comprendre l'art prophétique. C'est à travers cette période d'agitation mal connue qu'on nomme en histoire époque de l'invasion dorienne que cette modification des conceptions semble s'être opérée. Lorsque le monde grec, après de longues années de guerre, sort enfin de l'agitation, il apparaît transformé et bien différent de la société héroïque. L'âge des devins est fini ; celui des oracles commence, annonçant l'intromission en Grèce d'une influence asiatique. Sur les pentes du Parnasse s'est constitué un groupe sacerdotal voué au culte d'Apollon et attribuant à la fontaine Kassotis le pouvoir de transmettre l'esprit révélateur de la volonté du Dieu à qui boira de son eau ou mâchera une feuille des lauriers situés à l'entrée de la grotte sacrée. Les prêtres ne sont plus des devins versés dans la science des signes, ils ne sont que les gardiens d'un privilège attaché au sol. C'est la substitution du merveilleux exploitant la bêtise et l'ignorance à la science acquise et réfléchie du devin chaldéen. Le véritable interprète du dieu, c'est la Pythie. Hissée sur un grand trépied de bronze, elle subit les émanations de la fontaine sainte. Bientôt elle s'agite, ses membres sont pris de convulsions, des mots entrecoupés, souvent inintelligibles, sortent de sa bouche dont les lèvres sont couvertes d'écume. Les consultants assistent avec un vague effroi à ce spectacle de l'enthousiasme, de la *manie* ou folie surnaturelle, de cette ivresse sainte, que quelques siècles plus tard la philosophie va nommer extase et que la science moderne appelle hystérie. Bien hystériques, en effet, sont ces attaques tumultueuses caractérisées par des contractures, des mouvements désordonnés et une phase finale de délire loquace. Mais la pythie ne peut être considérée comme une hypnotique; l'état qu'on développe chez elle n'est pas un état de sommeil c'est un état de mal, provoqué par une sensation olfactive et visuelle; la présence de la source et les émanations qui s'en échappent. L'art prophétique de la malheureuse est une pure supercherie (1). Le spectacle de l'attaque est fait pour impressionner et convaincre le public. C'est le prêtre qui, soi-disant, recueille les mots échappés à la bouche délirante de la pythie qui les arrange ensuite en manière d'oracle.

C'est du IXe au VIIe siècle avant notre ère que paraît s'être établie en Grèce la divination par les pythies qui, on le voit, ne présentent aucun phénomène relevant de l'hypnotisme.

Quelques auteurs ont voulu voir une pratique magnétique dans l'emploi qu'on faisait des songes et l'usage, très répandu en Grèce, d'aller dormir dans les temples pour y obtenir la guérison des maladies. Cet argument se trouve également condamné par une étude approfondie de la question envisagée au double point de vue: 1° des idées que les Grecs se faisaient sur la nature des songes et leur origine; 2° des pratiques qu'ils ont considérées comme pouvant modifier la qualité ou favoriser l'éclosion des images symboliques entrevues dans les rêves.

Pour Homère les songes sont des figures aériennes qui prennent toute espèce de formes et habitent au delà de l'Océan près des Champs Elyséens, d'où les dieux les envoient aux hommes.

Pour Hésiode les songes sont fils de la Nuit. Euripide en fait les enfants de la Terre. Ils sont aux ordres de Jupiter et de Mercure. C'est la période purement mythologique. Un peu plus tard, l'expérience fait reconnaître que les songes subissent dans une certaine mesure l'influence des préoccupations de l'esprit et des dispositions du corps. Aussi recommande-t-on déjà de tenir le corps et l'âme dans un état tel que la vision du songe ne puisse être obscurcie ou déformée par les vapeurs du vin ou de la nourriture. On distingue aussi les rêves sans importance, des véritables songes envoyés par les dieux. Homère accorde plus de valeur aux songes qui surviennent le matin et quelques auteurs se rangent à son avis parce que, disent-ils, le

1. Mais il ne faudrait pas croire pour cela que l'attaque est simulée au moins chez toutes les Pyties, car au temps de Plutarque, l'une d'elles en mourut. (Plutarque. Def. orat. 51.)

matin l'âme est mieux dégagée des vapeurs des mets et des libations. Au temps des philosophes, les pythagoriciens bannissent de leur régime les fèves parce qu'elles passaient pour déranger les rêves et dénaturer les images. Suivant certains auteurs, la position du corps n'est pas indifférente. Il ne faut se coucher ni sur le dos, ni sur le côté droit pour ne pas comprimer le foie « miroir des images révélatrices ». La saison même a une influence ; le printemps semble être le moment de l'année le plus propice aux songes envoyés par les dieux. Certains adjuvants sont utiles à provoquer le songe. Antiphon, Philochore, Artémon et Serapion d'Ascalon recommandent, lorsqu'on veut avoir un songe révélateur, de mettre près de sa tête une branche de laurier. A un degré plus avancé de superstitution se répandra l'usage de formules magiques, d'amulettes, de prières, qui passent pour procurer des songes véridiques et pour en perpétuer la mémoire jusqu'au réveil. Une recette gréco-égyptienne très employée consistait à tracer sur une étoffe blanche avec du sang de caille un dieu à tête d'ibis et à l'invoquer ensuite au nom d'Isis et d'Osiris.

Parmi les sages et les philosophes les opinions variaient : Mélampos croyait à la divination et s'en servait pour découvrir dans la région des forces surnaturelles les causes des maladies et des remèdes qu'on leur pouvait appliquer.

Thalès était trop sous l'influence des idées égyptiennes pour regarder la divination comme une science surnaturelle. S'il faut en croire Plutarque (Banquet des sept sages) il regarde la mantique comme un art, dont certaines méthodes au moins renferment un élément scientifique, revêtu à tort du caractère surnaturel. Il fut l'un des précurseurs des théories magnétiques, car il admit que les choses sont soumises à l'influence d'un esprit universel qui peut réagir sur elles.

Empédocle admit la possibilité du commerce intellectuel entre l'âme et Dieu mais à condition que l'âme soit privilégiée et ait passé par quatre états : devin, poète, médecin et prince.

Xénophane rejetait toute croyance à la divination. Anaxagore, n'admettant pas le surnaturel dans la science, n'y croyait pas davantage. Héraclite fut plus éclectique.

Euripide, bien que n'accordant aucune confiance à la divination, admit cependant la possibilité de son existence.

Démocrite et l'école atomistique accordèrent aux songes une valeur prophétique.

D'ailleurs jusqu'à Socrate la philosophie n'accorda qu'une attention assez distraite à la divination.

Socrate l'admit absolument, de même que la révélation intérieure à laquelle il accordait toute confiance. Platon la considérait aussi comme une institution inviolable. Mais d'autres élèves de Socrate, Antisthène et Diogène, lui refusèrent toute valeur la considérant comme une pure supercherie. Les Cyniques, les Cyrénaïques et l'école de Mégare partagèrent cette opinion.

On voit que les philosophes étaient loin de s'entendre, mais dans le peuple on croyait fermement à la valeur des songes. Les prêtres avaient vu dès l'origine le parti qu'on peuvait tirer de ce genre de superstition et, sans plus tarder. s'étaient efforcés de l'accaparer à leur profit. Les prêtres d'Esculape furent les premiers à exploiter cette mine dont ils ne purent même garder entièrement le monopole ; c'était surtout chez eux cependant qu'allaient de préférence les malades. C'est pourquoi nous citerons les procédés qu'ils employaient et qui ne différaient guère du reste de ceux dont usaient les ministres des autres cultes.

Dès les temps les plus reculés les prêtres s'étaient occupés de l'art de guérir dont ils avaient tout de suite pressenti l'importance au point de vue de l'ascendant qu'il peut donner sur l'esprit d'un peuple.

Les curètes et les cabires, les plus anciens des prêtres connus de la Grèce, traitaient les malades. Les ministres des dieux chtoniens étaient aussi guérisseurs. Ils partageaient ce pouvoir avec les devins. C'est ainsi que Melampos fut appelé à donner ses soins aux filles d'Arctinus, roi d'Argos, dont l'esprit s'était dérangé. Elles se croyaient transformées en vaches et couraient dans les bois en poussant des mugissements, suivies par des habitants d'Argos en proie par imitation à la même monomanie. Il les traita à la façon bachique, en les poursuivant avec une bande de jeunes gens robustes et force vacarme jusqu'à

Sikyone, ville où le culte de Bacchus (Διονυσιος) était en grand honneur. Des bains, des cérémonies expiatoires et peut-être aussi quelques médicaments, achevèrent la guérison de celles qui n'étaient pas mortes en chemin.

Cela nous montre qu'il existait en Grèce une iatromantique indépendante d'Asklépios et d'Apollon. Melampos en fut l'initiateur, de même qu'Asklépios et le centaure Chiron furent les premiers médecins de la légende apollinienne. La médecine par les charmes et les incantations avait encore sa place mais elle n'était plus seule au temps d'Homère. La magie joue encore son rôle : Les fils d'Antolichus arrêtèrent par leurs chants magiques le sang qui coulait à grands flots de la blessure d'Ulysse (Odyssée, XIX, 457).

Melampos, nous l'avons dit, avait étudié en Égypte, où il avait appris l'usage de quelques médicaments naturels, qu'il expérimenta ensuite dans son pays. C'est à lui que les Grecs font remonter l'emploi du μελαμποδιον, espèce d'ellebore, dont il avait reconnu les bons effets sur les filles d'Arctinus. Nous retrouvons aussi dans les pratiques du devin cette idée égyptienne que les remèdes agissent non en vertu de propriétés immanentes naturelles, mais en vertu d'une efficacité spéciale et passagère qu'ils puisent dans les incantations dont on accompagne leur administration.

Les procédés apolliniens sont tout différents et si on veut admettre quelques rapports entre eux et la médecine de Melampos, ce n'est qu'au point de vue allégorique en tant que la médecine est science et qu'Apollon est père de toute science. C'est en ce sens qu'Hippocrate entend que la mantique et la médecine sont sœurs et toutes deux filles d'Apollon. Le fait est que la médecine resta longtemps dans les seules mains des prêtres chtoniens ; ce n'est que plus tard qu'elle fut adoptée, pratiquée et transformée par les ministres d'Apollon.

Asklépios ne fut pour Homère qu'un médecin incomparable, grâce aux leçons qu'il avait reçues du centaure Chiron, leçons qu'il transmit lui-même à ses deux fils Machaon et Podalyrios. A cette époque Asklépios n'est pas considéré comme un dieu; celui qu'on honore est Pœon. Plus tard, lorsque les Asklépiades eurent accaparé l'exercice de la médecine et qu'ils furent les seuls vrais dépositaires des connaissances médicales, ils divinisèrent leur ancêtre pour se donner plus d'autorité. Apollodore croit savoir que c'est seulement cinquante-trois ans après la prise de Troie qu'Asklépios reçut les honneurs de l'apothéose. A ce moment il existait en Grèce un certain nombre de familles prétendant descendre du savant médecin et tenir de leur ancêtre comme héritage de famille les secrets de l'art de guérir. Au ve siècle pourtant Pindare ne voit dans Asklépios que le héros hardi et habile foudroyé par Zeus pour avoir osé opérer une résurrection grassement payée.

En résumé cependant Mélampos et Asklépios quoique se mêlant de divination sont des médecins ; leur médecine ne constitue pas une vraie science, mais elle est empirique et plus ou moins raisonnée, plutôt que mystique. Ils ont des notions assez précises en hygiène, en médecine, en chirurgie, connaissent plusieurs médications majeures (saignées, évacuants, sédatifs) et possèdent des règles qui les dirigent dans leurs pratiques.

Au moment des guerres Médiques, s'était répandu en Grèce un livre qu'on attribuait au mage Othanès, livre qui traitait de la divination sous toutes ses formes et renfermait de nombreuses formules magiques, d'origine évidemment chaldéenne.

En quelques années il se produit une fusion de tous ces éléments, si bien qu'au milieu du ive siècle on ne parle plus de magie, mais Asklépios est dieu et guérit en tous lieux par la révélation. C'est à ce moment que commence à proprement parler l'histoire des oracles d'Asklépios, qu'il ne faut pas tout à fait confondre avec celles des Asklépiades qui restent laïques et ne s'entourent pas de merveilleux. Ceux-ci se disent dépositaires d'une science traditionnelle, faisant partie de leur patrimoine familial ; ils payent de leur personne et songent d'autant moins à laisser faire le dieu qu'il s'agit le plus souvent d'opérations chirurgicales. La révélation médicale, au contraire, pratiquée par des oracles, dispensée en songe aux malades, ne vise rien moins qu'à dépouiller les Asklépiades de leur privilège, puisque c'est le dieu lui-même qu'on consulte.

Il y eut donc très probablement au début une concurrence acharnée. L'opinion publique hésitante, mais toujours portée vers le merveilleux, décida de la victoire en faveur des oracles.

Pour ne pas perdre leur clientèle les Asklépiades durent céder à l'engouement, ouvrir les portes de leurs temples aux dormeurs et avoir l'air de conduire leurs traitements d'après les songes. Ils n'en continuèrent pas moins à s'approcher des malades, sous le couvert de la crédulité et d'un costume de dieu et à conserver sur des tablettes à la mode Égyptienne le nom et le mode d'emploi des médicaments et des maladies dans lesquelles ils avaient réuni ces tablettes entassées à Cos et à Cnide furent les premières archives médicales de la Grèce.

Voici d'ailleurs comment les prêtres pratiquaient l'incubation. Avant d'admettre le malade à dormir dans le temple, on le soumettait, sous prétexte de purification, à diverses pratiques propres à exalter l'imagination.

C'était d'abord une diète sévère de plusieurs jours ; puis des bains suivis d'onctions, de fumigations, de frictions aromatiques. Pendant ce temps d'ailleurs on ne négligeait pas le moral. On racontait au malade les cures merveilleuses dues aux conseils du dieu, on lui montrait les inscriptions et les offrandes qui en faisaient foi.

Le temple était toujours dans un site agréable, entouré de jardins et de bois agrémentés de sources, dont les eaux, souvent minérales, pouvaient avoir sur la santé des visiteurs un effet salutaire. Les distractions n'étaient point oubliées et les alentours du temple étaient aussi bien pourvus de théâtres, de gymnases et de jeux de toutes sorte que la station thermale la mieux organisée de nos jours. On évitait avec grand soin aux fidèles le spectacle des scènes douloureuses et on ne laissait approcher du saint lieu, ni les moribonds, ni ceux auquels un mal trop cruel arrachait des plaintes continuelles ou des cris violents.

En quelques jours le malade, étourdi par les légendes, la nouveauté du spectacle, surexcité par l'attente, l'inquiétude, la longueur du voyage, avait les nerfs suffisamment tendus ; il était prêt pour le rêve, et les prêtres avaient pu se renseigner assez pour convertir le songe, quel qu'il fût, en ordonnance sensée. Alors la dernière scène arrivait.

Après un sacrifice, le malade entrait dans le temple et s'y couchait, puis tâchait de dormir et surtout de rêver.

Les prêtres se chargeaient du reste de simuler les apparitions. Le matin, dans le demi-jour, des voix se faisaient entendre dans l'intérieur du temple, voix que les malades à demi endormis prenaient pour celle du dieu. Forts de la crédulité populaire, ils ne craignaient pas de se présenter eux-mêmes auprès des malades, après s'être revêtus du costume d'Asklépios. Souvent même ils étaient accompagnés d'enfants représentant les filles du divin médecin et de serpents dressés. Alors ils interrogeaient les malades, les palpaient, souvent dictaient de leur propre bouche le songe salutaire. Certains passages d'Artemidore et d'Hippis de Reggio nous montrent que pendant que les malades dormaient ou feignaient de dormir les prêtres leur faisaient des applications sur le corps, quelquefois même des opérations chirurgicales.

Parmi ces prêtres beaucoup furent de bons obsvervateurs, ceux de Cos et de Cnide surtout, où la médecine était exercée par des Asklépiades. Ceux-ci avaient la précaution pour perfectionner leur savoir de consigner sur des tablettes les maladies observées, leur traitement et le résultat obtenu, qui restaient ainsi pour instruire les descendants. Ces sortes d'ex-voto, véritables observations cliniques, furent les premiers documents écrits de la médecine grecque ceux-là même qui allaient servir de base à la médecine laïcisée. Mais à côté des temples desservis par les Asklépiades, il y en avait d'autres où de simples charlatans se chargeaient de guérir les malades. Chez eux les remèdes prescrits étaient souvent obscurs ou absurdes. Artémidore lui même, quoique bien crédule, avoue qu'il ne peut croire que les dieux conseillent de semblables moyens. C'est aussi lui qui rapporte que les prêtres se livraient souvent aux songes pour le compte d'autrui et qu'ils ordonnaient, alors non ce qu'ils avaient vu dans un songe réel, mais ce qu'ils feignaient d'avoir appris du dieu dans un rêve qu'ils feignaient d'avoir éprouvé, quoi qu'il n'en fût rien.

Peu à peu cependant l'idée d'un véritable art médical se faisait jour. La médecine laïque s'accentue un peu avant la guerre de Troie et se manifeste d'une façon de plus en plus précise dans les temps postérieurs. Des médecins laïques existaient à Cyrènes, à Rhodes. Au temps d'Hippocrate la médecine n'était déjà plus l'apanage exclusif des prêtres et les noms de plusieurs médecins prédécesseurs ou contemporains de l'immortel maître nous ont été conservés, ce sont : Démocède de Cretone, Acron d'Agrigente dont les luttes avec Empédocle firent grand bruit, Epicharmos, Philiston, Alcméon etc. Thucydide dit que les médecins auxquels on eut recours en premier lieu pour la peste d'Athènes ne purent la guérir, et il distingue parfaitement les traitements prescrits par les médecins, des prières faites dans les temples, des consultations d'oracles et autres pratiques semblables auxquelles on eut recours sans plus de succès. Des Gymnases se fondèrent et furent dès une époque reculée, difficile à déterminer, dirigés par des médecins parmi lesquels on peut citer Iccus, à la sobriété proverbiale et Prodicus contemporains d'Hypocrate.

La médecine ne tarda pas à faire partie des sciences étudiées par les philosophes. Solon considère la médecime comme un art, qu'il range même parmi les arts libéraux. Dans les œuvres de Pindare, un siècle après Solon, la médecine théurgique n'occupe plus qu'une place secondaire. Platon, malgré l'estime qu'il professait pour Hippocrate, trouvait la médecine indigne d'occuper un homme distingué (ανερ αγαθος). Eschyle reconnait une médecine naturelle, mais accorde néanmoins quelque valeur à la divination, Apollon est encore pour lui l'Ιατρομαντις.

Hippocrate porta un coup fatal aux temples et à leur guérisseurs en divulgant à des élèves laïques et même à des étrangers le secret des connaissances médicales. C'en était fait dès lors du monopole si sévèrement gardé pendant longtemps par les Asklépiades. Cependant tout porte à croire qu'il ne faisait alors que suivre l'exemple déjà donné depuis quelque temps par les écoles de Cos et de Cnide, qui depuis assez longtemps déjà préparaient les ruines des temples en supprimant de l'art le côté surnaturel qu'on lui avait prêté.

Pythagóre qui avait appris la médecine auprès des prêtres d'Egypte commença par employer les lustrations et les incantations à l'efficacité desquelles tout le monde croyait. Il eut à la vérité quelque succès dans le traitement des maladies mentales. Il affectait d'ailleurs comme les prêtres de tenir ses remèdes secrets. Dans l'Ecole qu'il avait fondée à Crotone on ne pouvait entrer qu'après initiation Mais lorsque l'ordre des Pithagoriciens fut expulsé de Grèce les disciples du savant philosophe, dispersés en différentes villes, ne tardèrent pas à jeter le masque. à avouer qu'ils guérissaient par des moyens naturels.

Empédocle, Héraclite, Démocrite, Anaxagore et nombre d'autres philosophes apprirent et exercèrent la médecine sans la mêler aux pratiques superstitieuses que les écoles de Cos et de Cnide fondées à côté des temples par des Asklépiades laïques avaient les premières commencé à rejeter.

Dans les temples, cependant, on n'abandonnait pas la médecine théurgique qui rapportait beaucoup; car la plus grande partie du peuple, très crédule, avait foi encore aux guérisons mystérieuses des prêtres. Leurs pratiques dénuées de la méthode d'observation et de la science qui avait fait la supériorité des Asklépiades étaient devenues purement charlatanesques. Les prêtres, les amis, les parents du malade pouvaient aller à sa place rêver pour lui dans le temple. Il faut croire cependant qu'aux beaux jours d'Athènes le nombre des dupes avait diminué et que les prêtres médecins avaient bien perdu de leur renommée, pour comprendre le succès qu'eut la fameuse scène de Plutus dans laquelle Aristophane raille si finement la fourberie et la rapacité des prêtres et la crédulité de ceux qui les allaient consulter.

Au milieu de toutes ces pratiques on ne peut rien relever qui ressemble à de l'hypnotisme. Mais à côté de cela il faut avouer que les Grecs connurent certains états spontanés. On raconte notamment que Socrate passait des jours entiers, immobile, les yeux fixés sur l'espace, insensible à tout ce qui l'entourait, sourd à tous les appels. Il avait certainement des hallucinations de l'ouïe, puisqu'il se croyait assisté d'un génie familier, dont il entendait la voix et avec lequel il s'entretenait.

La maladie qu'Hippocrate nomme κατοχη est la catalepsie spontanée. Le malade est incapable de mouvement, mais voit et entend ce qu'on fait autour de lui. Sophocle a remarqué que les chagrins troublent souvent l'esprit. Hérodote parlant des accès de fureur de Cambyse pense qu'il ne faut pas, comme la foule, les regarder comme un mal venu de la fureur des dieux, qu'ils ont tout simplement une cause naturelle. Il reconnait aussi le caractère alcoolique des accès de Cléomène, roi de Sparte. Il signale enfin une épidémie de délire évidemment hystérique avec tendances nymphomaniaques, délire qui sévit sur les filles de Prœtus, roi d'Argos, et qui se transmit aux femmes de celui-ci. Euripide aussi a très bien défini le caractère hystérique des maladies de certaines femmes. Mais ces notions restaient sans écho dans le peuple. En dépit du discrédit des oracles la coutume de faire songer les malades dans les temples se conserva jusqu'au milieu du VIe siècle de notre ère. Au temps de Galien on croyait encore aux songes, puisque c'est un rêve qui détermina le père de Galien à faire étudier la médecine à son fils (XIe siècle).

Mais ce n'est qu'à force d'intrigues et de jongleries que les prêtres purent soutenir si longtemps encore une réputation que sapait leur ignorance rendue chaque jour plus évidente et leur incurable rapacité.

Chez les Romains la pratique de la médecine fut aussi longtemps réservée aux temples. Les premiers prêtres médecins qui s'établirent à Rome venaient de Grèce ; aussi leurs pratiques ne présentent-elles rien de spécial. En dehors des oracles des temples il y avait encore les prophétesses, les sibylles, indépendantes, voyageant au gré de leur fantaisie. La plus célèbre fut celle de Cumes, Hiérophyle, qui dans sa vieillesse voyagea et vint à Rome à la cour de Tarquin le Superbe auquel elle vendit pour 300 pièces d'or les fameux livres sibyllins dans lesquels était soi-disant inscrite la destinée du peuple romain. Au temps d'Auguste vivait une autre sibylle nommée Albunée qui rendait ses oracles dans une forêt voisine de Tibur. C'est elle qui prédit à l'empereur la naissance du Christ, annonça sa mission divine et sa mort sur la croix.

Nous devons à la plume de Virgile une description des sibylles évidemment prise sur nature et qui nous montre que leur délire prophétique ressemble par bien des points à l'attaque hystérique.

> Deus, ecce Deus! cui talia fanti
> Ante fores, subito non vultus, non color unus,
> Non comptœ mansêre comæ sed pectus anhelum
> Et rabie fera corda tument, majorque videri,
> Nec mortale sonans, afflata est numine quando
> Jam propiore Dei... (1)

Les sibylles ne rendaient pas d'oracles en tous temps ; c'était seulement lorsqu'elles étaient prises de convulsions qu'elles prophétisaient. On croyait alors que le dieu s'était emparé d'elles et qu'il parlait par leur bouche.

Malheureusement on a fait aux sibylles une genèse fabuleuse qui rend impénétrable leur véritable origine. On sait en revanche que la foi qu'on ajoutait à leurs prédictions se répercuta jusqu'au milieu des triomphes du christianisme et qu'elle ne disparut que sous la pression des empereurs chrétiens qui interdirent de la façon la plus absolue de consulter mages, devins, sibylles, nécromanciens ou oracles de quelqu'espèce qu'ils fussent.

Les pratiques occultes. La magie. Le magnétisme depuis les origines du Christianisme jusqu'à Mesmer.

Nous avons vu comment les pratiques magiques, nées de l'Orient, s'étaient peu à peu étendues vers l'Occident, comment, en s'éloignant de leur berceau, elles s'étaient modifiées, dénaturées, perdues dans le charlatanisme d'ignorants cupides,

1. *Enéide*, liv. VI, vers 47.

par lesquels les peuples encore superstitueux, se laissaient trop facilement exploiter. Nous avons montré, autant que possible, l'opinion des savants et des philosophes relativement à la magie et à la divination et exposé aussi certains états naturels sur l'interprétation desquels nous reviendrons dans une autre partie de cet ouvrage.

Le christianisme naissant forme à cette première partie de l'histoire une limite naturelle et parfaitement justifiée, car le changement des croyances va entraîner une modification non moins importante dans les conceptions générales des peuples de l'Occident. C'est précisément cette modification des conceptions, ainsi que l'état spécial d'esprit que provoqua le fanatisme religieux, que nous allons maintenant étudier.

Dans les derniers siècles du paganisme la magie tendait à disparaître. Les jongleries des prêtres faisaient des dupes de moins en moins nombreuses; les philosophes, moins épris du surnaturel, commençaient à chercher l'explication rationnelle des phénomènes qu'ils avaient sous les yeux. La science eût fait peut-être un pas immense, au moment où le christianisme enfin puissant et dominateur, vint remettre en question l'existence même des notions connues depuis des siècles. Le peu qui devait en subsister venait comme le christianisme lui-même de l'Orient par la fameuse école d'Alexandrie. Cette école qui depuis longtemps déjà était un des plus grands centres intellectuels devint, sous les Ptolémées, pour ainsi dire le cerveau du monde civilisé. Les idees de l'Orient et de l'Occident représentées par des hommes d'une intelligence très cultivée furent discutées, controversées et finalement amalgamées en de nouveaux systèmes qui dirigèrent les esprits des savants pendant les siècles postérieurs.

Parmi les sectes philosophiques qui s'établirent à Alexandrie une surtout nous intéresse, celle des Esséniens, qui se forma un peu plus d'un siècle avant Jésus-Christ. Les Grecs les appelaient « thérapeutes » parce qu'ils s'occupaient de soigner les malades ou peut-être, suivant Eusèbe, parce qu'ils se livraient

1. Eusèbbe, *Histoire ecclésiastique* II, c. 17, p. 66, édit. Reading.

à l'adoration mystique de Dieu θεραπεία του οντος Ils devaient jurer d'honorer leurs livres sacrés autant que le nom des anges et rappelaient par leurs pratiques les pythagoriciens. Ils s'enfermaient dans des monastères pour s'y livrer plus à l'aise à leur vie philosophique. Le plus célèbre de leurs établissements se trouvait auprès du lac Mœris. Ils recherchaient la pureté de l'esprit et du corps et partageaient leurs heures de travail entre la méditation, l'explication mystique et allégorique des livres sacrés, les prières et le traitement théurgique des maladies.

D'autre part, les juifs établis à Alexandrie avaient composé une nouvelle doctrine qui n'était, somme toute, qu'un amalgame des systèmes persans avec le platonisme altéré que professaient les philosophes de la ville. Dans cette doctrine le fils de Dieu, le Verbe, la première émanation lumineuse de la source de toute lumière, était considéré comme pouvant habiter le corps des saints, leur communiquer la nature divine et leur donner le pouvoir de guérir les malades et d'accomplir des miracles Bientôt les juifs fusionnèrent avec les Esseniens. Dès lors ils poussèrent si loin l'interprétation des mots et même des lettres de l'Ecriture sainte, qu'on ne tarda pas à regarder cette dernière comme le terme suprême du savoir humain. On crut aussi que leurs pratiques étaient le moyen de parvenir sans efforts, par une contemplation béate et assidue, au degré le plus élevé de la sagesse.

Cette secte nouvelle composée d'Esseniens et de Juifs produisit au Ier siècle de notre ère, un livre, la Kabbale, tissu de chimères chaldéennes, pythagoriciennes et juives, qui embrassait en même temps le domaine entier des sciences et se rattachait de la manière la plus intime à la médecine.

Les principaux fondateurs du système kabbalistique furent Acibha, auteur du livre de Jésirah et son successeur Siméon ben Jochaï qui écrivit le Zohar. Dans ces deux livres on trouve un système d'émanation divine tout à fait zoroastrien. Du Dieu infini, Ain Souph, émanent dix anges Sapirouth, qui forment le premier monde, Atsilouth. Outre ce premier monde, il en est encore trois autres émanés de l'Infinité dans des cercles de plus en plus concentriques, savoir : le monde créé, Bériaé ; le monde formé, Itsiré ; le monde construit, Assié. Entre ces trois mondes existe un rapport tel que tout ce qui arrive dans le dernier existait déjà en image dans le premier. (1).

Cette conception étrange à son application médicale ; lorsqu'on traite une maladie, il faut principalement mettre en activité, pour en triompher, les forces correspondantes dans les mondes supérieurs, ce qui ne peut être exécuté que par celui auquel la Kabbale a procuré la connaissance de ces mondes et qui par sa piété et par la contemplation s'est rendu digne de converser avec les puissances célestes. Mais aussi comme conséquences, long exposé dans le livre de procédés magiques, destinés probablement à fixer les idées sur les mondes supérieurs.

Un certain nombre de charlatans profitaient de la confusion que tous ces amalgames de théories avaient produit dans les esprits pour se bâtir une réputation. Les plus renommés furent Simon et Apollonius de Tyane. Ce dernier, disciple du pythagoricien Euxène, s'appliquait à étonner ses auditeurs à l'aide de miracles. Il vécut longtemps dans les temples d'Asklépios, opérant des cures merveilleuses. Celle que nous allons raconter montre quels étaient ses procédés. Un hydrophobique étant venu le consulter, il le guérit de sa rage en faisant lécher la plaie par un chien dans le corps duquel était soi-disant passée l'âme du Milésien Télèphe. On voit par ce seul exemple à quel degré d'audace allait l'imposture des guérisseurs et combien naïfs et crédules étaient les malades. C'est par des procédés analogues et tout aussi chimériques que Sarchas, compagnon fidèle d'Apollonius, rendait la vue aux aveugles, le mouvement aux paralytiques, l'ouïe aux sourds, la raison aux insensés.

En dehors des charlatans et à côté des kabbalistes, certains philosophes d'Alexandrie essayaient de donner à la magie la forme et les bases d'une véritable science. Ammonius Saccas cherchait à fusionner en un seul système, les théories péripatéticiennnes, celles de l'Académie, les philosophies orientales

1. Jesirah, p. 162.

et le christianisme déjà fort. Plotin, Porphyre et Jamblique affermirent les bases de ce système que Proclus appliqua ensuite en l'étendant à toutes les sciences. D'après ces philosophes il existait une quantité inénarrable de génies, à l'action desquels on attribuait tous les phénomènes de la nature et surtout les maladies. Mais ils admettaient que l'homme peut commander aux génies en devenant leur égal par la contemplation. Naturellement ils s'attribuaient le pouvoir de dompter les mauvais esprits et de les chasser des maisons. Plotin, comme autrefois Socrate, se prétendait en communication intime avec un génie particulier qui lui enseignait l'avenir et l'art de guérir les maladies.

En se consacrant aux prières, en s'abstenant de toute espèce de sensualité, on parvient à communiquer avec les génies qui apparaissent sous diverses formes. Ces apparitions ont lieu surtout pendant l'extase à laquelle on ne peut arriver que par une grâce spéciale des divinités supérieures.

Bientôt en effet les néoplatoniciens en vinrent à distinguer deux sortes d'esprits. Plotin prétendait qu'il en existait deux classes. Les inférieurs cèdent aux enchantements et aux offrandes, tandis que les supérieurs ne se laissent dompter que par la prière et la contemplation. C'est, d'accord avec cette théorie, que Plotin blâme les Gnostiques qui guérissent les malades par les enchantements, parce que les maladies proviennent des bons génies. Il croit en revanche que les mauvais génies peuvent être expulsés non seulement par les enchantements, mais encore par les talismans et par les paroles empruntées aux langues étrangères. En effet certains mots chaldéens, phéniciens ou hébreux passaient à cette époque pour avoir la vertu de chasser les démons. D'après Jamblique les plus efficaces étaient ceux dont on comprenait le moins le sens parce qu'ils étaient les plus anciens et par conséquent d'origine divine (1).

1. C'est à cette époque aussi qu'on fit pour la première fois usage de mots éphésiens trouvés au bas d'une statue de Diane, qu'on croyait, avec raison, fort ancienne. Personne ne les comprenant, le goût qu'on avait alors pour le merveilleux, fit attribuer à ces mots des vertus particulières, et dès lors on s'en servit souvent auprès des malades.

On admettait même les guérisons à distance. Porphyre étant tombé malade en Egypte, Plotin quoique fort éloigné de lui, le guérit par des paroles magiques, et Porphyre apprit alors de la bouche même des génies qui le tourmentaient le moyen de les conjurer et de les chasser du corps des malades.

Tels étaient les faits et les croyances au milieu desquelles allait évoluer et se développer le christianisme naissant. Jésus lui-même, imbu des doctrines et des pratiques orientales et suivant en cela l'exemple et les préceptes des prophètes, n'avait pas dédaigné de manifester son origine divine par des miracles. On trouve de nombreux exemples dans son enseignement et ses actes qui prouvent que lui-même, il croyait à l'existence et à l'influence des mauvais esprits et à l'efficacité de certains moyens employés pour les chasser. Mais cela prouve encore davantage que ces croyances régnaient encore au temps des évangélistes.

Voici par exemple quelques extraits de Mathieu.

Alors le démon transporta Jésus hors de la ville sainte, sur le haut d'une montagne, et, lui ayant montre de grands biens, et les puissances terrestres, il les lui promit si, se prosternant devant lui, il voulait l'adorer.

Mais Jésus répondit: Retire-toi, Satan. Il est écrit que tu ne tenteras pas le Fils de Dieu, ton maître. Et Satan s'étant retiré des anges vinrent, qui l'adorèrent et servirent Jésus (1).

Plus loin : — « Sur le soir, on présenta à Jésus plusieurs possédés et il en chassa les malins esprits par sa parole (2).

Mais Jésus tient de Dieu lui-même la puissance de chasser les démons et cette puissance il va la transmettre à ses disciples :

« Les Pharisiens disent de lui : Cet homme ne chasse les démons que par la puissance de Béelzébub, prince des démons. Jésus leur répondit : Si c'est par Béelzébub, par qui vos enfants les chassent-ils (3)?

Alors Jésus ayant appelé ses douze disciples leur donna puissance sur les Esprits impurs pour les chasser. Rendez la santé aux malades, ressuscitez les morts, guérissez les lépreux, chasser les démons, leur dit-il » (4).

1. Mathieu, IV.
2. Mathieu, VIII, 16.
3. Mathieu, XII, 24-27.
4. Mathieu, X, 1-8.

La possibilité des apparitions est également admise.

— Un ange apparut à Zacharie pour lui annoncer que sa femme enfanterait un fils nommé Jean.

— L'ange Gabriel apparut à Marie pour lui révéler l'origine divine de Jésus.

— Un ange apparut aux bergers et leur annonça la naissance du Sauveur.

Les actes des apôtres montrent d'une façon non moins explicite que ceux-ci ne dédaignaient pas les pratiques magiques et qu'en même temps il existait des magiciens profanes.

Au chapitre XIII il est fait mention d'un certain Simon qui, par ses enchantements, avait dérangé l'esprit des Samaritains. Le même chapitre raconte que Barnabé et Paul au nom du Seigneur, frappèrent de cécité un juif, habitant l'île de Chypre dont le surnom « Elymas » indiquait la profession de magicien.

Le chapitre XVI rapporte que Paul fut mis en prison pour avoir chassé l'esprit prophétique d'une servante, aux maîtres de laquelle l'esprit de Python de cette fille procurait de gros gains.

Le chapitre XIX nous enseigne que des exorcistes juifs allaient de ville en ville pour chasser les démons, moyennant salaire et qu'ils changèrent leur ancien procédé contre celui de Paul qui consistait à imposer les mains en invoquant le nom de Jésus.

Enfin les chrétiens ont dû à un certain moment fusionner avec les Kabbalistes, car l'Apocalypse de saint Jean semble être le récit allégorique d'une partie du « Grand Œuvre ».

Le christianisme érigé en religion représenta donc, tout en apportant une formule nouvelle, une espèce de fusion des idées philosophiques régnantes, où la magie eut sa large part. Bien des pratiques kabbalistiques entrèrent dans le nouveau culte. Il n'y eut que les noms de changés : les amulettes, les incantations, les signes fatidiques furent remplacés par les reliquaires, les prières, le signe de la croix. Le bâton recourbé par un bout à l'aide duquel les augures divisaient le ciel pour leurs présages, devint la crosse des évêques.

Dans les croyances aux puissances surnaturelles, il n'y eut aussi que les noms de changés. Au premier siècle, les disciples du christianisme croyaient fermement que les apôtres avaient eu la faculté de guérir les malades par l'imposition des mains, les onguents et les saintes huiles. L'autorité de l'apôtre Paul en faisait foi d'ailleurs. En effet dans sa première épître aux Corinthiens, dans l'énumération des dons du Saint-Esprit, l'apôtre cite : le don de faire des miracles, le don de prophétie, le don de parler plusieurs langues, le don de guérir les maladies.

On croyait encore que ces pouvoirs se transmettaient depuis la mort des apôtres au plus ancien de chaque communauté. Ce n'est que plus tard que l'onction fut considérée comme nécessaire pour la guérison des maladies.

L'ombre de saint Pierre passait pour guérir les maladies les plus dangereuses (1).

Avec le christianisme, l'extase prophétique s'éloigna des temples, mais se reporta sur les communautés religieuses. Tertullien (IIe siècle) parle d'une sœur qui vivait de son temps et qui prophétisait. « Elle reçoit, dit-il, le don de révélation dans l'église, au milieu de la célébration de nos mystères, étant toute ravie en extase. Elle converse alors avec les anges, quelquefois même avec Jésus. Elle voit, elle entend dans ses ravissements les secrets célestes, reconnaît ce qu'il y a de caché dans le cœur de plusieurs personnes et enseigne des remèdes salutaires à ceux qui paraissent le désirer. »

Un commentateur de Tertullien prétend qu'il s'agit dans ce passage de Priscilla, femme romaine, qui avait embrassé l'hérésie de Montan et quitté son mari pour suivre cet hérésiarque et prophétiser avec lui.

Irénée parle d'un autre hérésiarque, nommé Marc, vivant également au IIe siècle et qui fabriquait aussi des prophétesses. « Marc, dit-il, faisait d'abord à la femme un long discours flatteur qu'il terminait par ces mots : Maintenant voici que ma grâce est descendue sur vous, ouvrez la bouche et prophétisez. — Mais j'en ignore l'art, » répondait la femme étonnée.

Alors on faisait sur elle de nouvelles invocations. On la frappait d'étonnement et de stupeur, puis on lui disait de nouveau :

1. Cyrille. *Catech.* X p. 92.

« Ouvrez la bouche et que toute parole prononcée par vous soit désormais une prophétie.

A ce moment, hors d'elle-même, l'imagination exaltée et cédant pour ainsi dire à l'impulsion d'un esprit supérieur, la femme prononce à haute voix toutes les paroles folles, incohérentes, impudentes même qui lui viennent à la bouche (1). »

Grégoire de Nazianze assure que depuis le IIe siècle on attribuait aux martyrs et à leurs reliques, comme le siècle précédent aux apôtres, le don particulier de guérir les maladies. Saint Come et saint Damien passaient, en effet, pour avoir miraculeusement délivré Justinien d'une affection réputée incurable.

Il existait cependant encore dans ces premiers siècles des magiciens païens, car souvent les évêques rivalisaient de miracles avec eux afin de les confondre et de montrer leur imposture. Ainsi Maruthas, évêque de Mésopotamie, guérit par des prières et des charmes Iezdegerd, roi de Perse, atteint d'une céphalalgie que les mages avaient déclarée incurable.

Mais le christianisme n'épargna rien pour détruire à jamais tout ce qui ne lui avait pas paru bon à être assimilé à son profit dans la magie. Les chrétiens exploitèrent en ce sens la haine que certains empereurs avaient pour les magiciens. Plusieurs fois des lois furent promulguées contre eux, notamment sous le règne de Valens et sous celui de Justinien. Ces deux empereurs poursuivirent les magiciens et les sorciers avec la dernière rigueur et avec une ardeur infatigable. Théodose paracheva leur œuvre destructive en livrant au feu les bibliothèques, perte, hélas ! irréparable et qui retarda de plusieurs siecles la marche de la science.

Telle fut l'influence funeste de l'intolérance chrétienne devenue la plus forte ; elle ne voulut rien laisser subsister de ce qui existait avant elle. Peu s'en fallut qu'elle ne réussît. L'essor des sciences qui commençait faillit être totalement paralysé, par cette religion qui apportait pourtant en elle les notions d'égalité et de fraternité qui devaient faire plus tard la force du monde

1. C'est là incontestablement un exemple de suggestion à l'état de veille. Mais il est probable que celui-là même qui l'employait n'en connaissait pas le mécanisme.

qu'elle subjuguait, mais dont l'autocratisme devait pour le moment entraîner tout d'abord le règne de l'ignorance et de la superstition auxquelles bien des esprits étaient encore trop disposés.

C'en était fait de l'ancienne magie orientale, car le christianisme avait pris les pratiques capables de frapper l'imagination des foules, mais non le système philosophique qui en était la raison d'être. On voit, en effet, par l'étude des anciens livres, que la magie répondait à la tendance innée qu'a l'homme de s'expliquer à lui-même les phénomènes physiques qui se passent sous ses yeux et qui agissent sur lui et malgré lui. La science n'étant pas assez avancée pour rendre compte de ces phénomènes, c'est par des hypothèses, par des procédés empiriques non susceptibles de contrôle, qu'on crut pouvoir lire dans le livre de la nature. Au lieu d'étudier d'abord les phénomènes pour tâcher d'en saisir les lois, l'homme, trop pressé de s'expliquer les choses, inventa les esprits et s'imagina pouvoir à l'aide de formules sacramentelles et de pratiques particulières, les contraindre à obéir et à lui soumettre les éléments. L'expérience de longs siècles suffit à peine à le tirer de son erreur et à lui révéler quelques-unes de ces lois immuables et nécessaires, toujours actives mais toujours calculables, dont les phénomènes de la nature ne sont que les conséquences.

Au moyen âge, l'enlisement des intelligences a atteint son maximum. On croit plus que jamais aux maléfices du diable et à l'action des esprits bons ou mauvais. Dans les cloîtres, les pratiques extatiques sont soigneusement entretenues. La prière, la vie extatique et la renonciation à toutes les jouissances terrestres sont recommandées comme les moyens les plus sûrs à ceux qui veulent acquérir le don de dompter les démons et de guérir les maladies.

Les moines ont peu à peu succédé aux prêtres des temples et ont accaparé presque exclusivement le monopole de la médecine. Mais ce ne sont pas des observateurs comme les Asklépiades. Ignorants, pleins de préjugés, professant la plus complète aversion pour la méditation et la science, les moines à partir du VIe siècle au moins n'avaient recours qu'aux pratiques superstitieuses : les prières, les reliques des martyrs et l'eau bénite constituaient tout leur arsenal thérapeutique. Il serait d'ailleurs aussi fastidieux qu'inutile de citer leurs cures merveilleuses, puisque les moyens employés pour les produire n'ont rien qui les rapproche de l'hypnotisme. Nous en citerons cependant quelques-unes pour donner une idée de ce qu'était la crédulité des fidèles : les guérisons obtenues au tombeau de sainte Ida au XIe siècle ; les secours infaillibles procurés par les cendres de saint Deusdédit contre les fièvres intermittentes, les cures du pape Paul III dans le couvent de saint Denis, la guérison de plusieurs empereurs et notamment d'Othon le Grand par saint Guy, sont autant de preuves de la grossière superstition et de la piété fanatique de ces siècles de ténèbres.

Les moyens employés par les moines rappelaient ceux dont se servaient les prêtres d'Asklépios, à cela près qu'on en avait banni le traitement hygiénique, si souvent efficace, de bains et de frictions et que les prières et les exorcismes ainsi que quelques recettes aussi stupides qu'extraordinaires faisaient tous les frais de la thérapeutique des monastères.

Tout ce que le christianisme repoussa comme trop décidément païen, comme impur et impie, devint le partage des sorciers dont les démons furent alors considérés comme les auxiliaires directs.

Il y eut au moyen âge deux espèces de sorciers.

Sous le régime féodal, un certain nombre de serfs et surtout de femmes persécutées ou violées par les gens d'armes, se retiraient dans les bois ou dans les solitudes où, sous l'influence de l'isolement, sous l'excitation du besoin physique et des douleurs morales, elles contractaient une sensibilité nerveuse exagérée, qui les conduisait à l'hallucination de la possession d'un pouvoir surnaturel. Ces sorcières, s'il faut en croire Fabart, jouèrent un rôle politique important et ne furent pas sans exercer une certaine influence sur l'esprit de ces grandes assises de souffrants et de désespérés d'où sortirent les Jacqueries. Des pratiques de ces sorcières nous ne savons pas grand'chose. Croyaient-elles à l'efficacité des philtres et de l'incantation ? Aucun document ne nous l'apprend. A quelles sources avaient-elles emprunté la science des prestiges et des sortilèges ? mystère encore. Peut-être l'avaient-elles apprise des derniers druides dispersés par le catholicisme grandissant et finalement réduits à vivre cachés au fond des bois où ils conquirent la vogue du mystère et devinrent les enchanteurs ? Ce sont là des points insolubles, car il n'existe pas sur ces sorcières de documents particuliers ; elles sont confondues par les auteurs contemporains avec des milliers de malheureuses qu'on brûla sur les bûchers, et qui étaient beaucoup plus des malades que des sorcières.

Quoi qu'il en soit, parmi les sorciers ou gens réputés tels, deux ou trois sur cent tout au plus étaient assez instruits pour épeler le grimoire fatidique, la Kabbale. Les autres avaient recours à des pratiques bizarres indignes du nom de magie.

Le procédé habituel de ces derniers consistait en un accouplement bizarre et incompréhensible de mots baroques et de gestes où le ridicule s'alliait au monstrueux. Les sorciers espéraient ainsi provoquer l'aide de Satan.

Voici, par exemple, la formule d'un produit merveilleux aussi propre à guérir n'importe quelle maladie qu'à donner la malemort à votre ennemi :

« Prenez crapauds, couleuvres, lézards et insectes les plus laids qui soient dans la contrée. Ecorchez crapauds, couleuvres et lézards avec vos dents ; puis placez-les de compagnie avec les vilains insectes dans un pot de terre tout neuf, sur lequel vous aurez préalablement peint avec votre sang une tête de bouc image de Satan.

« Joignez-y des membres d'enfant nouveau-né et point baptisé, et de la cervelle de cadavre recueillie dans la sépulture chrétienne. Faites bouillir le tout avec de l'eau bénite, et répétez au cours de l'opération les blasphèmes les plus virulents que vous saurez contre Christ, Vierge et Saints. Allumez grand feu, d'abord, puis continuez à petit feu, jusqu'à complète évaporation des parties aqueuses. Broyez le résidu en vous servant d'une tête de mort, celle d'un ecclésiastique de préférence, en guise de mortier et d'un tibia comme pilon. Humectez finalement pour obtenir consistance d'onguent, avec du jus de mandragore et tenez l'amalgame jusqu'à l'occasion de vous en servir dans un lieu secret, entre deux feuilles arrachées subrepticement au missel de la paroisse, endroit du canon de la Messe. »

Tout le monde au moyen âge croyait aux divinités malfaisantes, aux conjurations, aux évocations de démons.

Cette croyance, encore exagérée par la superstition, fut l'origine d'un délire spécial, dont les causes adjuvantes furent probablement la misère et l'inquiétude continuelles chez les vilains; l'ignorance et les sentiments contrariés chez les gens d'église et les nobles filles que des parents barbares enfer-

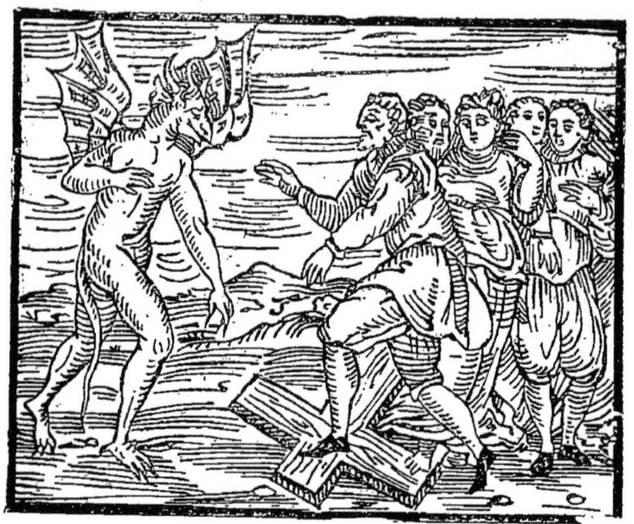

(1)

maient dans les cloîtres. Ce fut le délire de la possession démoniaque, la démonomanie.

Le diable jouait un rôle important dans les préoccupations des gens d'église. « Chaque semaine alors, dit Calmeil, si ce n'est chaque jour, on devait se résigner à entendre que quelqu'abbé ou quelque pieux moine avait eu maille à partir avec des diables ou avec quelques fantômes acharnés contre sa personne. Des visionnaires crurent sérieusement assister à des réunions d'anges, contempler sous leurs pieds l'abîme de feu où se trouvent renfermés les esprits rebelles, distinguer dans les régions de l'air des troupes d'anges luttant contre des bandes de démons pour ravir à leurs redoutables adversaires quelques âmes

1. Cette figure et les suivantes sont tirées d'un ouvrage extrêmement intéressant *Le Sabbat des sorciers*, par Bourneville et Leteinturier.

damnées. Les témoignages de ces visionnaires furent cités avec autant de respect que d'admiration. Chaque fois que par la suite il fut question de résoudre quelque doute sur la forme, sur les différents modes d'apparition des êtres surnaturels l'on ne manqua pas d'en référer à l'infaillibilité de pareils personnages. »

Du moment qu'on admit l'existence des diables, l'idée qu'ils pouvaient entrer dans le corps d'un être humain et en faire leur résidence n'était pas loin. De là l'admission de la possession.

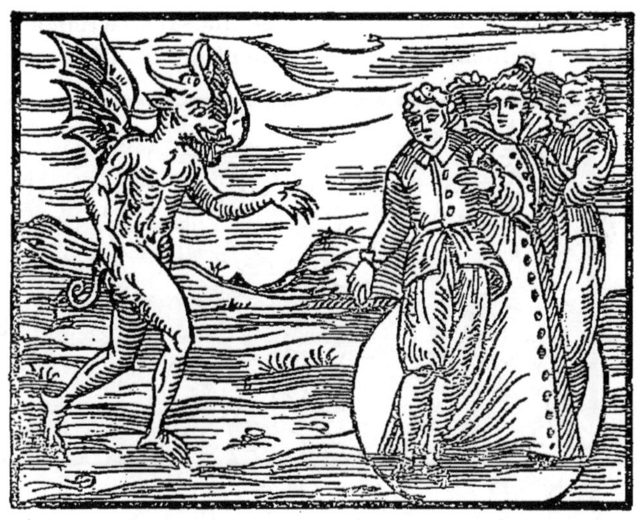

De là aussi la persuasion qu'il fallait par divers moyens chasser le diable du corps, l'exorciser. En un mot le diable était partout dans les imaginations, en assaut contre Dieu.

On le voyait notamment, on l'affirmait du moins, rôder à l'heure du crépuscule dans les environs des cimetières, autour des fontaines, aux abords des forêts, dans les lieux déserts ou marqués par des événements sinistres.

Le sorcier fut alors considéré comme l'acolyte du diable, comme son sujet, ayant conclu un pacte avec lui à l'effet de produire des maléfices et d'aller au sabbat.

Il ne fut au moyen âge d'extravagances qu'on ne mît sur le compte des sorciers. On affirma que les diables avaient des conciliabules, des assemblées où, dans des orgies infernales, ils décrétaient la perdition des humains. Les sorciers passaient pour avoir commerce avec ces diables, dont ils devenaient les émissaires sur la terre pour commettre toutes espèces d'abominations et couvrir le monde d'opprobres et de malheurs qu'ils organisaient au sabbat.

Si véritablement, à l'origine, le sabbat fut une assemblée secrète où les Vilains conspiraient à l'instigation des sorcières contre le Noble et l'Eglise, il devint plus tard, dans la cervelle affaiblie des démoniaques, une sorte de conte fantastique, que les prêtres du haut de la chaire se plaisaient à répandre parmi les fidèles, évidemment dans l'intention de les détourner de

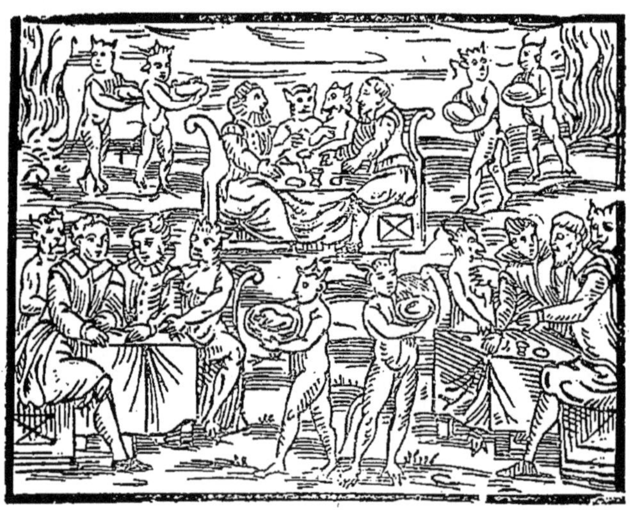

Satan. Mais ils manquaient leur but et ne faisaient que mieux préciser dans des cerveaux ébranlés par la crainte des exigences du Seigneur et la peur des convoitises du clergé, un sujet d'hallucinations auxquelles ils n'étaient que trop disposés.

Le sabbat devint à travers la légende l'assemblée solennelle tenue à minuit par les sorciers et les sorcières, sous la présidence du diable, leur seigneur et maître. Le jour et le lieu de cette assemblée varient avec la nationalité des conteurs. Dans le nord de l'Allemagne on dit que le sabbat se tient dans la nuit du 30 avril au 1er mai sur le Brocken ou Blocksberg, la plus haute montagne du Hartz. Au premier coup de l'heure de minuit,

Satan tire ses esclaves de leur sommeil par un signe qu'eux seuls peuvent entendre et comprendre. Des boucs, des ânes, des manches à balai, des pelles à feu leur servent de monture et, au moyen de quelques paroles magiques, ils traversent les airs avec la rapidité du vent. Les murs les plus épais, les chaînes les plus lourdes ne sauraient les arrêter.

Lorsque la société est rassemblée, le diable paraît; généra-

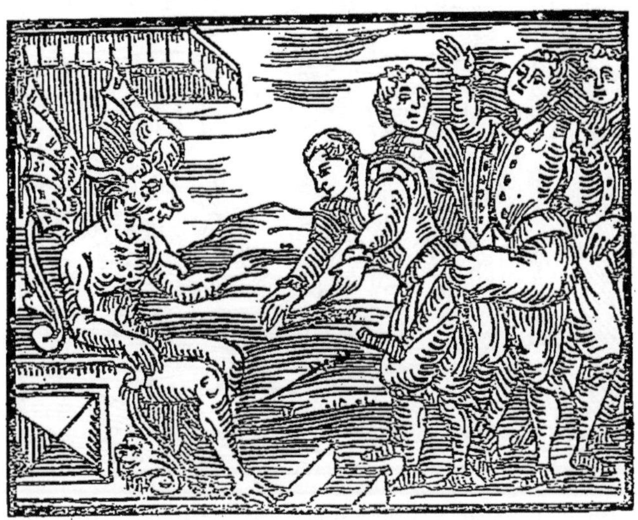

lement sous la forme d'un grand bouc avec des cornes énormes; sa longue queue cache des fesses humaines, particulièrement destinées à recevoir les témoignages d'honneur et de respect de l'assemblée. Après le salut de bienvenue, Satan monte sur son trône, passe en revue son armée assemblée, se fait présenter les néophytes, imprime à une partie secrète de leur corps l'empreinte de leur admission dans cette association et leur assigne le cercle où ils doivent agir. Il y a aussi de l'avancement pour les plus anciens de l'ordre et, suivant les circonstances, des dégradations et des peines.

Cette solennité est suivie d'un banquet, dont un pain noir de millet, des crapauds et la chair de malfaiteurs suppliciés ou d'enfants assassinés avant d'avoir reçu le baptême, font les honneurs et les délices.

A la fin de ce banquet, Satan reçoit l'hommage de ses hôtes. Ils lui baisent la figure et les fesses, lui font toutes sortes d'offrandes dans les postures les plus indécentes. Ils lui offrent, des libations dégoûtantes, font le signe de la croix mais à rebours et de la main gauche. Ils terminent cette ignoble fête par des danses, des chansons ordurières, de lascifs embrassements, des sauts grotesques et de honteuses voluptés de

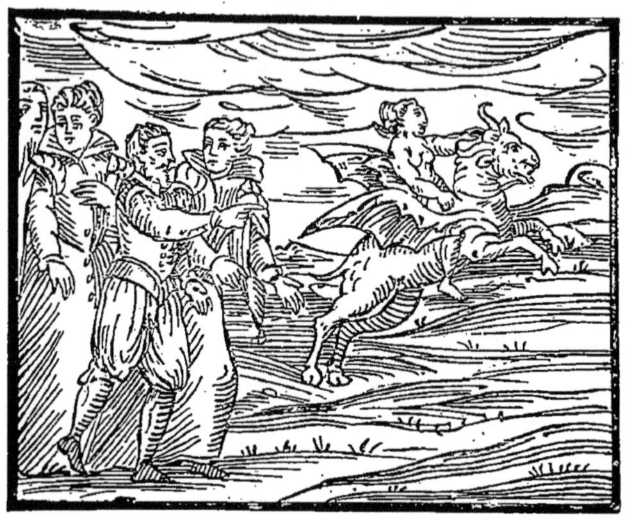

toute espèce. L'orgie satanesque dure jusqu'à ce que le chant du coq, annonçant le point du jour, sépare la réunion infernale.

On pourrait croire ce tableau du sabbat fait à plaisir par quelque romancier cherchant à accumuler les horreurs. Il n'en est rien cependant; ce sont les sorciers et les sorcières eux-mêmes qui ont fait ces étranges descriptions en présence des juges chargés d'instruire leurs procès. Les livres de Jean Wiérus, de Bodin, de Boguet, sont pleins de ces déclarations. Et on ne sait, à notre époque, si on doit s'étonner davantage de l'étrange état d'esprit des hommes qui prétendaient avoir assisté à ces scènes, ou du degré d'ignorance et de l'inqualifiable superstition, qui permettait à des gens, passant pour sérieux et sensés, de croire de bonne foi à de pareilles absurdités. Car beaucoup des juges étaient de bonne foi, de même que les témoins qui venaient déposer contre les prévenus.

Les livres de ceux qui ont écrit à cette époque, contre les sorciers prouvent d'une manière évidente, « qu'ils les considéraient véritablement comme esclaves du diable et dignes du feu éternel, comme du feu temporel ».

Ces superstitions eussent été excusables parmi les paysans grossiers, trop courbés sous le joug pour concevoir une idée personnelle, différente de celle que leur inculquait leur curé. Mais ce qui est extraordinaire, c'est qu'elles régnaient aussi

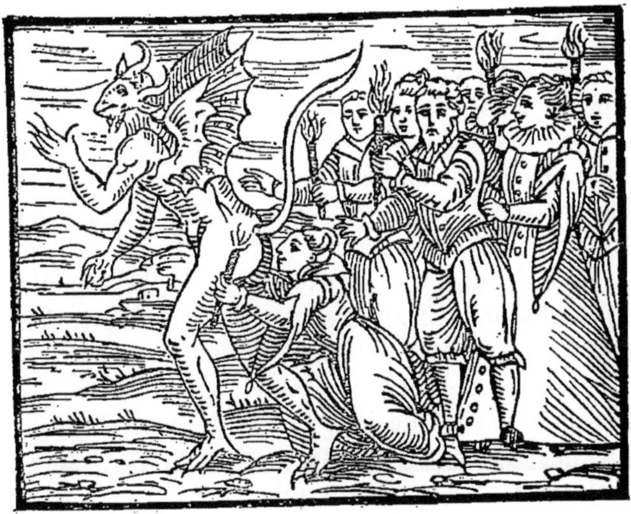

dans le clergé qui pourtant était le seul dépositaire des connaissances humaines d'ordre un peu élevé. Tout le monde regardait les comètes et les éclipses comme le présage de grandes calamités, les météores passaient pour des signes de la colère céleste; les ouragans et les tempêtes pour l'œuvre des mauvais esprits déchaînés par les sorciers. De là l'horreur et la crainte qu'ils inspiraient. Dans les Capitulaires de Charlemagne (805) il est parlé des sorciers, des enchanteurs qui excitent les tempêtes. Grégoire de Tours, Guibert de Nogent ont rempli leurs œuvres de récits d'opérations magiques.

La croyance aux revenants n'était pas moins générale. Les loups-garous, les lutins, les vampires fournirent matière à mille légendes, et, ce qui est plus grave et plus regrettable, à des millions de crimes.

Jeanne d'Arc fut brûlée à Rouen bien moins par la haine des Anglais qu'à cause des soupçons de sorcellerie qui planaient sur elle. Elle fut condamnée comme « menteresse, pernicieuse, abuseresse, blasphémeresse de Dieu, invocateresse des diables, schismatique, hérétique, etc., »

Et il se trouva une Université pour discuter gravement et approuver le reproche de sorcellerie qu'on lui imputait.

D'ailleurs la fureur qu'on déployait contre les sorciers ne faisait qu'accroître le nombre de ceux-ci. Dans ces époques de piété fanatique, les visionnaires n'étaient pas rares, et le retentissement des procès de sorcellerie, la crainte que les gens pieux avaient eux-mêmes du diable et de ses entreprises les faisaient précisément tomber dans l'écueil qu'ils redoutaient. Dans leurs visions, les anges avaient été remplacés par les démons, le paradis par le sabbat.

Ainsi, peu de temps après l'exécution de la Pucelle, deux jeunes filles des environs de Paris se déclarèrent à leur tour inspirées. On les arrête aussitôt et l'autorité ecclésiastique instruit leur procès. Une docte faculté consultée délibère longuement sur le cas et décide que leur inspiration provient d'esprits déchus logeant dans leur cervelle. L'une d'elles s'étant rétractée échappa au supplice, mais l'autre ayant persisté dans ses idées fut livrée aux flammes comme sorcière.

On sait que les enfants de Philippe le Bel firent entre eux une association par écrit où ils se promirent un mutuel secours contre ceux qui voudraient les faire périr avec le secours de la sorcellerie.

La maladie de Charles VI fut attribuée à un sortilège. C'est pourquoi on manda pour le guérir cinq magiciens célèbres dont les noms ont heureusement été conservés, ce sont : Arnault Guillem, Pierre, Lancelot, Poinson et Briquet. Le premier seul sortit sain et sauf de l'épreuve, mais les quatre autres périrent à la potence ou sur le bûcher (1).

Cela nous prouve qu'à ce moment encore il existait en réalité des gens se livrant aux pratiques occultes. Les croisades

1. A. Chereau. La maladie de Charles VI. *Union médic.* 1862. Nos 22, 24, 27, 30.

du reste. avaient certainement contribué à entretenir la croyance aux idées magiques. Nombre de chevaliers avaient affermi en Orient leur foi dans les merveilles de la sorcellerie. Plus d'un vassal avait dû rapporter des pays lointains le souvenir de formules d'incantations et d'ingrédients de philtres.

Ces sorciers, d'ailleurs, évitaient évidemment de se faire connaître, n'ayant pas envie d'affronter le bûcher ; ce qui les distingue de la plupart de ceux qu'on voit dans les siècles suivants courir pour ainsi dire d'eux-mêmes au devant de la mort et raconter avec détails aux juges les actes qui devaient le plus sûrement entraîner leur condamnation.

Vers 1436, on crut découvrir dans le pays de Vaud toute une classe d'hommes habitués à adorer les démons et à se repaître de chair humaine. Le bruit s'était également accrédité dans toutes les classes de la société que les environs de Berne et de Lausanne regorgeaient de sorciers n'aspirant qu'à commettre des forfaits, à outrager la morale et la nature. Treize victimes, assurait-on, avaient été dévorées en fort peu de temps. L'autorité s'émut : Pierre, juge à Bollingen, et l'inquisiteur d'Eudes, commis pour examiner les Vaudois, soumirent des centaines de malheureux à la torture et les envoyèrent presque tous au bûcher expier leur alliance avec Satan.

Parmi ces insensés, une femme, exécutée à Berne, formula ses aveux en ces termes : « Je fais partie d'une secte qui jure obéissance au diable. Les enfants qui n'ont pas reçu le baptême attirent surtout notre attention ; nous savons les atteindre par la puissance de nos invocations, les faire périr par le prestige de nos cérémonies dans les bras mêmes de leurs parents qui croient que leur enfant succombe à une maladie naturelle. Lorsque le cadavre a été enseveli nous l'allons chercher. On le jette alors dans une marmite remplie d'eau bouillante où les os sont séparés de la chair ; avec les parties qui conservent un peu de consistance nous faisons un onguent magique qui donne à celui qui en est enduit le pouvoir de se transporter par l'air là où il désire se rendre. Les sucs liquides conservés dans des flacons servent à initier les novices aux secrets de l'art. Celui qui en a bu est pour le savoir à la hauteur des maîtres. Un magicien longtemps redouté, Stadelein, avoua être affilié aux ennemis de Dieu. Il se croyait le pouvoir de contraindre les esprits à faire tomber la foudre et la grêle sur les propriétés d'autrui, et connaître la recette pour tuer les petits dans le ventre des femelles. Il prétendait avoir fait périr sept enfants dans le sein de leur mère à l'aide d'un maléfice composé avec le cadavre d'un lézard.

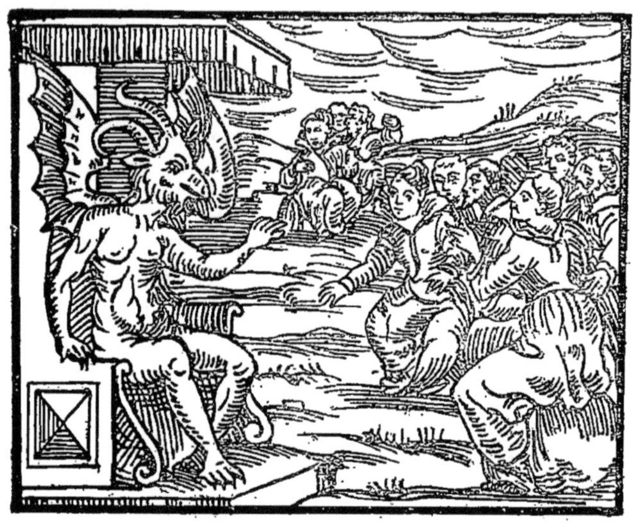

En 1453, Edeline, docteur en Sorbonne, bien qu'ayant enseigné lui-même que le culte des esprits infernaux était une pure imagination du cerveau de ceux qui y croyaient, fut à son tour atteint de démonomanie et avoua obéir au diable et prostituer son corps à un incube.

En 1459, une épidémie démoniaque envahit l'Artois. D'après le récit de Monstrelet, les Artésiens passaient pour aller au sabbat entendre les commandements du diable et se livrer à des orgies sans nom. Un certain nombre d'habitants confessèrent, en effet, en justice, qu'ils assistaient à des réunions prohibées où ils étaient amenés par les démons, qu'ils engageaient leur foi à Satan et se livraient à la copulation avec des esprits impurs (1).

1. Monstrelet, Chronique de France.

En 1491, tout un couvent de filles à Cambrai est en proie aux malins esprits qui torturent les religieuses pendant quatre ans. Ces malheureuses errent dans la campagne, s'élancent en l'air comme des oiseaux, grimpent sur les toits et aux troncs des arbres comme des chats, imitent le cri de divers animaux. Il y en a qui devinent les choses cachées et prédisent l'avenir. On les exorcise, et le démon ayant répondu qu'il avait été introduit chez ces moinesses par une religieuse nommée Jane

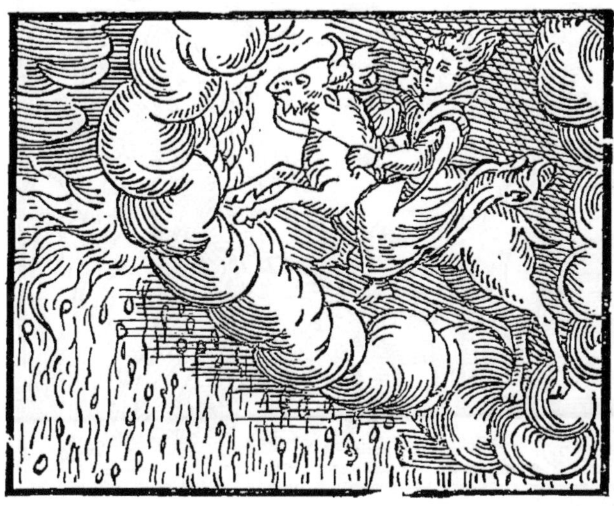

Fothière, la quelle avait eu commerce avec lui quatre cent trente-quatre fois, celle-ci fut arrêtée, s'avoua coupable et mourut dans les prisons.

En 1544, Madeleine de la Croix, abbesse de Cordoue, tombe malade. En voulant lui administrer les derniers sacrements, le confesseur du couvent la voit trembler et tomber en convulsions. On l'exorcise alors et elle avoue qu'elle est en relations avec les diables depuis l'âge de cinq ans. Son plus grand crime est d'avoir longtemps servi d'épouse à un chérubin déchu, nommé Balban. Elle dit aussi avoir fait des voyages rapides à travers l'air.

En 1578, Barbe Doré coupe avec une serpe la tête de sa fille et celle d'un enfant appartenant à sa voisine. Elle déclara que le diable l'avait fait agir ainsi, lui promettant de satisfaire ensuite ses moindres désirs.

Selon Pierre de l'Estoile, le nombre des sorciers qui peuplaient la France était considérable, car il n'y avait pas moins de trente mille personnes adonnées à la pratique des sortilèges.

L'exemple d'ailleurs partait de haut. La reine-mère, Catherine de Médicis, s'occupait de magie sous la haute direction du prêtre florentin Côme Ruggieri, devenu le plus expert de son temps en l'art d'inventer et de composer des philtres. De 1484 à

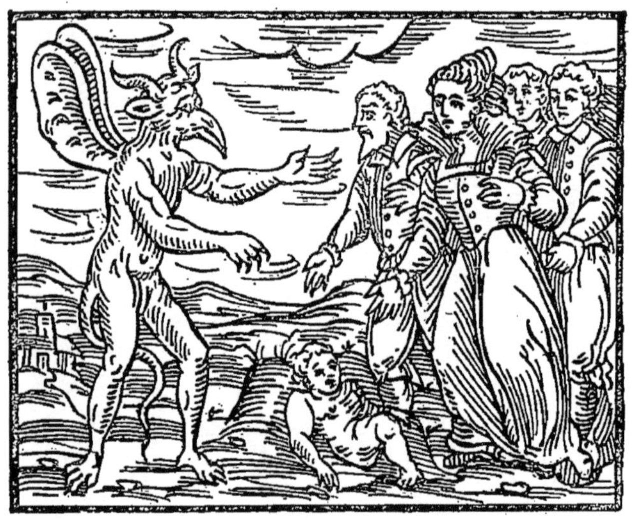

1500, la démonolâtrie fit de grands ravages en Allemagne, surtout à Cologne, Mayence, Trèves, Salzburg et Brême. Ceux qu'on arrêtait s'empressaient la plupart du temps de confirmer par leurs aveux et leurs révélations les charges qu'on relevait d'ordinaire contre les disciples de Satan. Quarante et une femmes prévenues d'avoir dévoré des enfants périrent sur le bûcher en moins d'une année. Spränger rapporte que toutes confessèrent entre autres choses qu'elles se livraient à la copulation avec les diables.

Quarante-huit autres femmes brûlées soit à Constance, soi à Ravensburg, avouèrent s'être prostituées à des incubes (1).

1. Delrio. Desquisit. magic., page 784.

Les sages-femmes étaient particulièrement redoutées en Allemagne en tant que sorcières. L'exercice de leur ministère leur permettant chaque jour d'approcher des nouvelles accouchées, on croyait que le diable avait grand intérêt à les attirer dans son parti et que la plupart d'entre elles se constituaient à son service pour détruire les nouveau-nés. Une sage-femme, brûlée à Dann, déclara avoir tué plus de quarante enfants. Bodin

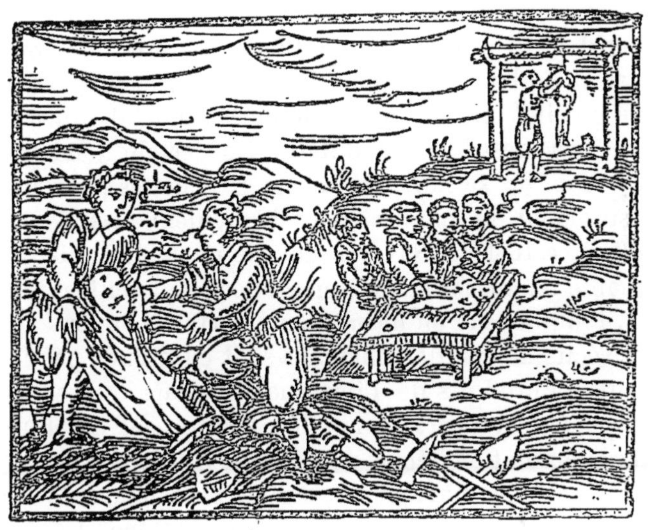

ajoute même qu'elle allait la nuit déterrer leurs cadavres pour s'en repaître.

Une autre de Strasbourg convint qu'elle avait, pendant sa vie, immolé un nombre effrayant de nouveau-nés.

Il y eut aussi parmi ceux qu'on brûlait des sorciers qui à l'exemple de Stadelein, avouaient s'être entendus avec le diable pour soulever des tempêtes. Il y en eut notamment à Bâle et à Ruppel. Il y en eut qui s'imaginèrent parcourir la campagne transformés en loups-garous. Pierre Burgot (1521), après avoir confessé qu'il obéissait à Satan, raconta que frotté par Michel Verdung avec une pommade magique, il avait été transformé en loup et avait sous cette forme dévoré plusieurs enfants. Il disait posséder une poudre capable de donner la mort à ceux qu'une seule parcelle atteignait. Michel Verdung confirma ces récits et en fit d'à peu près semblables.

Du XIIe au XVIIe siècle le culte du diable avait fait des progrès rapides, si bien qu'en 1600 il y avait près de cent mille sorcières en France.

Pendant le XVIe siècle le pape Adrien VI ayant autorisé les moines de Saint-Dominique à poursuivre les sorcières et les stryges, les religieux s'acquittèrent de leur mission avec tant d'ardeur qu'en un an il y en eut plus de mille envoyées au bûcher dans le seul district de Côme. Le bref du pape Jules II montre qu'on leur reprochait les mêmes crimes qu'en France. L'idée qu'elles ont mille fois donné la mort domine dans les dépositions des femmes d'Italie. Un certain nombre se vantaient aussi de se métamorphoser en chattes pour approcher plus sûrement les enfants dont elles veulent sucer le sang.

De 1627 à 1636 la Navarre fut pleine de démoniaques. Cent cinquante femmes furent emprisonnées et fouettées. A Sarragosse, l'inquisiteur en fit brûler un certain nombre.

Les récits de ces démoniaques sont en grande partie certainement des produits de l'imagination. Mais il est sûr, d'autre part, que chez un certain nombre d'entre eux l'hallucination avait pour point de départ un procédé artificiel. On croyait en effet à la vertu magique de certains onguents, de certaines plantes : la douce amère, la belladone, la mandragore. Certaines lamies, en se frottant le corps d'une pommade de leur composition, tombaient pendant plusieurs heures dans un état de raideur et d'immobilité d'origine évidemment suggestive. D'ailleurs certains états nerveux, analogues à ceux que nous connaissons de nos jours, s'étaient souvent montrés chez les démoniaques.

Le moine Delépine parle d'une sorte de léthargie dont étaient parfois atteints certains sorciers qui, bien que demeurés engourdis et comme morts dans leur lit ou dans un coin quelconque de leur maison, croyaient en se réveillant qu'ils venaient d'assister au sabbat.

Certains lycanthropes restaient parfois pendant plusieurs heures en état de mort apparente. Ils sortaient de cette espèce de torpeur léthargique comme une personne qui s'éveille en sursaut.

Parfois, même pendant la question, les sorciers tombaient en somnanbulisme. Francisque Fellée raconta que sur le chevalet elle était demeurée quelque temps insensible et sourde à la voix du juge.

Un des disciples de Jean Huss, mis à la torture, tomba dans une léthargie si profonde que le bourreau le crut mort et l'abandonna. Quelques heures après il revenait à la vie. En 1639, une sorcière de Franconie se mit à parler des langues inconnues et s'endormit ensuite pendant qu'on lui broyait les jambes.

En 1511, une fille de Salamanque se fit remarquer par des hallucinations singulières. Elle se croyait l'épouse du Christ, et se pensait accompagnée sans cesse par la Sainte Vierge. Continuellement elle était en extase; la raideur de ses membres et de ses nerfs était alors si grande que ses mains et son visage perdaient leur couleur naturelle, qu'il semblait que ses doigts n'avaient plus d'articulations et que tout son corps était incapable d'exécuter aucun mouvement.

Au XVIIe siècle, la possession démoniaque l'emporta de beaucoup sur la sorcellerie; les exorcistes supplantèrent en maintes circonstances les inquisiteurs. La possession produisait des phénomènes nerveux de divers ordres; mais ils affectaient surtout le caractère de l'hystérie convulsive et de l'hystéro-nymphomanie. Tel fut le caractère de la démonomanie de Madrid, de celle des Ursulines de Loudun, des femmes de Chinon, des orphelins de Hoorn. Dans d'autres cas, c'est la chorée qu'on observa chez les choréomanes allemands, dans le Tarentisme de La Pouille, chez les Jumpers ou sauteurs. Il y eut encore à regretter bien des malheurs. Quatre-vingt-cinq sorciers et sorcières périrent dans les flammes à Elfalden en Suède; plus de cinq-cents villageois normands furent poursuivis pour magie; un grand nombre de cas individuels restèrent heureusement ignorés et échappèrent aux mains de l'inquisiteur aussi bien qu'à celles du bourreau.

Dès 1491 les moinesses de Cambrai entraient dans des accès

d'agitation étranges, pendant lesquels elles devinaient les choses cachées et prédisaient l'avenir.

A Nantes, en 1549, sept individus furent brûlés, qui avaient présenté des phénomènes d'extase, avec immobilité qui durait plusieurs heures. Ils prétendirent avoir la connaissance de tout ce qui se passait dans la ville pendant la durée de leur accès.

Le don des langues était considéré comme un phénomène surprenant; il se présentait assez fréquemment.

Ambroise Paré, racontant l'histoire d'un possédé, nous dit : « Le diable parlait par la bouche du malade du grec et du latin à foison, encore que le dit malade ne sceust rien en grec. »

Leloyer raconte que les démons muets causent la léthargie, rendent les hommes insensibles et qu'il est fréquent de voir les stryges passer plusieurs heures dans le sommeil léthargique.

Nicolle Aubry, la possédée de Vervins (1566), tombait en léthargie à la suite de ses crises. Elle prédisait l'heure du retour de ses accès futurs.

L'évêque de Châlons remarqua qu'une des religieuses d'Auxonne avait, pendant l'exorcisme, la tête renversée, les yeux ouverts, la prunelle absolument retirée sous la paupière supérieure.

La sœur de la Purification tomba à l'heure du sabbat dans une espèce d'assoupissement et d'insensibilité merveilleuse qui dura cinq quarts d'heure et plus, aliénée de tous les sens, sans mouvement, sans parole, sans connaissance, les bras croisés sur la poitrine et si raides qu'il fût impossible de les ouvrir et les yeux fermés puis ouverts, mais fixes et arrêtés sans rien voir (1).

La maladie des Ursulines de Loudun s'annonça d'abord par des hallucinations. Dès le printemps de 1632, plusieurs sœurs se plaignirent d'être obsédées la nuit par des spectres. Il leur arrivait de quitter leur lit, de parcourir les corridors et les chambres, et même de monter sur les toits. Elles accusaient leur prieur récemment décédé d'apparaître la nuit dans leurs cel-

1. Histoire des diables, citée par Calmeil.

lules, pour les battre, et elles montraient à leurs compagnes des traces évidentes de contusions, résultat de coups qu'elles se donnaient inconsciemment ou peut-être taches sanguines d'origine hystérique, pareilles à celles des stigmatisées.

La prieure, Mme de Belfiel, fut prise de convulsions violentes et Mme de Sazilli d'une horrible perversion de tous les sentiments honnêtes et d'un oubli complet de tous les devoirs religieux. Telle religieuse provoquait les exorcistes par des gestes lascifs, par des postures obscènes et par un débordement de paroles sales et ordurières; telle autre était couchée sur le ventre, les bras tordus sur le dos, les jambes relevées vers l'occiput; d'autres encore courbées en arrière, pliées en deux, affectaient de marcher la nuque posée sur les talons. « J'en vis une, dit le P. Surin, qui se frappait la poitrine et les épaules mais avec grande vitesse et si rudement qu'il n'y a personne au monde qui puisse rien faire qui en approche (1). »

Plusieurs présentèrent des signes non douteux de catalepsie. « Dans leurs assoupissements, dit Ménarday, elles deviennent souples et maniables comme une lame de plomb. Elles restent dans la pose où on les laisse jusqu'à ce qu'on change leur attitude. »

Les contractures n'étaient pas moins fréquentes. La sœur Marie du Saint-Esprit, possédée par un diable nommé Dagon, fut trouvée couchée en travers sur l'ouverture d'un puits, soutenue seulement d'un côté par la tête et de l'autre par les pieds. Chez les autres possédées du même cloître, on remarquait fréquemment l'invasion d'une sorte de raideur qui permettait à leur corps de conserver très longtemps les attitudes les plus étranges. Mme de Sazilli fut exorcisée et le démon qui se montra d'après le commandement du P. Elysée assoupit la religieuse et la rendit souple comme une lame de plomb. L'exorciste plia ensuite le corps en diverses façons, il demeura tel, n'ayant durant ce temps, qui fut assez long, aucune res-

1. Ces récits constituent une assez bonne description de la période des grands mouvements de l'attaque hystérique. Il est pour ainsi dire superflu de nos jours de le faire remarquer.

piration par la bouche mais un souffle imperceptible par le nez. Elle était insensible puisque le Père put lui percer la peau du bras avec une épingle sans que le sang jaillît et sans qu'elle fît paraître aucun sentiment. Ensuite elle se livra à des contorsions et à des grimaces, tirant la langue, les yeux immobiles et toujours ouverts sans cligner.

La même religieuse exécuta aussi, sur la fin de l'exorcisme, un ordre qu'on venait de communiquer à voix très basse à l'exorciste. L'hyperexcitabilité de l'ouïe était telle chez ces religieuses qu'on put croire dans cent occasions qu'elles lisaient dans la pensée des prêtres chargés d'expulser les démons qui soi-disant les tourmentaient.

La maladie des Ursulines franchit au bout de quinze à seize mois les murs du couvent et atteignit les laïques. La vue et le voisinage des religieuses devinrent funestes à sept filles. Suzanne Ammon crut sentir un diable dans son sein. Elizabeth Branchard fut possédée par six démons et se distingua par la violence de ses convulsions et l'emportement de son délire érotique, Françoise Filastreau fut possédée par quatre démons, Lionne Filastreau par trois. Les autres se plaignirent d'obsessions ou de maléfices.

Un genre de manie semblable éclata à Nîmes. Ce qui en ressort de plus intéressant est la consultation donnée par la Faculté de Montpellier, où se trouvent résumés tous les phénomènes pathologiques dont on attribuait la production à la présence dans le corps de Béelzebub ou d'autres démons.

« Le pli, courbement et remuement du corps, la tête touchant quelquefois la plante des pieds avec autres contorsions et postures étranges.

« La vélocité du mouvement de la tête par devant et par derrière se portant contre le dos et la poitrine.

« L'enflure subite de la langue, de la gorge et du visage et le subit changement de couleur.

« Le sentiment stupide et étourdi ou la privation de sentiment jusqu'à être pincé sans se plaindre, sans remuer et même sans changer de couleur.

« L'immobilité de tout le corps arrivant par le commandement de leurs exorcistes pendant et au milieu de leurs plus fortes agitations.

« Le jappement ou clameur semblable à celle d'un chien, qui se fait dans la poitrine plutôt que dans la gorge.

« Le regard fixé sur un objet. Des réponses faites en français à quelques questions faites en latin, le vomissement de choses rendues telles quelles ont été avalées; des piqûres faites sans qu'il sorte de sang.

Sont-ce là des signes certains de possession ? »

La Faculté eut le bon sens de répondre négativement.

Le monastère de Louviers ne comptait que peu d'années d'existence lorsqu'en 1642 *le mal des cloîtres* s'y déclara. Le zèle ardent, la piété mystique et contemplative du curé Picard, directeur de ce couvent, passèrent pour avoir contribué à l'éclosion de cette terrible maladie. Les religieuses, à son instigation et à son exemple, se livraient depuis quelque temps déjà à toutes sortes de jeûnes et de macérations et à tous les exercices de la piété la plus raffinée lorsque leur curé mourut (1642). Plusieurs sœurs tombèrent dès lors dans un état nerveux inquiétant. Au bout de quelques mois, 18 sur 50 étaient atteintes de convulsions démoniaques. La perversion des goûts, un penchant très marqué aux accès érotiques, de longs accès convulsifs, pendant lesquels le corps se mettait en arc de cercle, caractérisaient leurs attaques, qui finissaient par des cris, des vociférations, des hurlements et quelquefois aussi par de la léthargie.

« Il y en a parmi elles, dit Lebreton, qui se pâment et s'évanouissent durant les exorcismes, en telle sorte que leur pâmoison commence lorsqu'elles ont le visage le plus enflammé et le pouls le plus fort. Pendant cet évanouissement qui dure une demi-heure et plus, on ne peut remarquer ni de l'œil ni de la main aucune respiration en elles.

La sœur Barbe de Saint-Michel eut de nombreuses hallucinations de la vue de même que la sœur Marie de Saint-Nicolas. Le diable Gonsang (c'est Borroger qui parle) mit une fois une sœur de Saint-Augustin en une horrible suspension de tous ses sens.

Les possédées de Louviers se figuraient que le diable parlait par leur bouche. La sœur Marie de Jésus prouva même par ses discours qu'elle croyait sa personnalité identifiée avec celle du démon Acaron.

Dans la maison des enfants trouvés de Hoorn éclata, en 1673, une épidémie de démonopathie; les enfants devenaient raides à tel point qu'en les prenant seulement par la tête et par les pieds, on pouvait les porter où on voulait sans qu'ils se remuassent; cet état persistait pendant plusieurs heures, quelquefois même toute la nuit.

De même sainte Thérèse sentait dans le ravissement divin tous ses membres devenir raides et froids. Sainte Elisabeth était quelquefois tellement raide qu'on ne pouvait remuer une partie de son corps que tout le reste ne suivit. Marie de l'Incarnation, fondatrice des Carmélites de France, tombait dans des accès de mort apparente. Madeleine de Pazzi restait souvent huit jours et huit nuits les sens complètement fermés au monde extérieur.

Les exorcistes de Loudun attestent que le diable endormait quelquefois les religieuses soumises à leurs conjurations. Sorties de cet état elles n'avaient plus aucun souvenir de ce qu'elles avaient dit ou fait tout le temps qu'il avait duré.

Plater rapporte aussi dans ses observations le cas d'un malade qui, tombé dans un accès de catalepsie, resta plusieurs jours sans boire ni manger et qui malgré cela entendait fort bien. D'ailleurs le croyant possédé, il cessa de le soigner. Cette croyance du savant, beaucoup de ses collègues la partageaient. Les faits que nous venons de rapporter, et que nous avons empruntés aux livres des théologiens, des juges inquisiteurs, des historiographes et des médecins en leur laissant autant que possible l'aspect que leur avaient donné ces auteurs, montre bien quelle était la tournure d'esprit de ceux qui en furent les témoins.

La signification pathologique des phénomènes d'ordre sensitif, intellectuel ou moral, présentés par les sorciers et par les démoniaques ne pouvait être appréciée à sa juste valeur par ceux qui essayèrent de débrouiller la vérité dans l'ignorance barbare du moyen âge. En effet, en cherchant à s'orienter par les traditions du passé, en s'inspirant des systèmes philosophiques les plus célèbres, en compilant l'opinion des théologiens les plus réputés de l'antiquité et de leur époque, constamment ils trouvaient résolue par des preuves affirmatives et qu'on trouvait irréfutables, la question de l'existence des esprits, de la possibilité de leur apparition et de leur influence sur les êtres et les choses de la terre.

Jusqu'au XVIe siècle, d'ailleurs, les inquisiteurs et les théologiens prirent seuls la peine de prouver par de savantes dissertations que les sorciers étaient d'abominables hérétiques, dignes du bûcher. Les savants n'étaient guère alors en mesure de les contredire. Les médecins arabes qui conservaient et qui nous transmirent le souvenir des pratiques magiques de l'Orient, n'étaient pas regardés sans quelque méfiance et toujours ils étaient plus ou moins soupçonnés de sorcellerie. C'est par eux cependant que devait revenir la lumière. Jacques Alchindus que Cardan a placé parmi les douze esprits subtils du monde avait composé un traité « *De theorica magicarum artium* » qui le fit considérer par tous les démonographes comme un infâme magicien. Un des plus célèbres alchimistes arabes, Geber, reproduit la théorie de Thalès de Milet que Paracelse devait s'approprier plus tard et voit l'action de l'aimant dans un fluide général duquel découlent la sympathie et l'antipathie du corps. Abulbecar Mohamel, plus connu sous le nom de Rhazès, passant un jour dans les rues de Cordoue, aperçoit un rassemblement formé autour d'un homme qui venait de tomber comme mort. Il s'approche, et après examen, fait revenir le malade à lui en le frappant avec des baguettes qu'il avait fait quérir et en usant de certains signes mystérieux. Il tenait évidemment de l'Orient la connaissance des états de mort apparente. Peut-être aussi son malade avait-il tout simplement une syncope que la révulsion faite par les coups de baguette suffit à faire disparaître.

C'est dans les Arabes que Pierre d'Appono et Arnauld de Villeneuve (XIVe siècle) apprirent les pratiques magiques dont ils firent usage dans le traitement des maladies. D'autre part, les Juifs qui pratiquèrent l'art de guérir pendant tout le moyen âge empruntèrent à la Kabbale des procédés magiques propres à soulager les malades, et ceux-ci passèrent ensuite plus ou moins dénaturés aux mains des sorciers.

Comment auraient-ils pu se rendre compte des lois qui régissent la matière tous ces moines, tous ces bacheliers, tous ces clercs pénétrés à la fois de théologie et de médecine, imbus par avance de la croyance aux esprits et entichés de cette prétention absurde de connaître Dieu sans intermédiaire ? On peut dire avec raison que le XVe siècle fut véritablement le siècle du diable ; tout le monde avait foi en lui : savants, alchimistes et réformateurs.

Au XVIe siècle, la magie avait encore toutes les faveurs de la science. Pic de Mirandole, François Giorgio et Agrippa de Nettesheim s'efforçaient de propager la Kabbale, dont Reuchlin consacra la vogue, ce qui le fit passer pour nécromancien ainsi que son élève Joachim Ier, électeur de Bavière.

L'alchimie était dans toute sa splendeur et une foule de chercheurs infatigables s'épuisaient dans la solitude du laboratoire à déchiffre les grimoires des devanciers ou à créer de laborieux amalgames en vue de faire de l'or et de prolonger la vie humaine, ces deux grands desiderata du Grand Œuvre. Il n'est pas étonnant dès lors que des hommes éminents par leur savoir et tout à fait en dehors du clergé aient embrassé avec confiance cette opinion, partagée par les prêtres et les savants, que l'homme peut pactiser avec les démons et que beaucoup de maladies sont réellement dues à des influences surnaturelles. Parmi ces hommes il faut citer B. de Lépine, Fernel, A. Paré, Bodin, Leloyer, Boguet.

En 1523, Barthélemy de Lépine publia une dissertation sur les Stryges qui, pendant plusieurs siècles, fit autorité auprès des fidèles et des juges ecclésiastiques pour tout ce qui concernait la sorcellerie et la possession. Il soutint que les démonolâtres jouissent de la plénitude de leur raison et qu'on peut en justice, ajouter foi à toutes leurs assertions en ce qui touche au diable. Il essaye de prouver par des raisonnements subtils que les diables apprennent à leurs adorateurs l'art de se transformer en bêtes. Si la pommade, dite des sorciers, reste sans action sur les fidèles, cela ne prouve pas, d'après Lépine, qu'elle soit inefficace pour les stryges ; c'est alors le diable qui intervient et communique à la pommade sa puissance.

Il regarde comme prouvé que beaucoup de sorciers tombent en une sorte d'extase au moment où le démon se dispose à les emporter au lieu où il tient ses réunions.

C'est à cause de leur nombre, sans cesse croissant, que B. de Lépine se refuse à regarder les sujets du démon comme des malades atteints d'une mélancolie naturelle. Il faut immoler ces misérables qui ne rougissent pas d'avoir commerce avec les diables.

Pic de Mirandole ne pense pas qu'on puisse révoquer en doute la possibilité de la cohabitation des humains avec les esprits déchus. Il demeure convaincu qu'en réalité l'ombre de son oncle est apparue au milieu d'un nuage de feu au bénédictin Savonarola, et raconte gravement que ce moine était souvent aux prises avec des légions de diables.

Mélanchton a, suivant Leloyer, vu plusieurs spectres et a même conféré avec eux.

Luther lui-même prétend que les esprits immondes éprouvent un grand plaisir à faire tomber les humains dans le péché de luxure. Il a été lui-même aux prises avec les mauvais esprits, car Melanchton raconte qu'il reçut un matin la visite du diable costumé en ermite et ne le reconnut qu'à la forme de ses doigts semblables à des griffes.

Jérôme Cardan (1501-1576) change si souvent de manière de voir et de parler qu'il est difficile d'apprécier le vrai fond de sa pensée. Il ne semble cependant pas douter de la réalité des apparitions, car il raconte que son père Facio Cardan reçut un soir la visite de sept diables qui vinrent argumenter contre lui. Il assure qu'au temps où il vivait la nécromancie était enseignée comme une science particulière à l'université de Salamanque. D'autre part, il défendit la cause des sorciers et fut l'un des premiers à réagir contre l'idée de crime qu'on attachait à la pratique de la sorcellerie.

Bodin, au contraire fut un de leurs ennemis les plus acharnés. Son livre « de la Démonomanie et des sorciers » paru en 1582 est écrit pour démontrer la véracité de tous les faits articulés contre les sorciers. Il croit à l'influence des démons telle que la dépeint le système kabbalistique et prétend que le cauchemar est produit par les magiciens et les mauvais esprits.

« Le crime de sorcellerie, dit Henri Boguet dans « l'Instruction pour un juge » qui termine son livre, est un crime exceptionnel. Il doit être jugé aussi exceptionnellement, sans observer l'ordre du droit, ni les procédures ordinaires. Le bruit public est presque infaillible en pareille matière.

« Quand on veut interroger un sorcier, il faut le déshabiller entièrement, le faire raser partout pour découvrir le « sort de taciturnité » qu'il porte sur lui.

« Il est bon de supposer quelqu'un qui se dise prisonnier pour le même crime, afin d'induire le sorcier par toutes voies licites à confesser la vérité.

« Il est bon d'appliquer la torture à un accusé un jour de fête.

« Le fils est admis à porter témoignage contre son père, le père contre son fils.

« Les personnes infâmes sont reçues à porter le même témoignage, voire même les ennemis déclarés de l'accusé.

« Il ne faut pas rejeter le témoignage des enfants qui n'ont pas atteint l'âge de la puberté.

« Le peine ordinaire des sorciers est d'être brûlés ; ceux qui se seront transformés en loups seront brûlés vifs.

« J'estime que non seulement il faut faire mourir l'enfant sorcier qui est en âge de puberté, mais encore celui qui ne l'a pas atteint, l'atrocité du crime devant faire transgresser les lois ordinaires du droit.

« Il vaut mieux condamner à mort les enfants sorciers que de les laisser vivre davantage au grand mépris de Dieu.

« Il convient d'observer qu'en fait de sorcellerie il est loisible de passer quelquefois condamnation sur des indices et conjectures indubitables. »

Ce livre monstrueux par la crédulité du juge, l'âpreté avec

laquelle il poursuit les sorciers et la sévérité de ses condamnations, fut cependant imprimé avec l'assentiment et l'approbation de plusieurs autorités ecclésiastiques.

Avec le livre de Delrio il est certainement le tableau le plus exact et le plus complet des superstitions qui obscurcissaient alors presque tous les esprits.

Le livre de Delrio (1) est un traité complet sur la matière dans lequel la crédulité le dispute au savoir. Selon lui, la magie n'est qu'un art non surnaturel, montrant des faits étonnants et insolites dont l'explication est au-dessus de la raison des hommes. Par une inconséquence extraordinaire, le savant jésuite a une foi entière dans les talismans, les incantations, les philtres, la pierre philosophale. La magie, suivant Delrio, tire son origine de quelque principe surnaturel distinct. Il admet parfaitement l'existence des démons et qualifie d'hérétiques ceux qui n'y croient pas.

Le pieux moine fait intervenir le diable dans presque tous les faits qui tendent à altérer le bonheur des hommes, dans les phénomènes inexplicables à son époque et dans les fables qui avaient cours de son temps et auxquelles on accordait une foi absolue.

Agrippa et Richard Argentinus soutinrent la réalité des apparitions de personnes mortes. Il faut enfin citer à la fin du siècle, en 1597, la fameuse *angelographie* de Carman où les anges et les diables étaient définis, classés, nommés et pour ainsi dire catalogués.

Gilbert Vœtius, qui écrivait trente ans après Agrippa, donne dans son livre (2) dix espèces de preuves de la réalité des sorcelleries. Il a particulièrement argumenté de l'Ecriture sainte, du consentement unanime des Pères de l'Eglise, de l'histoire des peuples, des décisions de plusieurs conciles et des arrêts rendus par les cours de justice sur les aveux mêmes des accusés.

S'il faut déplorer les terribles conséquences d'une croyance si vigoureusement soutenue, combien ne faut-il pas réserver de

1. *De quisitionum magicarum libri sex*. Lovani 1599, in-4°.
2. *Delectæ disputationes theologicæ*. 1648, 1669.

louanges à ceux qui, sans crainte, remontèrent le courant du fanatisme pour tenter de faire comprendre à tous que ces phénomènes, soi-disant surnaturels, étaient du ressort de la pathologie. C'est avec vénération qu'il faut prononcer les noms de ces savants hommes de cœur qui s'appelaient Ponzibinius, Alciat, Wierus, Pigray, J. B. Porta, Montaigne, etc.

Après la chute de l'empire romain et le partage de ses vastes dépendances entre les Germains et les Scandinaves, les guerriers vainqueurs devenus souverains s'étaient fait les zélés protecteurs des productions de l'intelligence qui échappèrent ainsi au naufrage total dont elles étaient menacées. En Italie, en Gaule, en Irlande, en Angleterre, en Germanie, les écoles impériales subsistèrent jusqu'en l'an 650. Pendant le VIe et le VIIe siècles de nombreuses traductions des fragments recueillis de littérature antique furent faites. Des missionnaires envoyés par le pape Grégoire le Grand en Grande-Bretagne fondèrent ces écoles très fréquentées d'où sortit Alcuin qui institua, sous la protection de Charlemagne, des écoles, des cathédrales et des monastères où on enseignait les arts libéraux. La médecine ne fut pas oubliée, car dès l'an 846 il est question des médecins salernitains et au Xe siècle l'école de Salerne était déjà célèbre. On y trouvait des médecins ecclésiastiques, des laïques, des femmes médecins munies de diplômes. Les Salernitains se livrèrent à la pratique, à l'enseignement, dirigèrent les hôpitaux, s'attachèrent aux armées ; mais malgré leur activité, malgré les ressources qu'ils auraient pu trouver dans les livres ou dans leur pratique, les médecins ne purent pendant longtemps échapper aux influences extérieures de cette période si tourmentée et leur science se réduisit à un mélange confus de dogmatisme, d'empirisme, de mysticisme sans originalité. Au XIIIe siècle, sous l'influence de la protection des Papes et des rois de France et d'Angleterre, des écoles furent fondées en Italie, en Angleterre, en Allemagne ; celle de Montpellier était déjà célèbre, celle de Paris reçut de plus grands privilèges et un certain accroissement.

A partir de cette époque, la personnalité des médecins devint plus marquée en même temps que pâlissait l'auréole de Galien.

Au xve siècle, une certaine indépendance se manifeste, on discute les opinions des maîtres anciens et l'observation acquiert de plus en plus de valeur.

Dès le commencement du xvie siècle, quelques savants affirmaient déjà qu'aucun fait ne doit avoir une origine surnaturelle.

Pierre Pomponnazi de Mantoue (1462-1521) écrit que tout fait merveilleux doit s'expliquer naturellement par l'influence des astres les uns sur les autres et de l'homme sur l'homme. C'était là, on peut le dire, une ébauche de théorie magnétique. « Si les extraits d'herbes, de minéraux et d'animaux, dit Pomponnazi, peuvent produire des effets si admirables, combien plus admirable doit être l'action de l'âme humaine... Il n'est pas plus difficile de croire à l'action curative de l'âme humaine, qu'à celle des herbes et des emplâtres. Elle opère en modifiant les corps « *per vapores transmissos* » qui sont imprégnées de ses qualités bonnes et mauvaises.

Mais ce qui préoccupait le plus son esprit, c'était de prouver que les actes de la magie ne sont pas l'œuvre du démon et que c'est dans l'imagination prévenue ou malade qu'on doit aller chercher la source des miracles. « On conçoit facilement, dit-il, les effets merveilleux que peuvent produire la confiance et l'imagination, surtout quand elles sont réciproques entre les malades et celui qui agit sur eux. Les guérisons attribuées à certaines reliques sont l'effet de cette imagination, de cette confiance. Les médecins et les philosophes savent que si on mettait à la place des ossements d'un saint ceux de tout autre squelette, les malades n'en seraient pas moins rendus à la santé, s'ils croyaient approcher de véritables reliques.

Cette théorie fut reproduite dans plusieurs des ouvrages des médecins et des philosophes des xvie et xviie siècles (Erasme, Bacon, Servet, Bekker). Mais pour qu'elle pût dessiller les yeux il fallait apporter une explication des faits plus matérielle plus capable de satisfaire l'esprit.

A Paracelse revint le mérite de cette explication.

Reprenant les idées de Geber, il admit un fluide magnétique universellement répandu et susceptible de déterminer sur tous

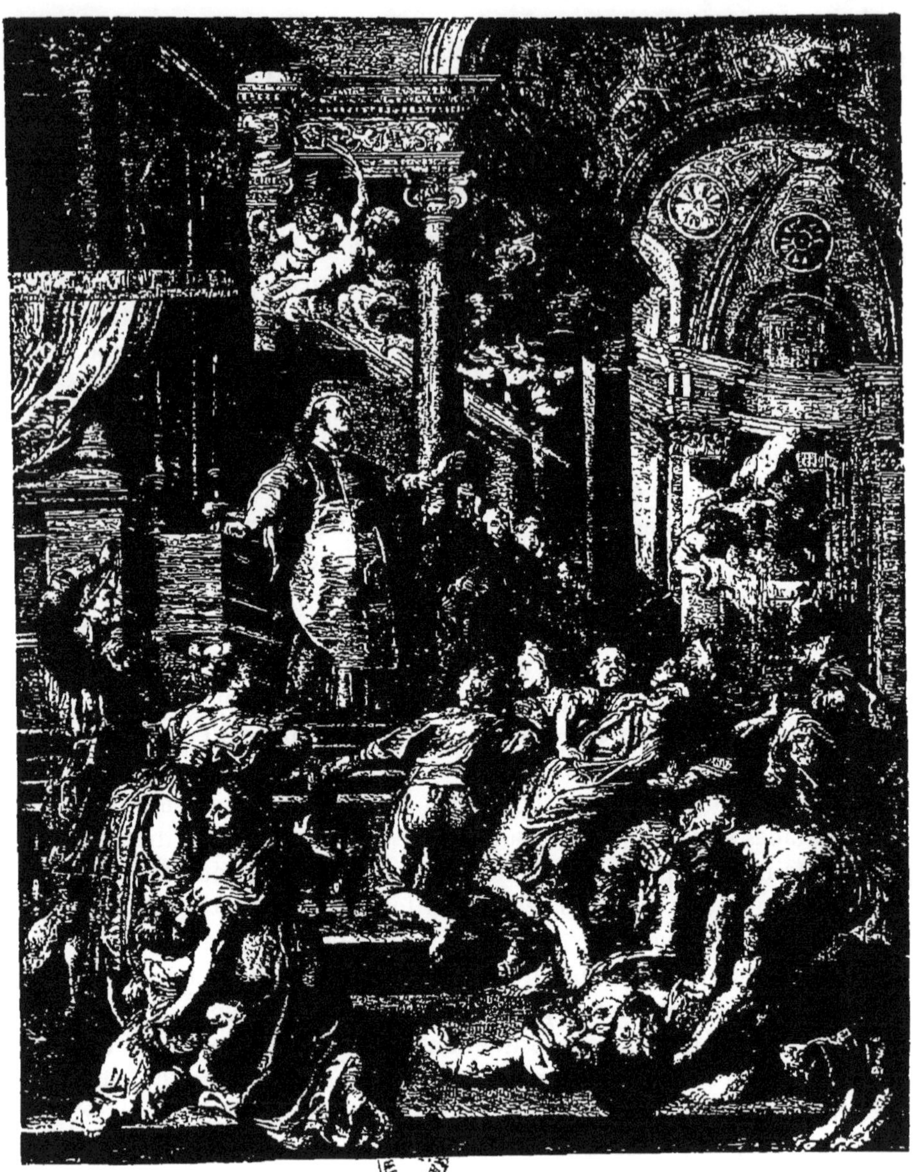

Saint Ignace guérissant les possédés. Fac-similé de la gravure de Marinus, d'après le tableau de Rubens, qui se trouve au musée de Vienne. (Figure empruntée aux *Démoniaques dans l'art.*)

les corps les changements les plus variés. Il affirma même que si, par un effort sublime de volonté, on pouvait se figurer être une autre personne que soi-même, on connaîtrait incontinent la pensée la plus cachée de cette autre personne et on s'approprierait ses souvenirs les plus intimes, et ses plus profonds secrets. Paracelse explique les effets de sympathie et d'antipathie involontaires par les réactions des esprits animaux, qui ne sont autre chose pour lui qu'un fluide impondérable émané du corps. Il admet l'action réciproque d'un individu sur un autre, et la réalité de l'envoûtement. « La volonté d'un individu, dit-il, peut par l'énergie de son effort agir sur l'être spirituel d'un autre individu, entrer en lutte avec lui et le soumettre à sa puissance. » Et plus loin : « Vous souffrirez tout ce qu'on fera subir à une figure de cire fabriquée à votre intention. Et ici, ce n'est pas votre corps qui sera affecté, c'est votre être spirituel : aussi tous les remèdes qui s'adresseraient à votre corps sont inutiles. Telle est la force de la malédiction. Ne te moque pas de tout cela, ô médecin, tu ne sais pas quelle est la puissance de la volonté. »

Mais s'il admet la réalité de l'envoûtement c'est en dehors de toute opération surnaturelle et comme un phénomène subordonné aux lois générales.

Paracelse préconisa l'usage de l'onguent armaire et de l'onguent vulnéraire, composés étranges où entraient les substances les plus diverses: miel, mousse de crâne de pendu, graisse d'ours, bol d'Arménie *et cætera.* Mais il est certain qu'en les administrant, il comptait beaucoup plus sur l'imagination du malade que sur l'activité propre du médicament.

Otez, disait-il, l'imagination et la confiance, vous n'obtiendrez rien. Mais que l'objet de votre foi soit réel ou imaginaire, vous n'en obtiendrez pas moins les mêmes effets, et c'est là la cause de la superstition. »

Les sorciers avaient encore des défenseurs plus militants. Jean-François Ponzinibius examine et détruit une à une toutes les raisons qui servent de piédestal à la justice de son temps. Il ose écrire que la démonolâtrie est une maladie causée par

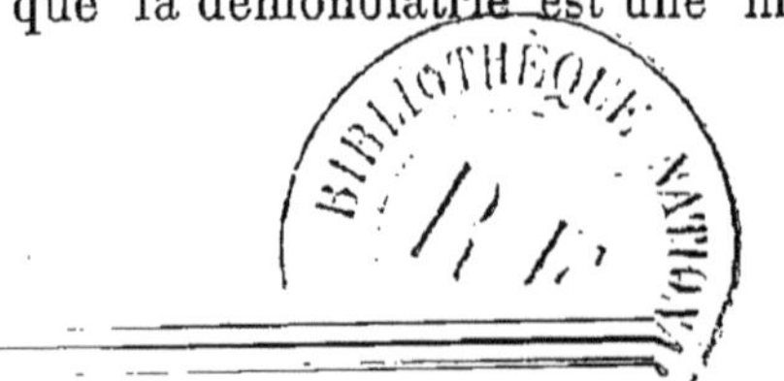

la dépravation des sens et des sensations, qu'il est atroce autant qu'injuste de brûler des visionnaires.

André Alciat (1492-1550) prend à partie un inquisiteur qui vient de faire de nombreuses victimes dans le Piémont et rappelle, entre autres raisons, que l'absurdité de la sorcellerie a été démontrée au concile d'Ancyre. Il attribue à une disposition mélancolique les hallucinations des paysannes et dit qu'on pourrait les guérir pour la plupart, si on leur permettait de se faire soigner. Il admet que les démonolâtres sont sujets à des ravissements extatiques qui devraient être leur excuse, plutôt que de leur être imputés à crime.

Lemmus Levinius dit que les expressions inconnues dont se servent quelques possédés, soi-disant pourvus du don des langues, appartiennent à des idiomes qu'ils ont su autrefois, oublié depuis, mais que leur remet en mémoire une violente stimulation cérébrale. Les génies et les démons n'y ont aucune part. L'épilepsie est aussi, selon lui, une maladie naturelle dont il faut rechercher les causes dans l'encéphale et les humeurs.

Wierus, tout en admettant l'existence des démons, et envisageant comme possible la présence de Satan dans l'organisme des gens atteints de troubles de l'esprit, essaie cependant de déterminer les causes naturelles de la folie. On apprend par les faits qu'il cite que les aliénés du XVIe siècle attentaient souvent à leurs jours, qu'ils avalaient des fragments d'os, des plumes, du fer, que les convulsions compliquées de délire régnaient souvent dans les communautés de nonnes et dans les écoles de garçons; qu'on surprenait quelquefois des misérables simulant la démonopathie, qu'on connaissait aussi beaucoup d'agents toxiques capables de déterminer l'explosion subite d'un délire momentané. Il demeure convaincu que les lycanthropes, les stryges et en général tous les sorciers sont des aliénés que Satan a frappés de folie à leur insu.

Wierus s'attache encore à démontrer les affreux mensonges que contiennent les livres des inquisiteurs et dénonce les cruautés auxquelles ces récits ont donné lieu. Il refuse toute créance aux cures opérées par les saints ou leurs reliques.

Les possédées ne sont, suivant lui, que des femmes hystériques ou mélancoliques dont l'esprit est aliéné. Il démontre que les philtres et les moyens magiques ne sont que des moyens narcotiques stupéfiants ou enivrants qui dérangent l'imagination. Il condamne comme inutile et honteuse la méthode superstitieuse dont on use pour guérir les possédés. Il attribue le cauchemar non à l'action des démons, mais à celle d'un sang trop épais.

Leloyer admet que les maladies démoniaques peuvent bien tenir à des dérangements du système nerveux. Nicolas Lepois (1580) rapporte la catalepsie, la frénésie, le coma, l'amnésie, la paralysie, l'apoplexie, le cauchemar, les convulsions, la manie, la mélancolie et l'épilepsie à des dérangements de l'encéphale. Il cherche à faire ressortir le diagnostic différentiel de ces maladies, à en apprécier la nature et la gravité, à en indiquer le traitement.

Il ne croit pas qu'il soit permis aux médecins de nier l'existence de la folie démoniaque, admet comme Hippocrate, une espèce de manie surnaturelle « qu'il ne faut pourtant pas se hâter dans la pratique d'attribuer à l'influence des esprits ».

On trouve dans Montaigne le passage suivant :

« Les sorcières de mon vosinage courent hazard de la vie sur l'advis de chaque nouvel auteur qui vient donner corps à leurs songes. Je suis lourd et je me tiens un peu passif au vraisemblable. Je vois bien qu'on se courouce et me deffend-on d'en douter sous peines d'injures exécrables. Nouvelle façon de persuader ! Pour Dieu merci, ma créance ne se manie pas à coups de poing... A tuer les gens il faut une clarté lumineuse et nette et est notre vie trop réelle et essentielle pour garantir ces effets supernaturels et fantastiques. Quant aux drogues et poisons, je les mets hors de mon compte ; ce sont homicides de la pire espèce. Toutefois en cela même on dit qu'il ne faut pas toujours s'arrêter à la propre confession de ces gens icy, car on les a vus parfois s'accuser d'avoir tué des personnes qu'on trouvait saines et vivantes... Combien plus naturel que notre entendement soit emporté par la volubilité de notre esprit détraqué, que cela qu'un de nous soit envolé sur un balcon, au long du tuyau de sa cheminée, en chair et en os, par un esprit étranger ! Ne cherchons pas des illusions de dehors et incognues, nous qui sommes perpétuellement agités d'illusions domestiques et nostres. Il me semble qu'on est pardonnable de mescroire une merveille autant au moins qu'on peut en détourner et élider la vérification par voye non merveilleuse. Il y a quelques années que je passay par les terres d'un prince souverain lequel, en ma faveur et pour rabattre mon incrédulité, me fit cette grâce de me faire voir en sa présence, en lieu particulier dix ou douze prisonniers de ce genre et une vieille entre autres, vrayment sorcière en laideur et difformité, très fameuse de longue main en cette profession. Je vis et preuves et libre confessions et je ne sais quelle marque insensible sur cette misérable vieille et m'enquis et parlay tout mon saoûl, y apportant la plus parfaite attention que je peusse, et ne suis pas homme qui me laisse guère garroter le jugement par préoccupation. Enfin et en conscience je leur eusse plus tôst ordonné de l'élébore que de la cigüe, car ils me parurent fous plus tôst que coupables... Après tout c'est mettre ses conjectures à un bien haut prix que d'en faire cuire un homme tout vif (1).»

Pierre Charron écrivait quinze ans plus tard :

« L'imagination est une puissante chose... Ses effets sont merveilleux et étranges... Elle fait perdre le sens, la cognaissance, le jugement, fait devenir fol et insensé... fait deviner les choses secrètes et à venir, et cause les prédictions et merveilleuses intentions, et ravit en extase et réellement tue et fait mourir. Bref, c'est d'elle que viennent la pluspart des choses que le vulgaire appelle miracles, visions, enchantements. Ce n'est pas le diable ni l'esprit ; mais c'est l'effet de l'imagination ; ou de celle de l'agent qui fait telles choses ou de celle du patient et spectateur qui peut voir ce qu'il ne voit pas (2). »

Paul Zacchias enseigna que les possédés ne sont, à proprement parler, que des hommes mélancoliques, mais il a malheureusement ajouté que leur maladie engage le Malin Esprit à se servir d'eux. Il rappelle que beaucoup d'insensés et de femmes dont l'écoulement menstruel est supprimé, sont accusées d'être possédées, quoique ne l'étant réellement pas.

Porta contribua par l'Académie qu'il fonda à bannir les préjugés, à dévoiler les subterfuges et les artifices dont les impos-

1. *Essais*, édit. de 1725, in-4°, t. III.
2. *De la Sagesse*, t. XVIII.

teurs se servaient pour produire des effets en apparence surnaturels.

Pigray, élève d'Ambroise Paré, doit être compté parmi ceux qui ont eu par la prudence et la pitié le dessus sur la sottise et sur la cruauté.

Commis avec deux médecins en 1589 pour examiner quatorze individus condamnés pour sorcellerie, « la visite, écrit Pigray, fut faite par nous en la présence de deux conseillers de la cour. Nous vîmes les rapports qui avaient été faits, sur lesquels était fondé le jugement du premier juge. Je ne sçay pas la capacité, ni la fidélité de ceux qui avaient rapporté, mais nous ne trouvâmes rien de ce qu'ils disaient, entre autres choses, qu'il y avait certaines places sur eux du tout insensibles ; nous les visitâmes fort diligement, sans rien oublier de ce qui est requis, les faisant despouiller tout nuds, ils furent piqués en plusieurs endroits, mais ils avaient le sentiment fort aigu. Nous les interrogeasmes sur plusieurs points, comme on fait des mélancholiques ; nous n'y recognumes que de pauvres gens stupides, dépravés de leur imagination, les uns qui ne se souciaient de mourir, les autres qui le désiraient. Nostre advis fut de leur bailler plus tôst de l'hellebore pour les purger, qu'autre remède pour les punir, ne voulant pas juger par la voye commune, mais par celle de la raison ; et vaut mieux, ce me semble, ès choses de difficile preuve et dangereuse chance, pencher vers le doute que vers l'assurance » (1).

Les opinions de Montaigne et d'Alciat furent peu goûtées et, malgré leurs généreux efforts, on continua à croire ou on affecta de continuer à croire dans les classes élevées aux possessions du diable et aux sorcelleries. Les classes inférieures étaient trop peu préparées pour que ces idées généreuses pussent trouver un écho suffisamment retentissant dans la masse de la population. Aussi l'Europe devait quelque temps encore rester sous le joug de l'ignorance et de la superstition.

1. *Epitomæ præcep tor. medic. et chirurgic.* Lyon, 1616, liv. VII, ch. x. p. 516.

Cependant le branle était donné et dès le XVIIe siècle le triomphe de la vérité, à peine pressenti quelques années auparavant, devenait de plus en plus certain. Malheureusement les connaissances anatomiques et physiologiques étaient encore bien incomplètes et *plus d'un problème*, aujourd'hui facile à résoudre, devait arrêter ou égarer l'esprit des expérimentateurs.

Le commencement du siècle fut encore peu favorable aux démoniaques. En 1613 et 1623, Delancre publiait un livre hostile aux sorciers et aux possédés. En 1623, Dom Fancesco Torreblanca, dans une œuvre très complète, faisait aussi le procès du démon.

Mais le parti de la protestation gagnait de plus en plus de terrain. Baillou, qui florissait déjà au siècle précédent, fut avec Houlier et Lepois un de ceux qui contribuèrent le plus à renverser la superstition et à propager les doctrines des anciens sur les causes physiques du délire, des convulsions et des autres accidents nerveux. Baillou n'accorde aucune créance à l'intervention des causes surnaturelles.

Plater, dès 1602, décrit les mélancholiques pieux, qui se croient damnés comme des malades atteints d'aliénation mentale. Mais il garde encore, tant était grande l'influence du préjugé, quelque croyance à l'influence des esprits déchus. Nous avons vu qu'il avait considéré comme démoniaque et justiciable des exorcismes un malade tombé en catalepsie. Willis, malgré sa logique habituelle, admet que l'âme peut, à certains moments, être éclipsée par le démon qui se glisse subtilement dans le cerveau et agit alors à sa place. Mais tout en consacrant une fois de plus le principe qui suppose que le corps humain peut être envahi par les esprits, Willis fait observer qu'on n'est pas fondé à mettre continuellement le démon en scène non plus qu'à faire périr les sorciers.

Il faut citer aussi les noms de Frédirick Spée et de Becker qui mirent tout en œuvre pour prouver l'absurdité et la cruauté des supplices et des condamnations qu'on infligeait aux malheureux accusés de complicité avec le diable.

Le système du magnès ou fluide vital avait trouvé depuis Paracelse de nombreux partisans ; André Teutzelius, Rumilius

Pharamond, Bettray, Kenelm, Digby, Osvald Crolt, Bartholin, Hanmann, Loysel, Gaffard, etc.

Mais de savants contradicteurs combattirent ces idées dont les adversaires les plus acharnés furent le chimiste Libarius et le médecin Sennert. Delisle et Naudé les combattirent aussi très habilement. Dès 1625, Naudé rejettait sur l'ignorance du public les accusations de magie et de sorcellerie portées contre les savants.

Le chancelier Bacon attribue à la nature les effets produits par ce qu'on appelait de son temps la magie et les enchantements. Il croit néanmoins que l'esprit d'un homme peut communiquer à distance avec l'esprit d'un autre et lui transmettre des impressions.

Les idées de Paracelse furent toujours peu goûtées en France, mais à l'étranger, en Allemagne surtout, elles avaient de fervents adeptes. En 1608, Gloscénius faisait paraître sur la cure magnétique des plaies un volumineux ouvrage, qu'avait précédé de quelques années un exposé théorique du système fluidique. Burgraëve publiait peu de temps après un certain nombre de faits nouveaux à l'appui de cette doctrine.

Van Helmont écrivait en 1630 : « Le magnétisme n'a rien de nouveau que le nom. Il n'est un paradoxe que pour ceux qui se moquent de tout et qui attribuent au pouvoir de Satan ce qu'ils ne peuvent expliquer.

« On donne le nom de magnétisme à l'influence occulte que les corps exercent à distance les uns par les autres, soit par attraction, soit par impulsion. Le moyen ou véhicule de cette influence est un esprit éthéré, pur, vital « *magnale magnum* » qui pénètre tous les corps et agite la masse des humeurs. »

Néanmoins Van Helmont fut arrêté comme sorcier et n'évita le bûcher que parce qu'il eut la chance de s'évader.

En 1640, Robert Fludd rééditait absolument les théories de Paracelse, dans sa « Philosophie de Moïse ». Il attribue, en effet, la vertu magnétique à des rayons émanés de l'étoile polaire. Selon lui, chaque homme a ses pôles et deux personnes en s'approchant peuvent exercer l'une sur l'autre une action attractive ou répulsive suivant que leur magnès est négatif (les rayons allant de la circonférence au centre) ou positif (rayons allant du centre à la circonférence).

Le père Kircher, savant jésuite, se mit en devoir de combattre les idées de Fludd (1641) et avec lui le magnétisme faillit entrer dans le domaine de la science. C'est lui, en effet, qui pour la première fois développa expérimentalement la catalepsie chez les animaux. Il annonça, que si on fait regarder fixement à une poule un objet brillant, par exemple, une ligne blanche tracée à quelques pouces au devant du bec de l'animal, immobilisé sur le plancher, celui-ci devient bientôt raide et garde la position qu'on imprime à ses membres. Il paraît qu'il tenait cette donnée d'un certain Daniel Schwinter qui l'avait insérée dans un livre paru à Nuremberg en 1636. Il vit bien aussi quel rôle jouait l'impressionnalité du sujet. « Les magnétiseurs, dit-il, se servent de l'admirable sensibilité des personnes pour leur faire découvrir les moindres impressions internes de leur économie. Supposez, en effet, une femme très nerveuse à laquelle son magnétiseur persuade qu'il exerce sur elle un pouvoir surnaturel; son imagination captivée, comme par un enchanteur, se promène partout où on veut la conduire. On lui commande de se porter sur l'intérieur du corps et, les yeux fermés, la femme imagine contempler ses organes; elle épie les moindres battements, les plus faibles tiraillements de ses fibres; dès lors elle ajoute ou diminue à l'action inaperçue de ses organes par cette puissante susceptibilité nerveuse. Les yeux fermés, elle se trouve dans un état de clairvoyance intérieure, d'exaltation, d'isolement par la pensée. Qu'elle se persuade qu'un verre d'eau pure est de l'alcool le plus rectifié, elle croira en sentir l'impression brûlante sur son palais en buvant. En exaltant le tact, son corps peut frémir sous le plus léger effleurement; il peut se montrer au contraire, insensible aux choses les plus rudes, selon que l'imagination est préparée et toute montée pour agir avec pleine domination. » Malgré ces données si précises et si justes, le père Kircher tomba, dans les billevesées et l'exagération. Il vit le magnétisme partout, soutint que tout ce qui a été créé est relié par un lien magnétique émanant de Dieu, qu'il finit par décrire comme une sorte d'aimant central (1).

Toutes ces luttes savantes, toutes ces discussions n'avançaient guère la question qui restait confinée aux mains de quelques chercheurs. En 1673, Sébastien Wirdig reprit et condensa toutes les théories astrologiques et magnétiques ; l'écossais Maxwell les réunit en corps de doctrine que Fontenelle résuma en aphorismes. L'idée du magnétisme animal mieux dégagée sous cette forme, plus nette, plus saisissable, pouvait se propager plus facilement. Maxwel reconnaît un grand principe vital dont le soleil est le foyer et qui, des astres, se communique par l'intermédiaire de la chaleur et de la lumière aux corps disposés à le recevoir. C'est un esprit qui descend du ciel et qui y remonte par un mouvement perpétuel de flux et de reflux. Tout ce qui est corps ou matière ne possède d'activité qu'autant qu'il est animé par cet esprit. « Si vous savez employer, dit-il, des corps imprégnés de l'esprit universel, vous en tirerez grand secours : C'est en cela que consistait tout le secret de la magie. On peut, par des procédés merveilleux, communiquer l'esprit universel à tous les corps et augmenter ainsi la vertu de toutes choses. » et plus loin il ajoute : Celui qui sait agir sur l'esprit vital particulier à chaque individu peut guérir, à quelque distance que ce soit, en appelant à son secours l'esprit universel. Celui qui regarde la lumière comme étant l'esprit universel ne s'éloigne pas beaucoup de la vérité. L'esprit est en effet ou la lumière elle-même ou c'est en elle qu'il réside.

Persuadé que toute maladie provenait de la diminution ou de l'épuisement de l'esprit vital, Maxwell n'hésitait pas à regarder le magnétisme comme le remède universel. Il ne prescrit d'ailleurs ni gestes, ni manipulations pour diriger ou faire agir le fluide. Cela porte à présumer que les magnétiseurs de ce temps ne se livraient pas aux passes. Ils employaient en revan-

1. Il avait fait de nombreuses expériences sur l'aimant. Il énumère diverses sortes de magnétisme, celui du soleil, celui des planètes, de la lune, de la mer, des éléments, des corps mixtes, des corps électriques, métalliques, des plantes, des animaux que le premier il nomme *magnétisme animal*. Il marque aussi celui de la musique, de l'imagination, de l'amour.

che les talismans, sachets, boîtes magnétiques et autres menus objets soi-disant doués d'une influence sympathique. Maxwel cependant connut bien l'influence morale que peut avoir le magnétiseur, car il insiste tout particulièrement sur ce fait qu'il faut se mettre en garde contre l'abus qu'on pourrait faire de l'empire absolu que donne le magnétisme sur le cœur et sur l'esprit des femmes.

Les savants du XVIIIe siècle allaient achever d'arracher la science à l'influence des idées théologiques qui, si longtemps, avaient arrêté son essor. On avait enfin senti qu'il fallait, avant d'aborder l'étude des phénomènes psychiques, commencer par celle de la physiologie du système nerveux.

Vieussens affirma que Sennert s'était trompé en attribuant la production de la catalepsie à une coagulation véritable du suc nerveux ou de l'esprit animal. Pour Vieussens, dans cette maladie, le sang et le fluide nerveux sont épaissis par une vapeur mélancolique aigre, mais ils ne sont pas complètement figés, complètement immobiles. C'est parce que l'écoulement du fluide nerveux dans les nerfs n'est suspendu qu'en partie, qu'on voit les cataleptiques continuer d'avancer quand on les pousse. Sauvages repousse aussi toute influence démoniaque et range, sous le titre d'hallucinations, toutes les maladies qui ont pour cause certaines lésions des appareils sensitifs et pour symptômes des erreurs de l'imagination. Dans ce groupe doivent se ranger le vertige, la berlue, la diplopie, le tintoin, le somnambulisme. Sauvages établit que ceux qui se croient magiciens, sorciers, obsédés ou possédés sont dans un véritable délire. Il démontre que le stramonium produit des visions féeriques, d'après une observation de Gassendi relative à un homme qui, après absorption de cette substance, croyait sortir de chez lui par la cheminée et être emporté au sabbat par un diable.

Il accumule les observations les plus instructives sur l'extase, la catalepsie, sur l'association de ces maladies étranges soit avec le délire mélancolique, soit avec l'hystérie, soit avec le somnambulisme. Il a malheureusement négligé l'analyse des phénomènes psychiques de l'extase et de la catalepsie. Il regarde, à tort assurément, comme des affections simulées, les attaques des Cévenols et la maladie des Ursulines de Loudun! L'observation d'une religieuse qui possédait le grec et le latin et qui se mit tout à coup à parler ces deux langues pendant un accès de délire fébrile, lui sert à démontrer que beaucoup de démoniaques, qui passaient pour avoir eu le don des langues, avaient su autrefois les idiomes dont ils prononçaient les mots pendant leurs accès morbides. Il proteste contre l'opinion de Fred. Hoffmann soutenant qu'il existe en réalité des sorciers, des magiciens et de véritables possédés. En revanche, il loue le bon esprit des parlements qui venaient de proclamer que ces malheureux sont des aliénés et qu'on doit les traiter comme tels (1).

En effet, une modification profonde s'était produite dans l'opinion publique, grâce peut-être aux efforts des médecins qui avaient si éloquemment plaidé la cause des sorciers et des démoniaques; peut-être aussi l'influence des philosophes battant en brèche la superstition y était-elle pour quelque chose. Les convictions religieuses ébranlées faisaient le diable moins noïr et les cœurs moins cruels.

La dernière épidémie démoni«que fut celle de Landes, près de Bayeux (1732). Dans leurs accès, les religieuses marquaient surtout de l'aversion contre Dieu et contre les choses saintes, de la haine et du mépris pour leurs parents. Le plus souvent tristes, avec une tendance marquée au suicide, elles tombaient parfois en des sortes de syncopes, bientôt suivies de crises convulsives pendant lesquelles les malheureuses se contorsionnaient de mille façons, et particulièrement en arc de cercle en poussant des cris semblables aux aboiements des chiens.

La vue des objets sacrés, les gestes des prêtres au moment de la consécration, la saveur de l'eau bénite plongeaient ces démoniaques dans des accès de somnambulisme pendant lesquels elles se livraient à toutes sortes d'exercices périlleux.

A partir de ce moment, on n'entendit plus parler de démo-

1. *Nosologia medica*, in-4°, 1768.

niaques ; comme on ne s'en occupait plus guère, la maladie cessa peu à peu et c'est à peine si on en trouverait quelques cas isolés. Mais l'attention des amateurs de merveilleux n'en chôma pas davantage pour cela. Elle eut pour se dédommager les Rosecroix, les prophètes cévenols, le Comte de Saint-Germain, le diacre Pâris.

Les frères de Rosecroix formaient une société secrète qui se donnait pour chef un gentilhomme allemand nommé Rosenkrantz. Ils prétendaient que ce dernier avait vécu plus de cent ans et qu'il avait rapporté de Turquie et d'Arabie des secrets merveilleux qu'il leur avait transmis. Il est probable cependant que cette origine était une pure chimère et que la société avait été en réalité fondée au XVIIe siècle par J. Valentin Andreœ, vers 1614. Ils disaient pénétrer les mystères de la nature au moyen d'une lumière intérieure et se proposaient de perfectionner les sciences utiles à l'humanité, notamment la médecine ; mais ils se livrèrent surtout à l'alchimie, prétendirent avoir trouvé la pierre philosophale et finirent par tomber dans le charlatanisme. Il y en avait un grand nombre en Allemagne au XVIIe siècle et Robert Fludd leur emprunta plus d'une idée. Au XVIIIe siècle, les frères de Rosecroix étaient encore assez nombreux en France et ils préparèrent sûrement les esprits, déjà trop enclins au merveilleux, à accepter volontiers les théories que Mesmer allait donner comme nouvelles

La persécution religieuse enfanta le délire des Cévenols. Il suffit alors d'un simple calviniste halluciné pour déranger l'esprit de tout un peuple. Ce malheureux se crut prophète et inspiré du Saint-Esprit qu'il s'attribua le pouvoir de transmettre en soufflant simplement dans la bouche de ceux qui désiraient recevoir le don de prédiction. Ceux-ci, à leur tour, rendaient le même service à leurs amis, de telle sorte que, grâce à cette sorte d'influx magnétique, il surgit dans les Cévennes, le Dauphiné et le Vivarais huit ou dix mille prophètes en quelques années. Dans les Cévennes, les femmes et les filles surtout prophétisaient, mais il y eut aussi des enfants. On raconte même des choses si extraordinaires qu'elles ne sont pas croyables et qu'on ne peut raisonnablement les attribuer qu'à l'exagération que comportent toutes les légendes. Des enfants de trois ans, qui n'avaient jamais parlé que le patois de leur pays, entraient en extase, et annonçaient alors en bon français la destruction du papisme. On alla jusqu'à dire qu'un enfant de quinze mois avait prophétisé dans son berceau, un autre dans le sein de sa mère !

Ceux qui se mettaient sur les rangs pour recevoir la marque des inspirés affirmaient pour la plupart qu'ils avaient déjà senti l'esprit prophétique. Un grand nombre avaient des attaques. « Ils ne tombaient pas seulement à l'assemblée, dit Brueys, mais à la campagne et dans leurs maisons. Ces chutes commençaient par un frisson et des faiblesses qui les faisait étendre les bras et les jambes, et bâiller plusieurs fois avant de tomber. Quand ils étaient à terre, ils avaient des convulsions qui les faisaient écumer. Leur ventre et leur gosier s'enflaient. » L'intensité des convulsions était variable ; pour les uns, c'était un simple tremblement ; pour d'autres cela, allait jusqu'aux mouvements désordonnés.

Parmi ces Camisards il y en avait qui, à la suite de leurs attaques convulsives, avaient l'air de dormir. Quelques-uns commençaient à prêcher étant encore étendus sur le sol. Leurs yeux restaient souvent fermés. Ouverts, ils paraissaient insensibles à la lumière. Ainsi Isabeau Vincent, dès l'âge de dix-sept ans, s'était rendue fameuse par son inspiration. Quelquefois elle paraissait ensevelie dans une léthargie profonde dont rien ne pouvait la tirer. On pouvait l'appeler, la pincer, la brûler, sans la faire sortir de son état apparent de sommeil. Souvent, tout en ayant l'air de dormir, elle chantait des psaumes d'une voix claire et intelligible. Les mouvements de ses lèvres étaient modérés, exempts de spasmes, ses gestes mesurés et convenables. Ensuite elle improvisait des prières, récitait de longs passages de la Bible. Au sortir de l'accès, elle ne se souvenait de rien de ce qui s'était passé, ni de ce qu'elle avait dit. Il lui arrivait d'affirmer avoir fort bien dormi et n'être nullement fatiguée, alors qu'elle venait de parler pendant quatre ou cinq heures. D'ailleurs ce n'était que par intervalles qu'elle parlait ; ses discours n'étaient jamais suivis.

Dans le Vivarais et le Dauphiné, l'épidémie montra à peu près les mêmes caractères. Les prophètes avaient des visions et des hallucinations. C'est en vain qu'on essaya d'étouffer cette maladie par la force. Montrevel envoyé en 1702, échoua complètement contre ces enthousiastes qui se laissaient égorger sans résistance et reparaissaient toujours plus nombreux. Le maréchal de Villars, qui lui succéda en 1704, fut plus habile; il finit par persuader à Cavalier, leur chef, de changer de pays. Alors celui-ci réunit ses fidèles et passa à l'étranger où pendant quelque temps encore les Camisards se signalèrent par des tremblements, des extases et des hallucinations. Beaucoup passèrent en Angleterre. Mais à partir de 1709 on n'en parla plus dans les provinces françaises et le mal s'éteignit. Willis eut l'occasion d'étudier en Angleterre une épidémie singulière qui sévit sur cinq jeunes femmes dans le comté d'Oxford, en 1700. C'étaient les cinq sœurs. Leur maladie était caractérisée par des bâillements, du tremblement de la tête et des cris qui rappelaient le hurlement du chien. Le mal cessait; puis revenait tout à coup et se terminait par une attaque ressemblant à la crise épileptique.

En 1730 éclata à Paris une épidémie de convulsions qui, pendant dix ans, passionna tous les esprits, c'est celle des convulsionnaires de Saint-Médard. En 1723, on enterrait le diacre Pâris, janséniste célèbre par sa remarquable piété. Les « Appelans », ses coreligionnaires, dont l'enthousiasme était parvenu à un haut degré, par suite de leurs pratiques mystiques, se portèrent en foule sur le tombeau du saint homme dont ils ne pouvaient se lasser d'admirer les vertus. Bientôt quelques-uns des pieux pèlerins commencèrent à présenter de ces phénomènes nerveux auxquels la foule attribuait encore une origine miraculeuse : extase, transports, hallucinations. Vers le milieu de 1731 enfin, un infirme fut pris sur le tombeau du diacre de convulsions qu'on regarda tout aussitôt comme salutaires et envoyées par Dieu. Aussitôt le phénomène se généralisa parmi les visiteurs de la tombe sacrée et quelque temps après le nombre des convulsionnaires devint tel que le gouvernement s'émut des abus de toute sorte qui résultaient du fameux miracle et fit fermer les portes du cimetière de Saint-Médard où était enterré Pâris.

Les caractères de ces convulsions sont assez intéressants pour que nous les relations ici avec quelque détail. Presque toujours les contractions se déclaraient en même temps au cou, aux épaules, et dans les principaux muscles. Les battements du cœur augmentaient et le malade, sans perdre entièrement connaissance, poussait des cris et ressentait des fourmillements dans l'organe malade. Tantôt l'accès se produisait seulement pendant le temps de la visite au tombeau, tantôt il se répétait ensuite pendant plusieurs heures. Le cimetière était envahi par les femmes et les infirmes se débattant dans les convulsions. On en rencontrait dans les rues voisines, dans les cabarets. Plus tard, ce fut plus surprenant encore; des miraculés qui n'avaient pas eu de crise au tombeau, en eurent à l'église de Saint-Médard alors qu'ils venaient rendre grâces à Dieu de leur guérison. Il y eut, parmi les convulsionnaires, quelques personnes appartenant aux classes élevées, mais ce fut le petit nombre; le plus grand nombre des clients du diacre sortaient du peuple; c'étaient surtout les enfants et les filles.

Les accès convulsifs étaient, paraît-il, plus forts du côté malade que du côté sain. Après l'accès, les malades accusaient un sentiment de grand soulagement et de bien-être accentué.

Chez certains malades, les crises convulsives furent d'une violence extraordinaire. « Jeanne Thénard lançait son corps en l'air avec tant de force, elle s'élevait si haut quoiqu'elle fût couchée, se retournait et s'agitait avec tant de violence, que plusieurs personnes qui la tenaient pour l'empêcher de se briser contre le marbre, ne pouvaient presque la retenir et elle les fatiguait si fort qu'elles étaient toutes en nage et obligées de se relayer de moment en moment. »

Il y en eut aussi qui éprouvèrent des hallucinations. La fille Gioux entendait une voix dans sa poitrine. « J'ai ressenti, disait-elle, d'effroyables douleurs dans mon estomac et comme si une boule fût montée dans ma gorge et redescendue dans mon estomac où elle a crevé avec une telle violence que j'ai cru que mon corps se déchirait en deux. »

La veuve Thévenet eut des crises érotiques suivies de contractures généralisées, puis d'accès convulsifs et d'une période de délire à la suite de laquelle elle rentra dans son bon sens. Elle raconta que, pendant la nuit du 3 au 4 octobre elle avait eu sous les yeux le spectacle d'un cadavre décharné dont les regards semblaient ardents comme le feu et qui vomissait par la bouche une flamme étincelante (1).

Fontaine, secrétaire des commandements de Louis XV, fut pris de convulsions en 1733. Il tournait en sautant sur un pied avec une vitesse prodigieuse pendant une heure et demie ou deux heures. Cela le prenait deux fois par jour. Il se sentait ensuite très bien. Plus tard il devint sujet à des accès d'extase et d'inspiration pendant lesquels il prophétisait. Il s'imposa des jeûnes effrayants qui augmentaient encore son état d'hallucination.

D'autres convulsionnaires présentèrent ce qu'on appelait l'état de mort. D'après Montgeron c'est une espèce d'extase, où le convulsionnaire perd tantôt complètement, tantôt partiellement l'usage de ses sens. « Il en est qui sont restés deux et trois jours de suite les yeux ouverts, sans mouvement, ayant le visage très pâle, tout le corps insensible, immobile et raide comme celui d'un mort (1). » Chez la plupart cependant, bien que l'immobilité durât tout le jour et que leurs membres devinssent fort raides par moments, ils n'ont pas continuellement cessé de voir et d'entendre, et n'ont pas perdu entièrement toute sensibilité.

Chez le plus grand nombre, l'état de ravissement était caractérisé par les signes suivants : « Ils voient ordinairement, dit Montgeron, les personnes présentes. Ils leur parlent, entendent même quelquefois ce que ces personnes leur disent, quoique d'ailleurs leur âme paraisse absorbée dans la contemplation des objets qu'une puissance supérieure leur fait voir. »

Il y en eut aussi qui prophétisèrent. Certains parlaient comme si les organes de la phonation étaient mis en jeu par une force étrangère. D'autres entendaient sortir de leur poi-

1. Dom Lataste I. 647.

trine une voix autre que la leur et se sentaient obligés de prononcer certaines paroles par l'influence d'une personne supérieure et sans que leur volonté intervînt. A d'autres les paroles étaient dictées intérieurement.

Cette épidémie ne fut pas d'ailleurs confinée à Paris et le bruit des guérisons miraculeuses du diacre s'étant répandu, on l'invoqua même en province et des accès convulsifs éclatèrent dans quelques villes, notamment à Troyes et à Corbeil.

En Angleterre, à la fin du siècle précédent, un prophète guérisseur avait fait grand bruit. Il avait nom Greatrakes. Après avoir brillament servi dans l'armée, cet homme qui avait pris de bonne heure l'habitude de la contemplation, en vint à se figurer qu'il tenait de Dieu le pouvoir de guérir les écrouelles par simple attouchement. Il essaya son pouvoir sur quelques scrofuleux du pays, les toucha et les guérit. Quelques années plus tard de nouvelles inspirations l'avertirent qu'il pouvait guérir la fièvre, les plaies, les ulcères, l'hydropisie et un grand nombre d'autres maux. Sa réputation fut bientôt si considérable que le roi d'Angleterre le fit mander à sa cour. Vers 1680 Greatrakes se retira dans ses terres et mourut bientôt.

Par l'application de sa main dit un auteur du temps, Greatrakes faisait fuir la douleur et la chassait aux extrémités. L'effet était quelquefois très rapide et j'ai vu quelques personnes guéries comme par enchantement. Ces guérisons ne m'induisent point à croire qu'il y ait là quelque chose de surnaturel. Lui-même ne le pensait pas et sa manière de guérir prouve qu'il n'y avait ni miracle, ni influence divine. Il paraît qu'il s'échappait de son corps une influence balsamique salutaire.

Quand les douleurs, dit un autre, étaient fixées dans la tête ou dans les viscères et qu'il les déplaçait, elles produisaient parfois des crises effrayantes qui faisaient craindre pour la vie du malade.

Il est encore deux exemples qu'il faut citer l'un parce qu'il fait pour ainsi dire toucher du doigt la filiation de l'illuminisme avec le magnétisme ; l'autre parce qu'il a contribué à faire verser le magnétisme dans un spiritualisme absurde et dangereux.

Le premier est celui de Mme Guyon, que le mysticisme conduisit au couvent et à la Bastille. Quand cette femme, très hystérique, se sentait trop imprégnée de la grâce, elle s'en trouvait si accablée, qu'elle tombait en faiblesse. Il la fallait mettre au lit et elle ne revenait à elle qu'après avoir été déchargée de l'excédent des faveurs divines sur d'autres personnes. Beaucoup de grandes dames s'y prêtaient et le duc de Chevreuse déclarait que, assis près de Mme Guyon, il sentait distinctement l'effet de cette grâce qui, semblable à des effluves, se répandait sur lui et semblait l'attirer.

Le second est celui de Saint-Martin, *le philosophe inconnu*. Disciple de Martinez Pasqualis, il adopta l'illuminisme de Boëhm qu'il contribua à propager en France par des commentaires et des traductions. Tout Paris s'entretint bientôt du « Ternaire Universel », dont Saint-Martin venait de développer la théorie (1). «Le germe et la force réactive ne suffisent pas pour la corporisation ; il y faut encore ajouter un principe actif et intelligent qui n'est pas Dieu, mais qui est comme le bras de Dieu et qui gouverne tous les êtres. C'est ce principe qui rattache l'homme à l'être immuable tout puissant et omniscient, et par lequel il peut s'élever à toutes les jouissances et à tous les privilèges de la vie idéale. »

A ce moment, le somnambulisme extatique avait déjà sa place dans le cadre nosologique, grâce aux travaux de Sauvages.

A la fin du siècle, en Souabe, Gassner enfin produisait des crises, mais par un procédé plus compliqué. Convaincu que les maladies sont les unes d'ordre naturel, les autres dues à l'influence des démons, il commençait ses cures par un exorcisme destiné à constater la présence du diable. Si la maladie était naturelle, l'exorcisme restait sans effet. Dans le cas contraire, il forçait le diable à révéler sa présence par des convulsions. C'est de ces derniers malades seulement que Gassner s'occupait. Ils étaient d'ailleurs nombreux. Bientôt sa réputation s'étendit à la Suisse et au Tyrol. Puis il se mit à voyager

1. Des erreurs et de la vérité, 1775.

semant les guérisons sur sa route et se fixa enfin à Ratisbonne.

L'une de ses cures les plus célèbres fut celle de la fille d'un seigneur allemand, jeune hystérique qui, bien que soulagée par son médecin, voulut voir Gassner. Ce dernier l'exorcisa tout d'abord, ce qui jeta la malade dans d'épouvantables convulsions que Gassner interrompait à volonté en prononçant le mot : *Cesset*. Le diable qui possédait cette jeune fille obéissait immédiatement à tous les ordres qu'on lui donnait en latin : *Agitentur brachia*, disait Gassner, et les deux bras s'agitaient. *Paroxysmus veniat!* et la crise survenait violente. *Cesset paroxysmus in momento!* elle se relevait le sourire aux lèvres. *Habeat angustias circa cor!* la malade roulait les yeux d'une manière effrayante. *Sit quasi mortua!* La face devenait livide, le nez s'étirait, la bouche s'ouvrait démesurément, la tête et le cou se raidissaient, le pouls cessait presque de battre. Au formidable « Cesset » tout s'apaisait subitement.

Vers 1640, tout Paris fut intrigué et émerveillé par le comte de Saint-Germain, espèce d'aventurier que le maréchal de Belle-Isle avait ramené d'Allemagne à la cour de Louis XV. Il plut à Mme de Pompadour et au Roi qui l'admit dans son intimité. Il jouissait d'une grande fortune et vivait avec splendeur. Après un long séjour en France, le comte de Saint-Germain visita l'Angleterre, puis l'Italie, et finalement se retira à Hamburg, puis dans la Hesse et il mourut à Schlewig en 1784. Cet homme mystérieux prétendait avoir vécu plusieurs centaines d'années et parlait de Charles-Quint, de François Ier et même de Jésus-Christ comme de gens avec lesquels il avait vécu. Il prétendait aussi posséder toutes sortes de secrets. Et il ne manqua pas de gens pour ajouter foi à tous ces racontars.

D'ailleurs le tour d'esprit de la société n'avait guère changé à la fin du siècle; le cimetière de Saint-Médard était fermé, mais il y avait encore des convulsionnaires. Le mysticisme, la croyance aux esprits, aux influences occultes hantaient encore bien des têtes et on conçoit sans peine le prodigieux succès que devait avoir Mesmer au moment où il apparut à Paris.

De Mesmer à Braid.

L'état des esprits était alors assez différent en France et en Allemagne où les doctrines de l'émanation reprenaient faveur. En 1743 Swedenborg, sous l'influence de visions, s'était mis en tête de réformer le christianisme et il venait de résigner ses fonctions pour se livrer tout entier à sa mission et propager la nouvelle doctrine par la parole et par les écrits. Bientôt sa doctrine couvrait l'Allemagne entière, toute préparée d'ailleurs par les exorcismes récents de Gassner et les ardentes prédications de Lavater qui défendait éloquemment les miracles contemporains contre l'incrédulité et le scepticisme de la philosophie. En France, au contraire, on se targuait de n'accorder créance qu'à l'expérience et à la raison; c'est au nom de l'expérience qu'on allait accepter le magnétisme. Cela n'est du reste pas bien étonnant; car l'expérimentation ne met pas l'esprit en garde contre le merveilleux. L'expérience est une arme à deux tranchants, difficile à manier et qui peut conduire aux plus grandes erreurs ceux qui se laissent trop facilement aller à accepter les résultats de recherches insuffisamment contrôlées.

Mesmer s'était nourri des idées de Paracelse. Dans son livre *De planetarum influxu*, il ressuscitait la théorie du fluide universel. La santé et la maladie dépendent, d'après lui, de la quantité de fluide répandue dans le corps. Il s'agit donc pour guérir de régulariser l'afflux du fluide.

Dans les premiers temps de son séjour, Mesmer se servit des plaques aimantées du Père Hell, qui jouissaient alors d'une grande réputation. Il les considérait comme des condensateurs du fluide qu'on peut faire passer par leur entremise dans tous les corps, organisés ou non. Mais l'emploi des plaques suscita à Mesmer une polémique avec le Père Hell, dans laquelle le médecin viennois ne paraît pas avoir eu le beau rôle. Aussi renonça-t-il à s'en servir. Il n'était pas embarrassé pour trouver mieux. L'homme étant imprégné de fluide magnétique peut le répandre autour de lui et rendre magnétiques, rien qu'en les touchant, du papier, du pain, de la laine, de la soie, du bois, des hommes, des chiens, etc. C'était du moins ce que Mesmer écrivait dans une lettre adressée à M. Hunser que publia le « Mercure savant » d'Altona en 1775.

La théorie du magnétisme animal était fondée, et c'est elle qu'annonçait Mesmer lorsqu'il s'établit à Paris.

Dès son arrivée, il se posa comme un homme qui tient en mains un agent presque ignoré, un puissant modificateur de l'organisme, à l'aide duquel il peut effectuer les guérisons les plus inattendues. Pour prouver qu'il ne trompe personne, le savant ouvre sa maison aux malades. Bientôt ceux-ci affluent alléchés par l'espoir d'un prompt soulagement, sinon d'une guérison complète. Il s'était tout d'abord installé dans un quartier obscur, sur la place qui portait déjà le nom de Vendôme. Mesmer à ce moment semblait dédaigner les sociétés savantes qui, d'ailleurs, n'avaient pas répondu à ses communications antérieures. Il voulait surtout séduire le grand public, seul capable de l'enrichir, ce qui était son vœu le plus cher.

Cependant il ne tarda pas à se trouver en rapport avec l'Académie des sciences et la Société royale de médecine. Mais ce n'était pas un examen de ses doctrines et de ses procédés que Mesmer voulait, il tenait au contraire à ne les point divulguer. Ce qu'il désirait c'était l'appui du gouvernement. Aussi montra-t-il de telles prétentions que les deux sociétés savantes refusèrent de s'occuper davantage de lui.

A la Faculté l'accueil fut encore moins favorable. Un des docteurs régents, Deslon, qui était devenu l'un des plus fervents adeptes de Mesmer se chargea de proposer à la Faculté deux séries d'expériences où on examinerait sur douze malades l'effet comparatif du traitement ordinaire et des moyens magnétiques. Cela lui valut d'être suspendu de voix délibérative pendant un an.

Mesmer fit mine de quitter la France et annonça publiquement son départ. L'effet qu'il désirait ne se fit pas attendre, ses amis se mirent en campagne pour décider le gouvernement à entrer en arrangement avec lui. Mais là encore ses exigences perdirent tout, et Mesmer dépité partit pour la Belgique. Un incident qu'il ne prévoyait pas le rappela à Paris.

Les rigueurs de la Faculté n'avaient pas désarmé Deslon qui, tout au contraire, continuait ses opérations. A la troisième délibération, qui devait décider de son sort, il eut la hardiesse de se présenter comme magnétiseur émérite, initié à tous les secrets du maître et opérant les mêmes merveilles. Cela lui valut d'être rayé du registre des docteurs régents. La Faculté profita même de cette circonstance pour faire comparaître une trentaine de docteurs suspects et les obliger à signer une déclaration par laquelle ils s'engageaient à ne jamais adhérer au magnétisme animal ni par leurs écrits, ni par leur pratique.

Le magnétisme faisait donc des progrès à Paris, mais cela ne faisait pas le compte de Mesmer. Il revint en hâte et promit à ses fidèles de leur enseigner le grand secret moyennant une somme fixée d'abord à 240.000 livres, mais qui monta dans une souscription organisée par les clients et les amis du magnétiseur à 340.000 livres, que Mesmer encaissa tranquillement. Ceux qui avaient payé crurent qu'ils pourraient librement disposer du secret, mais Mesmer s'y opposa par un acte en bonne forme. Plus tard Deslon ayant divulgué le secret, Mesmer réclama 150.000 francs de dommages-intérêts. Il adressa aussi d'âpres réclamations à ses élèves qui, formés en société dite de l'Harmonie, avaient fondé en province de nombreuses succursales. Puységur lui répondit en plein comité par de dures paroles. Mais cela n'empêcha pas Mesmer d'accepter comme une aumône 125.000 francs que lui donnèrent encore ses élèves.

Voyons maintenant en quoi consistait le fameux secret si cher vendu par son auteur. Ce n'est qu'en 1779 qu'il fut formulé en corps de doctrine et condensé en 27 propositions que nous allons reproduire :

1° Il existe une influence mutuelle entre les corps célestes, la terre et les corps animés.

2° Un fluide universellement répandu et continu de manière à ne laisser aucun vide, dont la subtilité ne permet aucune comparaison, et qui, par sa nature, est susceptible de recevoir, propager et communiquer toutes les expressions du mouvement est le moyen de cette influence.

3° Cette action réciproque est soumise à des lois mécaniques inconnues jusqu'à présent.

4° Il résulte de cette action des effets alternatifs qui peuvent être considérés comme un flux et un reflux.

5° Ce reflux est plus ou moins général, plus ou moins particulier, plus ou moins composé, selon la nature des causes qui le déterminent.

6° C'est par cette opération, la plus universelle de celles que la nature nous offre, que les relations d'activité s'exercent entre les corps célestes, la terre et ses parties constitutives.

7° Les propriétés de la matière et du corps organisé dépendent de cette opération.

8° Le corps animal éprouve les effets alternatifs de l'agent, et c'est en s'insinuant dans la substance des nerfs qu'il les affecte immédiatement.

9° Il se manifeste, particulièrement dans le corps humain, des propriétés analogues à celles de l'aimant; on y distingue des pôles également divers et opposés, qui peuvent être communiqués, changés, détruits et renforcés; le phénomène même de l'inclinaison y est observé.

10° La propriété du corps animal qui le rend susceptible de l'influence des corps célestes et de l'action réciproque de ceux qui l'environnent, manifestée par son analogie avec l'aimant, m'a déterminé à le nommer « magnétisme animal »

11° L'action et la vertu du magnétisme animal, ainsi caractérisées peuvent être communiquées à d'autres corps animés ou inanimés. Les uns et les autres en sont cependant plus ou moins susceptibles.

12° Cette action et cette vertu peuvent être renforcées et propagées par ces mêmes corps.

13° On observe à l'expérience l'écoulement d'une matière dont la subtilité pénètre tous les corps, sans perdre notablement de son activité.

14° Son action a lieu à une distance éloignée, sans le secours d'aucun corps intermédiaire.

15° Elle est augmenté et réfléchie par les glaces comme la lumière.

16° Elle est communiquée, propagée et augmentée par le son.

17° Cette vertu magnétique peut être accumulée, concentrée et transportée.

18° J'ai dit que les corps animés n'en étaient pas également susceptibles ; il en est même, quoique très rares, qui ont une propriété si opposée, que leur seule présence détruit tous les effets du magnétisme dans les autres corps.

19° Cette vertu opposée pénètre aussi tous les corps. Elle peut être également propagée, communiquée, accumulée, concentrée et transportée, réfléchie par les glaces et propagée par le son ; ce qui constitue non seulement une privation mais une vertu opposée positive.

20° L'aimant, soit naturel, soit artificiel, est, ainsi que tous les corps, susceptible du magnétisme animal et même de la vertu opposée, sans que, ni dans l'un ni dans l'autre cas, son action sur le fer et l'aiguille souffre aucune altération, ce qui prouve que le principe du magnétisme diffère essentiellement de celui du minerai.

21° Ce système fournira de nouveaux éclaircissements sur la nature du feu et de la lumière, ainsi que dans la théorie de l'attraction, du flux et du reflux, de l'aimant et de l'électricité.

22° Il fera connaître que l'aimant et l'électricité artificielle, n'ont, à l'égard des maladies, que des propriétés communes avec une foule d'autres agents que la nature nous offre, et que, s'il est résulté quelques effets utiles de l'administration de ceux-là, ils sont dus au magnétisme animal.

23° On reconnaîtra par les faits, d'après les règles pratiques que j'établirai, que le principe peut guérir immédiatement les maladies des nerfs et médiatement les autres.

24° Q'uavec son secours le médecin est éclairé sur l'usage des médicaments, qu'il perfectionne leur action, et qu'il provoque et dirige les crises salutaires, de manière à s'en rendre le maître.

25° En communiquant ma méthode, je démontrerai par une théorie nouvelle des maladies, l'utilité universelle du principe que je leur oppose.

26° Avec cette connaissance le médecin jugera sûrement l'origine, la nature et les progrès des maladies, même les plus compliquées ; il en empêchera l'accroissement et parviendra à leur guérison sans jamais exposer le malade à des effets dangereux ou à des suites fâcheuses, quelles que soient l'âge, le tempérament et le sexe. Les femmes, même dans l'état de grossesse et lors des accouchements jouiront du même avantage.

27° Cette doctrine enfin mettra le médecin en état de bien juger du degré de santé de chaque individu, de le préserver des maladies auxquelles il pourrait être exposé. L'art de guérir parviendra ainsi sa dernière perfection.

Voilà pour la théorie. La pratique a un peu varié.

Dans les premiers temps Mesmer opère lui-même sans l'intervention d'aucun appareil. Le magnétiseur, le dos tourné au

Nord,s'assied en face du sujet,les genoux touchant les genoux, les yeux attachés aux yeux. Tantôt il applique les mains sur les hypocondres, les pouces placés vers l'ombilic, tantôt il dirige le pouce ou l'index vers l'épigastre. On reste immobile dans cette position, ou bien, le pouce restant en place, on décrit avec les doigts à gauche et à droite un demi-cercle. En dernier lieu, le magnétiseur pose les mains sur la région lombaire, principalement, ont dit les commissaires de la Société de médecine, lorsqu'on agit sur des femmes. On peut aussi présenter le doigt ou divers conducteurs magnétiques à diverses parties du corps successivement. La magnétisation doit se pratiquer à pôles opposés ; lorsqu'on fait les passes à pôles directs, elle disparaît.

Suivant la théorie, les objets les plus divers pouvaient servir de conducteurs magnétiques. Cependant Mesmer employait de préférence une baguette de verre ou une tige de fer. Bientôt cependant la clientèle devint si nombreuse que le fameux magnétiseur ne put plus suffire : c'est alors qu'il imagina le *baquet*. C'était une caisse circulaire en chêne recouverte d'un couvercle percé de trous. Le fond de la caisse était chargé d'une couche assez épaisse de limaille de fer et de verre pilé sur laquelle reposait une double rangée de bouteilles disposées en rayons, le goulot tourné vers le centre du baquet. Ces bouteilles et le baquet étaient remplis d'eau magnétisée. Par les trous du couvercle passaient de longues tiges de fer recourbées et terminées en pointe mousse que les malades s'appliquaient sur le corps. La tige qui plongeait par son autre extrémité dans l'eau magnétisée servait de conducteur au fluide. Enfin une corde, partant de la cuve, servait à relier entre eux tous les magnétisés qui se tenaient en outre par les pouces pour favoriser le courant.

Voici comment Mesmer explique l'action du baquet :

On touche médiatement chacune des bouteilles du réservoir et on leur communique par cela même une impulsion électrique animale ; on charge de même l'eau qui recouvre les bouteilles et on détermine ainsi des « courants de mouvement ».

Si on veut, au moyen d'une baguette de fer terminée en

pointe et située au milieu du baquet, qu'on peut « toucher » de temps en temps, on entretient le mouvement dans une direction donnée et, par l'intermédiaire de la corde, il arrive un combat dans chaque individu pour le rétablissement de l'équilibre du fluide ou « mouvement électrique animal».

On comprend dès lors pourquoi l'appareil ne produisait ses grands effets que quand le réservoir du fluide, le Maître lui-même était là, et que lui-même entrait dans la chaîne.

Il lui suffisait pour cela de toucher les malades, de diriger sur eux sa baguette, ses doigts, ses regards.

L'effet du baquet était augmenté par celui de la musique. La pièce dans laquelle on magnétisait était sombre ; de temps en temps les sons d'un piano se faisaient entendre tantôt seuls, tantôt mêlés à ceux d'autres instruments et au chant de voix humaines.

Voyons maintenant quels étaient les signes de la magnétisation.

Il faut dire tout d'abord que les personnes que Mesmer se propose de soumettre à l'action de son agent appartiennent en majorité au sexe féminin ; beaucoup sont sujettes à des accès de vapeur, à des convulsions hystériques. Elles arrivent là, toutes frémissantes de l'inconnu, l'imagination troublée par les récits merveilleux, plus impressionnées encore par la mise en scène du baquet. Les consultants éprouvent d'abord des bâillements, des pandiculations, des malaises, des douleurs vagues et un sentiment de chaleur sur divers points du corps. Il y en a qui tombent dans une sorte d'assoupissement. Quand le Maître est là, les effets sont plus intenses; les yeux s'égarent, les gorges se soulèvent, les têtes se renversent. On gémit, on pleure, on rit, on suffoque. Puis viennent les cris, les étranglements, les mouvements convulsifs qui constituent ces « crises » que Mesmer considère comme critiques et favorables à la guérison. Quand la crise commence chez une femme, c'est comme l'étincelle qui met le feu aux poudres, et bientôt presque toutes sont en convulsion. Chez les hommes, les crises sont beaucoup plus rares.

« Il règne dans la salle où l'on expérimente, dit un contemporain, du calme, de l'ennui, de l'abattement, des soupirs, des pleurs, de l'agitation, des élans sympathiques inexprimables. Les malades obéissent à la voix du magnétiseur qui calme les plus frénétiques en les pénétrant de son regard profond pendant qu'il leur prend les mains ou passe les siennes sur les parties les plus agitées.

« Une heure ou deux suffisent à la production de ces signes. Dans les traitements particuliers ils sont bien moins accentués. Souvent, après plusieurs séances, les maux dont on souffrait sont nuls ou plus légers. »

Le succès de Mesmer fut immense pendant un certain temps. Les femmes surtout étaient passionnées. Le père Hervier en magnétisant une femme tombée en crise pendant la messe, avait fait au mesmerisme une immense réclame. De tous côtés on accourait aux chambres d'expérience, les uns pour y chercher de bonne foi la guérison, d'autres pour observer ; quelques-uns dans l'espoir d'y trouver des émotions qu'on disait puissantes. Dans la seule année 1784, Mesmer et Deslon magnétisèrent environ 8.000 personnes.

Le gouvernement s'émut alors et nomma pour étudier la question une commission d'abord de quatre membres de la Faculté : Borie, Sallin, d'Arcet et Guillotin, auxquels on adjoignit sur leur demande cinq membres de l'Académie des sciences : Le Roy, Franklin, Bailly, Lavoisier et de Borie que remplaça quelque temps après Majault.

Une autre commission, choisie au sein de la Société Royale de médecine, devait faire de son côté un examen du magnétisme et un rapport distinct. Elle était composée de Poissonnier, Caille, Mauduyt, Audry et L. de Jussieu.

Ni l'une ni l'autre de ces commissions ne furent directement en rapport avec Mesmer. La première, après avoir reçu les explications de Deslon, commença par s'assurer au moyen d'un électromètre et d'une aiguille de fer non aimantée que le baquet ne contient rien d'électrique ou d'aimanté. Rien non plus qui pût rendre palpable l'existence du fluide.

Passant alors à l'étude des effets produits sur les corps animés, les commissaires remarquèrent tout d'abord qu'ils se produisaient surtout chez les femmes et semblaient se propager de l'une à l'autre par imitation. Ils décidèrent alors, malgré l'opposition de Deslon, qu'ils n'opéreraient désormais que sur des individus isolés et, pour plus de sécurité, ils se soumirent d'abord eux-mêmes aux expériences. Ils furent magnétisés par Deslon lui-même tous les huit jours. Ils ne se produisit pas d'autre phénomène digne d'attention qu'un peu d'agacement des nerfs. Les séances furent rapprochées et reprises trois jours de suite sans plus de résultat.

On soumit ensuite au magnétisme quatorze malades parmi lesquels Franklin lui-même. Neuf n'éprouvèrent absolument rien. Un malade affecté d'hydarthrose, accusa une légère chaleur au genou; une dame très nerveuse fut prise au bout de cinq quarts d'heure d'un peu de tendance au sommeil, avec de l'agitation et du malaise; un troisième atteint d'ophthalmie sentit un peu de douleur, par la simple approche du pouce, dans le globe oculaire qui était le moins malade. Un quatrième exécutait des mouvements précipités de la tête et des épaules et se plaignait d'étouffer quand on lui passait les doigts verticalement devant le visage. Les effets furent moins prononcés mais identiques chez un cinquième.

La Commission désappointée entreprit en troisième lieu une série de contre-expériences. On constata que quand les individus ont les yeux bandés, les phénomènes perdent toute régularité et se produisent à contre-temps. Un jeune malade de Deslon est présenté comme devant reconnaître un arbre magnétisé. On le conduit successivement devant quatre arbres non magnétisés qu'on lui fait embrasser tour à tour pendant quelques minutes. Au quatrième il tombe en crises. Une femme est prise de crise en buvant dans une tasse d'eau qu'elle croyait magnétisée et qui ne l'était pas. Elle se calme en buvant de l'eau magnétisée à son insu suivant toutes les règles. Une autre a des convulsions en se croyant magnétisée à traver une porte alors qu'on ne fait sur elle aucune tentative, elle ne ressent rien au moment où le magnétiseur lui projette son fluide à travers la porte. Enfin à travers une porte faite avec un châssis de papier, on magnétise une lingère, suivant toutes les règles; elle ne ressent rien. Le magnétiseur la rejoint par un détour et la magnétise à pôles directs et à contresens, tout en ayant soin de se tenir à la même distance d'elle que dans le précédent essai. Elle tombe en crise. Il lui présente tout à coup les deux index placés en croix, ce qui était une manière de continuer le magnétisme à pôles directs; tous les phénomènes cessent.

Telles sont les expériences qui furent soigneusement consignées dans le rapport. La conclusion de la Commission fut que le magnétisme animal n'existait pas et qu'on devait mettre sur le compte de l'imagination des malades les effets qu'il est censé produire. On joignit au rapport un chapitre secret, avertissant le gouvernement du danger que faisaient courir aux bonnes mœurs les manœuvres du mesmérisme.

La Commission de la Société Royale de médecine travaillait avec non moins d'ardeur, mais avec une méthode beaucoup moins rigoureuse. Les expériences conduites par Deslon et Lavisse n'étaient pas aussi ingénieuses que les précédentes et ne présentaient pas les mêmes garanties de sincérité. Cependant elles suffirent là aussi à établir que l'imagination joue un grand rôle dans la production des phénomènes qui ont lieu lorsque les sujets se croient magnétisés alors qu'ils ne le sont nullement, tandis que rien ne se produit lorsque le sujet, ne se croyant pas magnétisé, l'est en réalité. La Commission de la Société Royale avait spécialement à examiner les effets thérapeutiques. Elle expérimenta sur trois classes de malades : 1° ceux dont les maux étaient évidents et avaient une cause connue; 2° ceux dont les maux légers consistaient en affections vagues, sans causes déterminées; 3° les mélancoliques.

Les malades de la première catégorie n'obtinrent aucun bénéfice d'un traitement de quatre mois, sans compter celui que plusieurs d'entre eux avaient suivi antérieurement. Ceux de la deuxième et de la troisième catégorie accusèrent une amélioration générale et un meilleur appétit.

Le rapport s'applique en outre à démontrer que les crises soi-disant magnétiques n'ont qu'un rapport de consonance avec ce qu'on est convenu d'appeler « crises » dans les maladies.

Laurent de Jussieu se refusa à signer le rapport qui, suivant lui, n'établissait pas d'une manière suffisante la non-existence du magnétisme. Mais celui qu'il publia séparément n'apporta pas beaucoup de preuves bien démonstratives de la réalité du mesmérisme.

Malgré l'autorité de ces documents qui furent répandus dans le public à 80.000 exemplaires, Mesmer n'en continua pas moins quelque temps encore à faire d'excellentes affaires. Mais deux échecs retentissants vinrent jeter la défaveur sur la fameuse panacée du magnétiseur. Il échoua en voulant magnétiser le prince de Prusse, et madame de Lamballe brava le baquet. Mesmer quitta bientôt après Paris, voyagea quelque temps et se retira enfin dans sa ville natale avec une jolie fortune. Il mourut en 1815.

En province, la croyance au magnétisme se soutenait mieux. C'était la mode alors parmi les officiers et les seigneurs de s'occuper de mesmérisme et plus d'un charmait les loisirs de la province ou de l'armée en magnétisant quelque malade. En dépit des efforts du Maître, la théorie avait subi des transformations et les hasards de l'expérience allaient mettre un des plus anciens élèves de Mesmer sur la voie de la vérité.

Disons d'abord que plusieurs fois, chez Mesmer lui-même, des malades avaient éprouvé des symptômes de somnambulisme. Plusieurs des malades de Deslon et de ceux qu'avait examinés la Commission de 1784 en avaient montré les symptômes qui se trouvent consignés dans le rapport de Bailly. Les commissaires de l'Académie des sciences signalaient de leur côté, qu'au lieu d'éprouver des convulsions, certains malades paraissaient plongés dans un repos profond. Il y en avait qui semblaient invinciblement attirés l'un vers l'autre. De Jussieu signale dans son rapport particulier le cas d'un jeune homme qui parcourait silencieusement la salle, touchait ses camarades, puis, revenu à son état naturel, ne se souvenait plus de rien. Mesmer lui-même avait à son service une bonne qui, sous l'influence du magnétisme, tombait dans un état spécial dans lequel elle agissait comme pendant la veille, pouvait s'habiller, marcher, faire toutes sortes d'exercices. Si on lui présentait la pointe d'une baguette magnétisée, elle sélançait dessus pour la saisir. Elle était attirée par Mesmer comme le fer par l'aimant.

Mais ce n'était pas le sommeil que cherchait Mesmer, il ignorait leparti qu'on peut tirer du somnambulisme, ou s'il le sut, il ne fit pas part de cette partie de sa science à ses élèves.

Ce fut le marquis de Puységur qui véritablement découvrit le somnambulisme en 1784. Retiré dans sa terre de Busancy et fervent adepte de Mesmer, il s'était mis à soigner les paysans d'alentour par le magnétisme, Parmi eux se trouvait un jeune homme atteint de fluxion de poitrine. Puységur le magnétise et n'est pas peu surpris de le voir s'endormir paisiblement, et tout en dormant parler, s'occuper de ses affaires, chanter les airs qu'on lui indiquait. Le marquis s'aperçut bientôt qu'il pouvait à volonté diriger les idées de son malade, lui faire croire qu'il assistait à une fête, qu'il dansait, ou se livrait à des jeux d'adresse.

A quelque temps de là Puységur, accablé par la clientèle, magnétisa un arbre. Le premier cas de somnambulisme qui s'y produisit, mérite d'être rapporté. Qu'est-ce que je vois là ? dit le sujet, en s'approchant de l'arbre. Aussitôt sa tête s'inclina sur sa poitrine et il s'endormit. Ramené chez lui, il ne se souvenait plus de rien. Bientôt les cas se multiplièrent aux mains de Puységur, et au bout de quelques mois il en comptait dix.

On venait de très loin pour assister à ces scènes et on s'en retournait émerveillé. Un curieux raconte que les malades en crise avaient un pouvoir surnaturel par lequel rien qu'en touchant un malade, même par-dessus ses vêtements, ils sentaient quel était le viscère affecté, et indiquaient les remèdes convenables. Ainsi prit naissance cette opinion que les somnambules ont le don de voir à l'intérieur du corps, de découvrir et de guérir les maladies, opinion que les magnétiseurs eux-mêmes partageaient.

A mesure que les faits devenaient plus nombreux, la théorie se modifiait. L'agent n'est plus un fluide *universel*, mais un fluide *personnel*, accumulé dans le cerveau et auquel les nerfs servent de conducteurs. Il peut être lancé au dehors et accumulé dans telle ou telle partie du corps vivant. Le ridicule appareil des mesméristes va disparaître. Plus de chaînes, de baquet, et de baguettes magnétiques. Puységur croit avoir découvert le mécanisme de l'action des procédés de Mesmer, action qu'il attribue à l'influence de la volonté. « Croyez et veuillez » dit-il et écrit-il. La volonté suffit pourvu qu'elle soit forte. « Il faut, dit Puységur, que le magnétiseur veuille fortement et que son attention ne soit pas distraite. » C'est le mécanisme de la suggestion implicitement découvert.

Cependant le marquis n'arriva pas du premier coup à ces conclusions. Pendant assez longtemps il fit placer ses malades en chaîne sous l'arbre magnétisé. Il attendait alors que les premiers effets se fussent manifestés parmi les divers membres de la chaîne puis il en choisissait un, le touchait ou lui présentait sa baguette, le sujet s'endormait aussitôt. C'est ce qui faisait dire à H. Clocquet qui assistait aux expériences : « Le complément de l'état magnétique est une apparence de sommeil pendant lequel les facultés physiques paraissent suspendues, mais au profit des facultés intellectuelles. Dans cet état, le sujet n'entend que la voix de son magnétiseur. Les yeux sont fermés, cependant le somnambule sait trouver les bons morceaux dans un plat qu'on lui présente. En dirigeant sur lui sa baguette, le maître attire son sujet où il veut. Pour les réveiller, il suffit de passer les doigts sur les yeux du dormeur ou de l'envoyer embrasser l'arbre. »

Bientôt Puységur remplaça sa baguette de fer par une baguette de verre qu'il trouvait meilleur conducteur de l'électricité animale. Il avait aussi certains moyens de renforcement, comme de placer plusieurs personnes entre lui et le malade ou de diriger sur ce dernier une bouteille au lieu d'une baguette.

Les phénomènes se répètent à peu près identiques chez tous les malades, mais leur intensité varie : ils prédisent l'avenir, voient, les yeux fermés et à travers les corps opaques ; ils connaissent les maladies et peuvent indiquer les remèdes. Un des malades du marquis, un jeune homme, avait la faculté de se faire tomber en crise lui-même et d'en sortir tout seul. Puységur nota aussi chez quelques-uns de ses sujets que la tendance au somnambulisme peut se prolonger d'une manière désagréable. Quelques individus ne pouvaient approcher le magnétiseur sans éprouver immédiatement l'envie de dormir.

On voit quelle différence il y a entre ces résultats et ceux de Mesmer. Ce dernier cherche à provoquer des crises nerveuses à grand spectacle. Son magnétisme ne rappelle en rien, le sommeil hypnotique que par la *suggestion* exercée par ses procédés sur l'imagination. Mais Mesmer n'a eu aucune conscience de la valeur de cet agent ni du mécanisme de son influence.

La doctrine de Puységur se rapproche davantage de la vérité. On peut dire qu'elle a été la véritable origine de la découverte de l'hypnotisme bien qu'il n'ait pas présenté la part considérable qui revient au sujet lui-même dans la production de l'hypnose.

Puységur s'empressa de livrer sa découverte à ceux qui s'occupaient de la question, et partout où on put obtenir le somnambulisme, l'admiration qu'inspirait ce phénomène fût si grande qu'on en oublia le magnétisme pour ne s'occuper plus que du somnambulisme.

Mais on n'abandonna pas pour cela la théorie du fluide, d'autant moins que les sujets magnétisés affirmaient pendant leur sommeil que non seulement ils sentaient, mais encore qu'ils voyaient le fluide environnant le magnétiseur comme une auréole.

Dans les sociétés magnétiques qui couvraient la France, les opinions ne différaient guère de celles qu'on professait à Busancy. Ces sociétés avaient leurs sièges principaux à Strasbourg, Metz, Bayonne, Valence et Lyon. Il y en avait aussi quelques-unes dans les pays voisins.

Une fois Mesmer disparu, des schismes nombreux se formèrent. A côté de la théorie du fluide apparut la théorie spiritualiste du chevalier de Barbarin, qui prétendait opérer des cures merveilleuses par les seules forces de l'âme et de la prière.

Les Swedenborgistes, d'autre part, soutenaient que ce qu'il y a de physique dans le magnétisme n'est que secondaire et purement instrumental. Ce qui fait le fondement du magnétisme est de l'ordre mental et spirituel. La maladie est l'esprit de la maladie. La guérison s'obtient en remplaçant le mauvais esprit par un meilleur. Pour eux la somnambule est une personne inspirée de Dieu.

Dans une lettre adressée à la Société de Strasbourg, une société de Stockholm distingue entre les effets du désir du magnétiseur et les effets de ce même désir soumis à la volonté de Dieu dont on a imploré la bénédiction. Quelques auteurs avec Keleph-ben-Nathan condamnent encore le magnétisme comme œuvre des mauvais esprits.

En 1787, Petetin (de Lyon) apporta de nouveaux documents auxquels il joignit une théorie propre, qu'il considérait comme tout à fait opposée à celle du magnétisme. Les faits qu'il publie appartiennent à la catalepsie hystérique compliquée souvent de somnambulisme ou d'extase.

Ce qui distingue les malades de Petetin c'est la transposition des sens à l'épigastre, ou à l'extrémité des doigts ou des orteils avec ou sans disposition des membres à garder les attitudes qu'on leur donne. Ses malades voient à travers les corps opaques, lisent dans leur propre corps et dans celui des autres. Elles présentent une insensibilité générale ou partielle, suivent la main qui les attire, devinent la pensée des personnes qui approchent et exécutent leur ordre mental. Pendant toute la durée des accès, elles entretiennent une conversation aisée avec la personne qui reste en rapports avec elles tandis qu'elles semblent comme isolées du reste du monde.

Petetin attribuait tous ces phénomènes, non pas à un fluide mais à l'électricité animale, dont l'action était selon lui démontrée par l'expérience suivante, dite d'attraction et de répulsion. Voici comment le médecin de Lyon recommande de la pratiquer : « Réunissez les doigts en forme de cône ; laissez-les tomber lentement sur ceux de la malade. Sans avoir été touchés ceux-ci s'élèvent et s'arrêtent à un pouce environ des vôtres. Mais qu'un tiers place entre vos doigts et ceux du sujet un verre de vitre l'attraction cesse à l'instant. »

Petetin expliquait ce phénomène ainsi qu'il suit :

« Le fluide qui s'échappe à travers les pores de la peau forme une atmosphère plus épaisse au bout des doigts et des orteils.

Lorsqu'on plonge les doigts réunis dans cette atmosphère, les molécules du fluide électrique qu'ils exhalent entrent en contact avec celles dont elle est formée ; la collision qui en résulte est portée de part et d'autre au cerveau. Mais le système nerveux des cataleptiques est seul influencé et les muscles de leurs membres obéissent à l'action nerveuse provoquée. » Il faut donc régulariser la distribution du fluide nerveux dans l'organisme. Petetin opérait cette régularisation à l'aide d'appareils particuliers, de bains électriques et aussi de l'aspiration ou de l'insufflation, procédés qui furent longtemps en vogue et qui consistent à poser une main sur la tête du malade et l'autre sur l'estomac pendant que, avec la bouche, on aspire fortement ou on souffle au bout du nez du sujet. Cela calme immédiatement les attaques.

Au moment où la Révolution éclata en France, le mesmérisme était donc en pleine discussion, et les esprits partagés entre trois grands courants : le spiritualisme avec le chevalier de Barbarin, la théorie fluidique avec Orelut et Bonnefoy de Lyon, l'électricité animale avec Petetin. Au milieu de ces perpétuelles controverses, le magnétisme eut peut-être sombré sous les théories surannées quand la guerre civile et étrangère dispersa les magnétiseurs. Beaucoup émigrèrent pendant la Terreur, Bailly fut guillotiné, Puységur jeté en prison. Pendant le consulat et l'Empire, le magnétisme jeta quelques lueurs éparses. Puységur rendu à la liberté avait repris, mais plus obscurément, ses expériences. Il substitua alors les écrits à la parole et publia plusieurs ouvrages. Petetin mourait quelque temps après en terminant son œuvre sur l'électricité animale.

En 1813, un contemporain de Puységur, qui jusqu'alors était resté dans l'ombre, Deleuze, publia son *Histoire critique du magnétisme animal.* Il y déclara tout d'abord s'éloigner systématiquement de l'étrange et du merveilleux ; il ne veut pas de théorie mais des faits bien étudiés à comparer, à classer ; on les reliera plus tard. Malheureusement le livre ne tient pas ces promesses. Deleuze admet l'existence du magnétisme, sans en donner aucune preuve valable. Il s'étend avec complaisance sur les procédés usités pour magnétiser l'eau, les arbres, etc. Il insiste sur la différence de puissance des magnétiseurs et signale sans en comprendre l'importance, l'influence de la confiance des malades sur la réussite du traitement. Il étend à presque toutes les maladies l'action du magnétisme ; car il cite comme relevant de cet agent : la fluxion de poitrine, la pneumonie, l'esquinancie, la fièvre typhoïde, la goutte, les hydropisies essentielles, la fièvre d'accès, les rhumatismes, sciatiques et autres névralgies, les migraines violentes et périodiques.

Il avoue bien que le magnétisme ne guérit pas toujours radicalement, mais il affirme qu'il chasse certaines maladies qui auraient résisté longtemps à tous les secours de la médecine ordinaire. Cela suffit pour motiver son emploi.

Le somnambulisme étonne Deleuze, qui le considère comme rare. La description qu'il en donne prouve à la fois une certaine finesse d'observation et une grande crédulité. Il ne voit dans l'état somnambulique qu'une concentration des facultés, de laquelle résulte plus de délicatesse et de netteté dans les sensations et de facilité dans les calculs de l'intelligence. Il conseille de se méfier des somnambules, et cependant admet la possibilité de la pressensation, c'est-à-dire de la faculté spéciale qu'elles auraient, au dire de Puységur, de sentir d'avance les événements futurs.

Le somnambule, dit-il, a les yeux fermés ; il ne voit pas par les yeux et n'entend pas par les oreilles, mais il voit et entend mieux que l'homme éveillé.

Il ne voit et n'entend que ceux avec lesquels il est en rapport.

Il ne voit que ce qu'il regarde et ne regarde ordinairement que les objets sur lesquels on dirige son attention.

Il est soumis à la volonté de son magnétiseur pour tout ce qui ne peut lui nuire et pour tout ce qui ne contrarie pas en lui les idées de justice et de vérité.

Il sent la volonté de son magnétiseur.

Il voit le fluide magnétique.

Il voit ou plutôt il sent l'intérieur de son corps et celui des autres, mais n'y remarque ordinairement que les parties qui ne sont pas naturelles et qui troublent l'harmonie.

Il retrouve dans sa mémoire le souvenir des choses qu'il avait oubliées pendant la veille.

Il a des pressensations qui peuvent être erronées dans plusieurs circonstances et qui sont limitées dans leur étendue.

Il s'énonce avec une facilité surprenante.

Il n'est point exempt de vanité.

Il se perfectionne de lui-même pendant un certain temps s'il est conduit avec sagesse ; il s'égare s'il est mal dirigé. Lorsqu'il rentre dans l'état naturel, il perd absolument le souvenir de toutes les sensations et de toutes les idées qu'il a eues pendant le somnambulisme.

On a vu des somnambules parler d'eux-mêmes comme si leur individu dans l'état de veille et leur individu en état de somnambulisme étaient deux êtres distincts et tout à fait indifférents l'un à l'autre.

Malgré cette étude assez approfondie du sujet, Deleuze n'attache aucune importance au somnambulisme dont il ne croit pas qu'on puisse tirer parti. Il soutient, au contraire, l'efficacité du magnétisme et garantit que « vous réussirez toujours si vous touchez attentivement des malades avec la volonté de leur faire du bien et que cette volonté ne soit distraite par aucune autre idée ».

Dès les premiers mois de 1815 Paris, rentré dans le calme, commence à reporter son attention sur le magnétisme animal, depuis si longtemps délaissé. Puységur a reformé avec quelques magnétiseurs survivants du siècle dernier une nouvelle société dont il est le président, et les cures merveilleuses recommencent de plus belle.

A ce moment arrive des Indes un brahmine nommé Faria dont les opinions vont ébranler de nouveau les bases de la question. Il professe, en effet, que le fluide magnétique n'existe pas, que la volonté du magnétiseur ne saurait produire le somnambulisme. Ce qu'il faut, c'est la volonté du magnétisé. Le somnambulisme a sa raison d'être et sa cause dans le sujet même qui l'éprouve. Il n'a besoin ni de gestes ni de passes. Il se contente de dire au sujet, sur le ton du commandement, ce seul mot « Dormez ». Après quelques instants l'individu s'endort et entre en état de sommeil lucide.

Il sait donner à ses sujets des hallucinations du goût et leur fait prendre des verres d'eau pour du vin ou pour un breuvage délicieux. On croirait que Faria va se rapprocher de la vérité avec ces données si exactes touchant l'influence de l'imagination. Il n'en est rien cependant et les explications qu'il donne sont exagérées et invraisemblables. En plein XIXe siècle, il vient soutenir que les âmes des somnambules peuvent voyager au loin, franchir les limites de l'atmosphère terrestre et visiter la lune et les autres astres. Mais ce qui est plus inconcevable encore, c'est qu'il se soit trouvé des gens assez crédules pour accepter le récit de ces prétendus voyages et considérer comme exacte la description des habitants de notre satellite, de leurs mœurs et même de leur mode de reproduction.

Malgré ces errements et grâce à la réserve de Deleuze et de Cuvillier d'Henin, secrétaire de la nouvelle société fondée par Puységur après la Révolution, le magnétisme se purifiait chaque jour et se débarrassait petit à petit du charlatanisme. Il n'y avait plus de traitements publics, partant plus de crises provoquées par l'imitation. Mais les magnétiseurs n'en sacrifiaient pas pour cela leur croyance au fluide. Sur l'existence de ce fluide l'accord était unanime. Mais il n'en était pas de même quand il s'agissait d'en préciser la nature. Quelques-uns, bien rares il est vrai, tenaient encore pour le fluide universel du Maître. D'autres s'accommodaient mieux de l'électricité animale de Petetin, de la chaleur animale de de Jussieu. Il y en avait qui nommaient le fluide : nerveux, électro-nerveux, humain.

Le succès du magnétisme était plus grand à l'étranger qu'en France. En Russie, dès 1815, le czar Alexandre avait, sous l'inspiration de Mme de Krudner, nommé une commission pour examiner le magnétisme. Celle-ci déclara que c'était un agent de grande importance, qui, par cela même, ne doit être employé que par des médecins instruits. Le czar rendit quelque temps après un ukase dans le sens du vœu émis par la commission.

En 1817, le roi de Danemark rendit une ordonnance confirmative d'un décret du Collège de santé admettant le magnétisme dans la pratique médicale, mais sous les mêmes conditions et avec les mêmes réserves qu'en Russie.

Le roi de Suède établit en même temps par un règlement que les candidats au grade de docteur en médecine, auraient à soutenir des thèses sur le magnétisme.

En 1817, le roi de Prusse signe le 9 février une ordonnance réservant aux médecins seuls la pratique du magnétisme.

En 1818, l'Académie des sciences de Berlin proposait un prix de 3.000 francs à l'auteur du meilleur mémoire sur le magnétisme animal.

En France, le gouvernement s'abstenait; les Académies, fortes du remarquable rapport de Bailly, restaient indifférentes au débat. Néanmoins l'idée du magnétisme faisait son chemin dans le monde savant. Laplace, Cuvier, Arago qui avaient expérimenté par eux-mêmes, déclaraient qu'il était impossible de ne pas reconnaître une puissance autre que l'imagination dans des effets qui réunissaient tant de témoignages honorables. Les écrits et les cours publics sur le magnétisme se multipliaient. Un jeune médecin, Alexandre Bertrand plaidait hautement dans son cours la cause de cette doctrine dont Georget crut devoir faire un examen sérieux dans sa physiologie du système nerveux. En 1820 enfin, un nouveau champ s'ouvrait aux recherches dans les salles d'hôpital. Le magnétisme semblait devoir entrer dans la voie vraiment scientifique. Husson venait d'ouvrir son service à des expériences dirigées par le baron Dupotet, l'un des plus célèbres élèves de Mesmer.

Parmi les sujets se trouve une demoiselle Samson, hystérique, qui pendant le sommeil somnambulique voit dans son estomac, dans son cœur, dans sa poitrine. A une autre épreuve, à l'heure ordinaire des visites et des magnétisations, Dupotet, au lieu d'aller trouver la malade, l'endort du fond de son cabinet de travail où il était enfermé. Une autre fois Dupotet et Husson arrivent dans la salle et s'y promènent sans avoir l'air de prendre garde à la malade. Husson s'arrête à un lit de distance, tandis que Dupotet feignant de parler à la voisine en réalité a la volonté de magnétiser Samson. Celle-ci tombe quelques instants après en somnambulisme. Ce fait émerveille Husson. Le succès des expériences s'ébruite et prend de telles proportions que le Conseil général des hospices enjoint de les cesser. On les suspendit en effet à l'Hôtel-Dieu. Mais Georget et Rostan reprirent les recherches à la Salpêtrière sur deux épileptiques : Petronille et Manoury. Malheureusement ces expériences valent les précédentes. Au lieu d'étudier les phénomènes purement somatiques du sommeil, de les isoler et de différencier ceux qu'on pouvait considérer comme réels de ceux qui n'étaient pas démontrés, les deux médecins se laissèrent aller à rechercher l'exactitude des phénomènes qui paraissaient les plus merveilleux et les plus extraordinaires : transposition des sens, prévision des maladies. Il n'était cependant pas difficile de voir qu'il n'y avait là qu'une pure supercherie. Une méthode un peu sévère eut suffi. Mais on acceptait pour ainsi dire sans contrôle toutes les billevesées des somnambules.

Manoury, qui était devenue épileptique après une chute dans le canal de l'Ourcq, ayant annoncé qu'elle ne guérirait qu'après avoir été jetée à l'eau dans le même canal, on expérimenta le procédé. La malade fut endormie, puis plongée dans une baignoire où on lui maintint la tête sous l'eau pendant assez longtemps. On l'en tira à demi noyée, mais pas du tout guérie. Elle avoua d'ailleurs en 1833 qu'elle avait souvent abusé de la crédulité de ses admirateurs. Dechambre, Diday, Dewulf et Henri Roger constatèrent d'ailleurs en 1836 qu'elle ne dormait nullement, qu'elle se déroutait et ne faisait que des sottises lorsqu'on prenait la simple précaution expérimentale de ne point l'avertir de ce qu'on allait faire.

Malgré l'insuffisance de l'expérimentation, le nombre des faits nouveaux qu'on publiait chaque jour, l'apparence de leur garantie scientifique éclaircissait chaque jour les rangs des adversaires du magnétisme.

— Êtes-vous convaincu ! dit un jour Dupotet au célèbre Récamier après une série d'expériences.

— Non, répondit l'illustre chirurgien, mais je suis ébranlé. C'était l'expression littérale de l'état d'esprit de bien des savants.

Les sociétés savantes gardaient un silence obstiné. Un des spectateurs les plus distingués et les plus convaincus des expériences des hôpitaux, le Dr Foissac, crut que le moment était venu de rompre ce mutisme et qu'il serait bon et habile de présenter de nouveau la question du magnétisme à l'appréciation de l'Académie des sciences et à celle de l'Académie de médecine. Il envoya donc aux deux compagnies une note (11 aout 1825) où il était dit que : en posant successivement la main, sur la tête, la poitrine et l'abdomen d'une personne inconnue les somnambules reconnaissent aussitôt de quelle maladie cette personne est atteinte et indiquent si la cure est facile ou difficile, prochaine ou éloignée et quels sont les moyens à employer. Dans cet examen, dit encore la note, les somnambules ne s'écartent jamais des principes avoués de la saine médecine et leurs inspirations tiennent du génie qui animait Hippocrate.

Cuvier, secrétaire de l'Académie des sciences, accusa reception de l'envoi et ce fut tout. L'Académie de médecine garda le silence jusqu'au 11 octobre 1825 où on lut en séance publique une lettre de Foissac, priant l'Académie de recommencer l'examen du magnétisme animal. Malgré son hostilité mal déguisée, l'Académie élut une commission dont le rapporteur était Husson, champion bien connu du magnétisme animal.

Le 28 février 1826, celui-ci déposa son rapport dont nous reproduisons ici les conclusions :

La Commission pense :

1° Que le jugement porté en 1784 par les commissaires chargés par le Roi d'examiner le magnétisme animal ne doit en aucune manière vous dispenser à nouveau de l'examiner, parce que, dans les sciences, un jugement quelconque n'est pas une chose absolue, irrévocable.

2° Parce que les expériences d'après lesquelles ce jugement a été porté paraissent avoir été faites sans ensemble, sans le concours simultané et nécessaire de tous les commissaires et avec des dispositions morales qui devaient, d'après les principes du fait qu'ils étaient chargés d'examiner, les faire complètement échouer.

3° Que le magnétisme ainsi jugé en 1784 diffère entièrement par la théorie, les procédés et les résultats de celui que des observateurs exacts, probes, attentifs, que des médecins éclairés, laborieux, opiniâtres, ont étudié dans ces dernières années.

4° Qu'il est de l'honneur de la médecine française de ne pas rester en arrière des médecins allemands dans l'étude des phénomènes que les partisans éclairés et impartiaux du magnétisme annoncent être produits par ce nouvel agent.

5° Qu'en considérant le magnétisme comme un remède secret, il est du devoir de l'Académie de l'étudier, de l'expérimenter, afin d'en enlever l'usage et la pratique aux gens tout à fait étrangers à l'art, qui abusent de ce moyen et en font un objet de lucre et de spéculation.

Ces conclusions étaient habiles et ne permettaient guère à l'Académie de reculer. Elles donnèrent lieu à une discussion orageuse qui se termina par la nomination d'une commission permanente de neuf membres. Leroux, Double, Bourdois, Magendie, Guersant, Laënnec, Tillaye, Marc, Itard, Fouquier et Gueneau de Mussy furent tout d'abord nommés; sur leur demande on leur adjoignit Husson; Laënnec s'étant retiré pour raisons de santé fut remplacé par Esquirol; Magendie et Double n'assistèrent pas aux séances : le premier, parce qu'il trouvait insuffisantes les mesures de précaution prises par les commissaires; le second, tout à fait ennemi des idées magnétiques, se retira dès qu'il le put de la commission où il n'était entré que sur les instances réitérées de ses collègues.

La commission ne déposa son rapport qu'au bout de six ans.

On pourrait croire que ce temps fut consacré à une étude approfondie de la question. Il n'en fut rien; une opposition secrète entravait les travaux. Foissac s'était immédiatement mis aux ordres des commissaires qui se réunirent d'abord chez lui, puis partout où il y avait des phénomènes à observer ou des faits à constater. Bientôt sans qu'on puisse savoir d'où cela venait, on suscita au magnétiseur des obstacles de toute nature; on l'empêcha de faire dans les hospices les expériences qu'il croyait les plus propres à entraîner la conviction. La commission fit même allusion dans le rapport aux nombreux et puissants obstacles qui arrêtaient ses travaux.

Le rapport de Husson fut lu dans les séances des 21 et 28 juin 1831. Les conclusions donnent une idée si exacte du magnétisme tel qu'on le comprenait alors qu'il nous a paru bon de les mettre ici en parallèle avec les propositions de Mesmer. Ces deux documents marquent en effet deux étapes successives de la question d'une façon beaucoup plus nette que ne le pourraient faire des considérations personnelles. Ces conclusions étaient une véritable apologie du magnétisme animal.

1° Le contact des pouces et des mains, les frictions ou certains gestes que l'on fait, à peu de distance du corps et appelés passes sont les moyens employés pour se mettre en rapport, ou, en d'autres termes, pour transmettre l'action du magnétiseur au magnétisé.

2° Les moyens qui sont extérieurs et visibles ne sont pas toujours nécessaires, puisque, dans plusieurs occasions, la volonté, la fixité du regard, ont suffi pour produire les phénomènes magnétiques même à l'insu des magnétisés.

3° Le magnétisme animal agit sur des personnes de sexe et d'âge différents.

4° Le temps nécessaire pour transmettre et faire éprouver l'action magnétique a varié depuis une demi-heure jusqu'à une minute.

5° Le magnétisme n'agit pas en général sur les personnes bien portantes.

6° Il n'agit pas non plus sur tou les malades.

7° Il se déclare quelquefois pendant qu'on magnétise des effets insignifiants et fugaces que nous n'attribuons pas au magnétisme seul, tels qu'un peu d'oppression, de chaleur ou de froid et quelques autres phénomènes nerveux dont on peut se rendre compte sans l'intervention d'un agent particulier, savoir : par l'espérance ou la crainte, la prévention et l'attente d'une chose inconnue et nouvelle, l'ennui qui résulte de la monotonie des gestes, le silence et le repos observés dans les expériences, enfin par l'imagination qui exerce un si grand empire sur certains esprits et sur certaines organisations.

8° Un certain nombre des effets observés nous ont paru dépendre du magnétisme seul et ne se sont pas reproduits sans lui. Ce sont des phénomènes physiologiques et thérapeutiques bien constatés.

6° Les effets réels produits par le magnétisme sont très variés ; il agite les uns, calme les autres. Le plus ordinairement il cause l'accélération momentanée de la respiration et de la circulation, des mouvements convulsifs fibrillaires passagers, ressemblant à des secousses électriques, un engourdissement plus ou moins profond, de l'assoupissement, de la somnolence et, dans un petit nombre de cas, ce que les magnétiseurs appellent somnambulisme.

10° L'existence d'un caractère unique, propre à faire reconnaître dans tous les cas la réalité de l'état de somnambulisme, n'a pas été constatée.

11° Cependant on peut conclure avec certitude que cet état existe quand il donne lieu au développement de facultés nouvelles qui ont été désignées sous le nom de clairvoyance, d'intuition, de prévision intérieure, ou qu'il produit de grands changements dans l'état physiologique comme l'insensibilité, un accroissement subit et considérable des forces, et quand cet effet ne peut être rapporté à une autre cause.

12° Comme parmi les effets attribués au somnambulisme, il en est qui peuvent être simulés, le somnambulisme lui-même peut être quelquefois simulé et fournir au charlatanisme des moyens de déception. Aussi dans l'observation de ces phénomènes qui se présentent encore comme des faits isolés qu'on ne peut rattacher à aucune théorie, ce n'est que par l'examen le plus attentif, les précautions les plus sévères et par des épreuves nombreuses et variées qu'on peut échapper à l'illusion.

13° Le sommeil, provoqué avec plus ou moins de promptitude et établi à un degré plus ou moins profond, est un effet réel, mais non constant du magnétisme.

14° Il nous est démontré qu'il a été provoqué dans des circonstances où les magnétisés n'ont pu voir et ont ignoré les moyens employés pour le déterminer.

15° Lorsqu'on a fait tomber une fois une personne dans le sommeil du magnétisme, on n'a pas toujours besoin de recourir au contact et aux passes pour la magnétiser de nouveau. Le regard du magnétiseur, sa volonté seule, ont sur elle la même influence. Dans ce cas, on peut non seulement agir sur le magnétisé, mais encore le mettre complètement en somnambulisme et l'en faire sortir à son insu hors de vue, à une certaine distance et au travers des portes fermées.

16° Il s'opère ordinairement des changements plus ou moins remarquables dans les perceptions et les facultés des individus qui tombent en somnambulisme par l'effet du magnétisme.

a. — Quelques-uns au milieu du bruit de conversations confuses, n'entendent que la voix de leur magnétiseur; plusieurs répondent d'une manière précise aux questions que celui-ci ou que les personnes avec lesquelles on les a mis en rapport leur adressent; d'autres entretiennent des conversations avec toutes les personnes qui les entourent; toutefois il est rare qu'ils entendent ce qui se passe autour d'eux La plupart du temps ils sont complètement étrangers au bruit extérieur et inopiné fait à leurs oreilles, tels que le retentissement de vases de cuivre vivement frappés près d'eux, la chute d'un meuble, etc.

b. — Les yeux sont fermés, les paupières cèdent difficilement aux efforts qu'on fait avec la main pour les ouvrir; cette opération, qui n'est pas sans douleur, laisse voir le globe de l'œil convulsé et porté vers le haut quelquefois vers le bas de l'orbite.

c. — Quelquefois l'odorat est comme anéanti. On peut leur faire respirer l'acide muriatique ou l'ammoniaque, sans qu'ils en soient incommodés, sans qu'ils s'en doutent. Le contraire a lieu dans certains cas, et ils sont sensibles aux odeurs.

d. — La plupart des somnambules que nous avons vus étaient complètement insensibles. On a pu leur chatouiller les pieds, les narines et l'angle des yeux par l'approche d'une plume, leur pincer la peau de manière à l'ecchymoser, la piquer sous l'ongle avec des épingles enfoncées à l'improviste à une assez grande profondeur, sans qu'ils s'en soient aperçus. Enfin on en a vu une (1) qui a été insensible à une des opérations les plus douloureuses de la chirurgie et dont la figure, ni le pouls, ni la respiration n'ont dénoté la plus légère émotion.

17° Le magnétisme a la même intensité, il est aussi promptement ressenti à une distance de six pieds que de six pouces ; et les phénomènes qu'il développe sont les mêmes dans les deux cas.

18° L'action à distance ne paraît pouvoir s'exercer avec succès que sur des individus qui ont été déjà soumis au magnétisme.

19° Nous n'avons pas vu qu'une personne magnétisée pour la première fois, tombât en somnambulisme. Ce n'a été quelquefois qu'à la huitième ou dixième séance que le somnambulisme s'est déclaré.

20° Nous avons vu constamment le sommeil ordinaire, qui est le repos des organes des sens, des facultés intellectuelles et des mouvements volontaires, précéder et terminer l'état de somnambulisme.

21° Pendant qu'ils sont en somnambulisme, les magnétisés que nous avons observés, conservent l'exercice des facultés qu'ils ont pendant la veille. Leur mémoire même paraît plus fidèle et plus étendue, puisqu'ils se souviennent de tout ce qui s'est passé pendant tout le temps et toutes les fois qu'ils ont été en somnambulisme.

22° A leur réveil, ils disent avoir oublié totalement toutes les circonstances de l'état de somnambulisme et ne s'en ressouvenir jamais. Nous ne pouvons avoir à cet égard d'autre garantie que leur déclaration.

23° Les forces musculaires des somnambules sont quelquefois engourdies et paralysées, d'autres fois les mouvements ne sont que gênés et les somnambules marchent en chancelant à la manière des hommes ivres et sans éviter, quelquefois aussi en évitant, les obstacles qu'ils rencontrent sur leur passage. Il y a des somnambules qui

1. C'était une allusion à une malade que J. Clocquet avait opérée en 1829 d'un cancer du sein pendant qu'elle était plongée en somnambulisme. La malade n'avait rien senti.

conservent intact l'exercice de leurs mouvements ; on en voit même qui sont plus forts et plus agiles que dans l'état de veille.

24° Nous avons vu deux somnambules distinguer, les yeux fermés, les objets qu'on a placés devant eux. Ils ont désigné, sans les toucher, la couleur, la valeur des cartes; ils ont lu des mots tracés à la main, ou quelques lignes de livres que l'on a ouverts au hasard. Ce phénomène a eu lieu lors même qu'avec les doigts on fermait exactement l'ouverture des paupières.

25° Nous avons rencontré chez deux somnambules la faculté de prédire des actes de l'organisme, plus ou moins éloignés, plus ou moins compliqués.

L'un deux a annoncé plusieurs jours, plusieurs mois d'avance le jour, l'heure et la minute de l'invasion et du retour d'accès épileptiques; l'autre a indiqué l'époque de sa guérison. Leurs prévisions se sont réalisées avec une exactitude remarquable. Elles ne nous ont paru s'appliquer qu'à des actes ou à des blessures de leur organisme.

26° Nous n'avons rencontré qu'une seule fois une somnambule qui ait indiqué les symptômes de la maladie de trois personnes, avec laquelle on l'avait mise en rapport. Nous avions cependant fait des recherches sur un assez grand nombre.

27° Pour établir avec quelque justesse les rapports du magnétisme avec la thérapeutique, il faudrait en avoir observé les effets sur un grand nombre d'individus, et avoir fait longtemps et tous les jours des expériences sur les mêmes malades. Cela n'ayant pas eu lieu, la commission a dû se borner à dire ce qu'elle avait vu dans un trop petit nombre de cas pour oser rien prononcer.

28° Quelques-uns des malades magnétisés n'ont ressenti aucun bien. D'autres ont éprouvé un soulagement plus ou moins marqué, savoir : l'un la suppression de douleurs habituelles, l'autre le retour des forces, un troisième un retard de plusieurs mois dans l'apparition des accès épileptiques, et un quatrième, la guérison complète d'une paralysie grave et ancienne.

29° Considéré comme agent de phénomènes physiologiques, ou comme moyen thérapeutique, le magnétisme devrait trouver sa place dans le cadre des connaissances médicales, et par conséquent les médecins seuls devraient en faire et en surveiller l'emploi, ainsi que cela se pratique dans les pays du Nord.

30° La commission n'a pu vérifier, parce qu'elle n'en a pas eu l'occasion, d'autres facultés que les magnétiseurs avaient annoncées chez les somnambules. Mais elle a recueilli et elle communique des faits assez importants pour qu'elle pense que l'Académie devrait encourager les recherches sur le magnétisme, comme une branche très curieuse de physiologie et d'histoire naturelle.

C'était assez clairement demander à l'Académie de sanctionner de son approbation la réalité du magnétisme et des phénomènes qu'il engendre. Mais la docte compagnie ne se laissa pas séduire par l'éloquence captieuse du Rapporteur. Demeurée quand même hostile au magnétisme, elle se refusa à faire imprimer le rapport qui, sur la proposition de Roux, fut seulement autographié. C'était une manière de « l'enterrer ». On le laissa dormir au fond des pupitres et aucune discussion ne s'éleva, aucune conclusion ne fut adoptée.

Près de six ans s'étaient écoulés sans qu'on parlât du magnétisme lorsque Oudet vint raconter à l'Académie l'histoire d'une dent arrachée sans douleur pendant le sommeil hypnotique. L'Académie avait été si peu ébranlée par le rapport de Husson, qu'elle fût quelque peu scandalisée de voir un de ses membres avoir des accointances avec les magnétiseurs. Ce fut bien pis lorsque Roux, Capuron et Amussat racontèrent des observations d'opérations bien autrement longues et supportées sans la moindre douleur pendant le somnambulisme. Mais elle ne se départit pas de sa réserve. Le 14 février 1837, un jeune magnétiseur nommé Berna, proposa de répéter ses expériences devant l'Académie afin de l'éclairer.

Celle-ci trouva sans doute l'occasion bonne pour sortir à son honneur de la position fausse où la laissait le rapport de Husson ; elle accepta et nomma une nouvelle commission composée de Bouillaud, Dubois (d'Amiens), Roux, Emery, H. Clocquet, Oudet, Cornac, Pelletier et Caventou.

Le rapport de cette commission fut lu dans les séances des 12 et 17 août de la même année. Il ne s'était pas fait attendre.

Malgré toute l'habileté que Dubois a déployée dans son exposition, on sent l'hostilité absolue, le parti pris, que l'auteur professait hautement d'ailleurs contre le magnétisme. Il insiste tout d'abord sur les précautions expérimentales qu'exige M. Berna, précautions que la commission se contenta du reste d'insérer au procès-verbal sans s'engager d'ailleurs à les observer, ne voulant pas, dit le rapporteur, se lier les mains.

Vient ensuite le récit des expériences.

Dans la première le sujet est présenté comme offrant dans

l'état magnétique une insensibilité générale aux piqûres et aux chatouillements. On constate avant que la malade soit endormie qu'à l'état de veille une épingle enfoncée à un millimètre de profondeur dans la peau ne produit aucune sensation douloureuse. Endormie la malade ne sent pas davantage. Mais Bouillaud incrédule enfonce une fois, sans rien dire, l'épingle plus profondément, la somnambulecuexéte alors un brusque et fort mouvement de déglutition.

Les deuxième et troisième séances sur les paralysies partielles et le rétablissement de la sensibilité ne furent pas plus favorables à la cause du magnétisme.

La quatrième séance portait sur la vision sans le secours des yeux. Le sujet se trompe complètement. Il voit de l'écriture sur des cartes blanches ; ne voit rien, on ne peut lire les inscriptions quand on lui présente une carte chargée de caractères. Elle prend une carte blanche pour un valet de trèfle et une médaille en argent pour une montre.

La Commission se trouve suffisamment édifiée et Dubois conclut que le magnétisme animal n'existe pas. Son rapport suscita au sein de l'Académie une discussion orageuse. Berna protesta contre sa partialité évidente. Husson le prit également à partie avec toute l'énergie d'un homme convaincu qu'une question qu'il a longtemps et consciencieusement étudiée vaut réellement l'attention du monde savant. Dans une argumentation serrée, il fit parfaitement ressortir les côtés faibles et le vice principal du rapport, en montrant que M. Dubois et la Commission n'avaient vu que l'insuccès des expériences de M. Berna, mais qu'ils n'avaient fait pour leur compte aucune contre-expérience qui leur permît de conclure du particulier au général. Malgré cela, comme l'exactitude des faits mentionnés par Dubois était garantie par les autres membres de la Commission et peut-être aussi parce que les membres opposants au magnétisme étaient nombreux, les conclusions furent adoptées à une forte majorité. Mais au milieu des débats confus qu'avait soulevé le rapport, débats qui menaçaient de s'éterniser sans profit, le Dr Burdin eut une véritable inspiration. Déplaçant la question, la portant sur un terrain beaucoup plus net, il proposa un prix de 3.000 francs dont il s'engageait à faire les frais, à décerner à la personne, somnambule ou autre, qui lirait sans le secours des yeux. Une commission fut encore nommée. Mais on en écarta systématiquement les membres de la précédente comme pouvant être suspects de parti-pris. On ne conserva que que Dubois d'Amiens auquel on opposa comme contrepoids le fidèle champion du magnétisme à l'Académie, Husson.

Six candidats écrivirent pour se renseigner sur les conditions du concours, mais deux seulement se présentèrent : le Dr Hublier de Provins et le Dr Pigeaire de Montpellier.

La somnambule de Pigeaire était sa propre fille Léonide. En juillet 1838, il se présenta avec elle devant la Commission. Il avait apporté lui-même le bandeau qu'on devait mettre sur les yeux de sa fille. C'était un morceau de velours de deux à trois pouces de large et dont on collait les bords sur la peau avec du diachylon. La Commission, trouvant que ce bandeau n'offrait pas toutes les garanties nécessaires à l'expérience, en proposa un beaucoup plus large, en soie épaisse, et qui devait parfaitement boucher les yeux , sans gêner la respiration. Pigeaire refusa. Double proposa alors de remplacer les bandeaux par une simple feuille de papier interposée devant les yeux du sujet. Nouveau refus. Enfin après bien des tiraillements, la Commission finit par accepter le bandeau de Pigeaire, mais à la condition expresse que les objets éclairés comme le demandait le magnétiseur seraient placés, non en bas de la face, mais devant le bandeau « dans une direction perpendiculaire à sa surface ». Le médecin de Montpellier ayant encore décliné cette condition, la Commission le congédia et Gérardin lut à l'Académie, sur la rupture des négociations, un rapport qui donna lieu, même entre les commissaires, à des discussions fâcheuses, mais dont ressortit en effet le peu de garanties qu'offraient les expériences de Pigeaire.

L'animation de la discussion avait fait oublier les autres concurrents qui, d'ailleurs, gardaient le silence. Le concours allait être clos et déjà la fermeture en avait été ajournée au 1er octobre 1840, quand le Dr Hublier écrivit à l'Académie le récit de ses expériences en demandant des sursis. Il lui en fut accordé plusieurs et il ne paraissait toujours pas. Enfin, dix jours avant la clôture définitive, Hublier empêché de venir envoie sa somnambule au Dr Frappart le priant de la présenter pour lui à la Commission. Celui-ci, avant de livrer le sujet à l'inquisition académique, voulut vérifier par lui-même les récits de son confrère et s'assurer que réellement la malade lisait par le dos. A sa grande surprise il constata que la demoiselle en question ne jouissait d'aucune faculté somnambulique, mais qu'en revanche elle était de première force en fait de simulation. Il écrivit aussitôt à Hublier qui lui répondit qu'il était « atterré, meurtri, confondu » d'une pareille nouvelle.

Pour dédommager l'Académie qui attendait en vain le jeune prodige, le Dr Teste proposa une seule et bien simple expérience. La somnambule y devait lire les caractères enfermés dans une boîte en carton, à condition que ces caractères seraient d'une grosseur qu'il fixait d'avance (caractères cicero) et qu'on indiquerait au sujet la direction des lettres. A l'heure dite, les commissaires sont au rendez-vous. Teste lui-même choisit une boîte en carton qu'on donne à la somnambule. Celle-ci, après bien des efforts apparents, aperçoit enfin deux lignes d'écriture et distingue le mot *nous* et le mot *sommes*. L'imprimé reproduisait six vers du *Jugurtha* de Leprevost d'Ivray où les deux mots lus par la somnambule ne se trouvaient précisément pas.

L'Académie décida alors, sur la proposition de Double, que, à partir du 1er octobre 1840, elle ne répondrait plus aux communications relatives au magnétisme animal.

De Braid à Charcot.

Ici se termine l'histoire proprement dite du magnétisme animal. Cette période militante terminée par la défaite éclatante du somnambulisme semblait avoir définitivement vidé la question. On était au contraire sur le seuil de la vérité. Au moment où le somnambulisme s'effrondrait si bruyamment en France, un modeste praticien de Manchester, Braid, rejetant anecdotes, pouvoirs occultes et fluide, plaçait la question sur son véritable terrain expérimental.

Braid était, il le dit lui-même, franchement sceptique en matière de somnambulisme et il regardait les phénomènes que l'on provoquait comme le résultat d'une connivence secrète ou d'une illusion, lorsqu'en novembre 1841 il eut l'occasion d'assister à des expériences de mesmérisme faites par Lafontaine. Il y remarqua que certains phénomènes anormaux avaient une existence bien réelle et dès lors il se mit lui-même à expérimenter. Bientôt il se rendait compte que le patient lui-même peut se plonger dans le sommeil, sans le concours d'aucun magnétiseur, sans l'influence mystérieuse d'aucun fluide (1). Il s'agissait par conséquent « d'un état de nature subjective et indépendante d'une influence extérieure quelconque provenant de l'opérateur ».

Dès ce moment, Braid attribue les phénomènes produits par les disciples de Mesmer à une fatigue nerveuse et donne à ce phénomène le nom d'hypnotisme qu'il a conservé jusqu'ici. Il le définissait : « Un état particulier du système nerveux, produit par des manœuvres artificielles. » Pour provoquer le sommeil il se contentait de présenter au sujet un objet brillant, n'étant pas par lui-même de nature excitante, et de le maintenir à une distance de 25 à 45 centimètres des yeux dans une position telle que le plus grand effort fût nécessaire au sujet pour fixer son regard sur ce point. Braid ordonnait alors de maintenir les globes oculaires dans cette position. Il priait en outre le sujet de concentrer son attention et d'attacher son esprit à la seule idée de l'objet fixé. «Il arrive alors, dit-il, que

1. Ayant prié M. de Walker, son ami, de fixer ses regards sur un goulot de bouteille placé au-dessus des yeux de façon à occasionner une grande fatigue, au moyen de laquelle il espérait amener la contracture de l'orbiculaire, Braid vit au bout de 3 minutes des larmes couler le long des joues, la tête s'inclina, le visage se contracta légèrement, un gémissement échappa à M. de Walker qui tomba à l'instant dans un profond sommeil. Cette expérience, répétée sur M. Braid et un domestique, eut un plein succès.

le regard fixe et prolongé paralyse les centres nerveux dans les yeux et leurs dépendances, et, détruisant l'équilibre du système nerveux, produit le phénomène en question.

Selon la susceptibilité des sujets et leur degré d'attention, Braid observa différents phénomènes. Chez quelques individus, dit-il, le sommeil est accompagné de perte de la connaissance et de la volonté, l'insensibilité est générale et absolue, l'oreille n'est pas affectée par le son le plus bruyant. Le patient ne s'aperçoit pas de la présence d'ammoniaque très forte placée sous les narines ; les piqûres, les pincements de la peau, n'attirent pas son attention. De forts courants galvaniques n'occasionnent pas de douleur. Des opérations chirurgicales peuvent être faites au sujet à son insu. Une fois réveillé, il ne conserve pas le souvenir des manœuvres pratiquées sur lui, mais il peut se les rappeler lorsqu'on le replonge dans l'état de sommeil. L'hypnotisme de Braid ne comprend pas qu'un état, c'est plutôt une série de différents points susceptibles de varier indéfiniment, depuis la rêverie la plus légère avec exaltation des fonctions jusqu'au coma profond avec absence complète de connaissance et de volonté (1).

Pour faire cesser le sommeil il emploie un procédé des plus simples: «Il suffit, dit-il, de frapper dans les mains du patient, de lui frotter les paupières, ou mieux encore de lui projeter un courant d'air sur la face. Mais la personnalité de l'opérateur n'entre pour rien dans les phénomènes qui se déroulent. »

Ce fut Braid encore qui donna le véritable mécanisme des actes accomplis par suggestion. « Les patients, dit-il, montrent une sensibilité exagérée ou l'insensibilité, une puissance musculaire incroyable ou la perte complète des contractions, selon les impressions que l'on crée chez eux sur le moment. Ces impressions se produisent à la suite de suggestions auditives, c'est-à-dire provenant d'une personne en qui le malade a confiance, ou à la suite de quelque impression physique à laquelle ils avaient précédemment associé la même idée,

1. Dans certains cas, les muscles restaient dans le relâchement, la respiration et la circulation restaient paisibles. Dans d'autres, il y avait catalepsie avec respiration laborieuse et accélération notable de la circulation.

ou bien encore par la position de l'activité ou du repos qu'on a communiqué à leur personne ou à certains groupes de muscles. En effet, on peut jouer avec de semblables patients, dans la phase appropriée du sommeil, comme sur un instrument musical et leur faire prendre les rêves de leur imagination pour la réalité actuelle.

« Leur jugement et leur volonté sont tellement obscurcis ; ils sont tellement soumis à leur enchanteur momentané et leur imagination est excitée à tel point, qu'ils voient, sentent et agissent comme si toutes les impressions qui leur passent par la tête étaient des réalités ; ils sont pleins de ces idées (1) ; ils en sont possédés et agissent en conséquence, quelque folles qu'elles soient. »

Braid confirma de plus ce qu'on avait dit avant lui de l'exaltation de la force musculaire pendant le somnambulisme, et montra aussi que les excitations cutanées produisent la contraction des muscles sous-jacents.

L'expérimentateur varia ses procédés ; il employa ceux des magnétiseurs et produisit les mêmes effets. Il en conclut qu'on devait les attribuer à un trouble apporté dans le système nerveux par la concentration du regard, le repos absolu du corps et la fixité de l'attention ; que l'état physique et psychique du sujet était tout, que de cela seul dépendait la production des phénomènes et non de la volonté de l'opérateur ni de passes destinées à lancer le prétendu fluide, ni d'aucun agent mystique universel ou non.

Braid garda vis-à-vis du mesmérisme une certaine réserve, laissant sur le compte du magnétisme animal certains faits extraordinaires qu'il n'avait jamais pu produire, et laissant sous-entendre que les magnétiseurs eux-mêmes ne l'avaient jamais obtenu, ou qu'ils avaient été ou les dupes ou les complices de leurs sujets.

« Lire l'heure sur une montre tenue derrière la tête ou placée au creux épigastrique, lire des lettres pliées ou un livre fermé, reconnaître ce qui se passe à plusieurs kilomètres de distance,

1. Neurypnologie, p. 231.

deviner la nature des maladies et en indiquer le traitement sans connaissances médicales préalables, » tout cela d'après Braid est exclusivement du ressort du magnétisme animal ; il déclare d'ailleurs dans son livre qu'il considère ces facultés comme un leurre.

Pour d'autres dont l'impossibilité n'est pas démontrée, le savant anglais trouve des explications rationnelles. Il montre que si les magnétisés reconnaissent un objet placé à une petite distance de la peau, c'est grâce à l'hyperesthésie du toucher. Il a aussi remarqué qu'on peut endormir certaines personnes rien qu'en leur faisant croire qu'on pratique à distance des manœuvres propres à les magnétiser. Il connut également la possibilité de provoquer des suggestions chez certains sujets, non seulement pendant l'hypnose, mais même pendant la veille.

Il fut moins heureux dans les applications pratiques. Le système phrénologique de Gall venait de faire une apparition retentissante. Braid proposa dans un but de thérapeutique physique et morale d'y associer l'hypnotisme. Cela ne lui servit qu'à découvrir la propriété qu'a la friction du vertex de faire passer les hypnotisés de la catalepsie au somnambulisme, découverte dont il ne tira d'ailleurs aucun parti.

Il essaya les applications directes de l'hypnotisme à la cure de certaines affections mentales. Il eut soin d'établir une distinction entre les désordres de nature fonctionnelle et les maladies dues à une cause organique. Il reconnut que contre les premières l'hypnose pouvait avoir un effet véritablement curatif, tandis qu'il ne pouvait que modifier certains symptômes des affections de la seconde classe. Malheureusement dans les observations que Braid cite à l'appui de son dire, beaucoup manquent de valeur à cause du peu de fermeté du diagnostic trop souvent incomplet : on compte dans ses observations des guérisons de sourds-muets, de névralgies, de tics douloureux, de paralysies fonctionnelles.

« J'ai trouvé, dit encore Braid, l'hypnotisme utile dans plusieurs cas de chorée ainsi que dans des cas de bégaiement nerveux. Il est aussi fréquemment très utile dans l'épilepsie ;

mais il y a des variétés de cette affection sur lesquelles il n'a aucune action. Ces dernières, je suppose, sont de cause organique. »

Enfin Braid signale la propriété qu'a l'hypnotisme d'amortir ou de prévenir entièrement la douleur dans les opérations chirurgicales ; mais il fait observer que pour obtenir l'insensibilité complète, il faut que le malade ignore le moment précis de l'opération, l'appréhension qu'elle cause pouvant entraver les effets de l'hypnose.

L'étude expérimentale que Braid avait faite de l'hypnotisme était vraiment remarquable. Elle n'eut cependant qu'un médiocre retentissement. Accueillis en Angleterre avec une certaine faveur, le livre et les idées de l'expérimentateur de Manchester ne franchirent pas le détroit. Un feuilleton scientifique de Victor Meunier paru en 1852 dans « la Presse » et l'article *Hypnotisme* du Dictionnaire de Nysten, revu par Littré et Robin, sont les seuls ouvrages français qui en fassent mention en 1855.

Pendant ce temps, en Amérique où le merveilleux était fort en honneur, Grimes faisait connaître l'Electrobiologie, sorte de braidisme agrémenté d'hypothèses indémontrables.

En Allemagne, Reichenbach proclamait l'existence d'un agent qu'il nommait « force Odique », à l'aide duquel il expliquait des phénomènes dont la véritable cause était la suggestion.

En France, le Dr Philips inventait sa doctrine de l'électrodynamisme vital. Selon cette théorie, l'absence de pensée produite par la fixation du regard sur un point lumineux, produit dans le cerveau une accumulation de force nerveuse. « Cet état une fois produit, que, par une porte encore entr'ouverte du sensorium, par la vue, l'ouïe, le sens musculaire, une impression se glisse jusqu'au cerveau, et le point sur lequel va porter cette impression sortira aussitôt de sa torpeur pour devenir le siège d'une activité que la tension de la force nerveuse viendra augmenter de tout son poids (1). »

1. J. P. Philips. Cours théorique et pratique de Braidisme.

Alors à l'arrêt général de l'innervation succède subitement une innervation locale excessive qui substituera, par exemple, instantanément l'hyperesthésie à l'anesthésie, la résolution musculaire à la catalepsie.

Le braidisme avait été à peu près oublié lorsque en 1859, au mois de décembre, Velpeau présenta à l'Académie des sciences au nom de Broca, un travail sur l'hypnotisme, appliqué à l'anesthénie chirurgicale. Quelques jours après, Guérineau de Poitiers faisait une communication semblable à l'Académie de médecine.

Au mois de janvier 1860, Azam publiait quelques faits nouveaux. Appelé en 1858 à donner ses soins à une malade atteinte de catalepsie spontanée, d'anesthésie et d'hyperesthésie, il la montra à plusieurs médecins, notamment à Bazin qui lui dit avoir lu dans l'*Encyclopédie* de Todd, à l'article *Sleep*, qu'un médecin anglais, nommé Braid, avait découvert le moyen de reproduire artificiellement ces phénomènes. Azam se procura la Neurypnologie et reprit sur sa malade les expériences de Braid « non sans avoir des doutes, dit-il, tant les résultats annoncés me paraissaient extraordinaires ». Il fut du reste bien servi par les circonstances ; son sujet était vraiment remarquable. Somnambulisme, exaltation des sens et insensibilité, catalepsie et suggestion par les attitudes données aux membres, hyperexcitabilité musculaire étaient des plus nets. Pendant deux ans ensuite Azam avait exprimenté prenant pour conseillers et contrôleurs deux amis déjà en renom : Broca et Verneuil. C'était d'après ses indications que Broca, envisageant tout le parti qu'on pouvait tirer de l'insensibilité hypnotique à une époque où on ne donnait pas le chloroforme aussi facilement que de nos jours, s'était mis en quête de sujets hypnotisables porteurs d'affections chirurgicales et qu'il avait pu, avec Follin, opérer une femme atteinte d'abcès de la marge de l'anus et dont l'anesthésie hypnotique fut assez profonde pour qu'elle ne ressentît aucune douleur pendant l'opération.

Ce n'est donc pas à la légère que Azam publiait les faits qu'il avait observés. Malgré la notoriété scientifique qui s'attachait au nom des auteurs, les communications de Velpeau,

Broca, Follin et Azam restèrent sans écho. Elles furent accueillies avec incrédulité par les médecins étrangers à ce genre d'études, et ne suffirent pas à attirer l'attention du public scientifique sur la question de l'hypnotisme.

Néanmoins elles furent le point de départ d'un intéressant mémoire de Demarquay et Giraud-Teulon qui, tout en faisant peu de cas de l'anesthésie hypnotique au point de vue chirurgical, se livrèrent à une série d'expériences qui les mirent à même de constater la réalité des phénomènes hypnotiques. Leurs sujets étaient endormis à l'aide d'une boule brillante maintenue par un mécanisme à hauteur et à proximité du front. Les différents effets produits (troubles de la sensibilité, de la contractilité, de la connaissance) furent attribués par les auteurs à des dispositions idiosyncrasiques ou hystériques.

« Du sommeil magnétique, au sommeil somnambulique, à l'hypnotisme, on construit aisément une chaîne forgée avec les mêmes éléments organopathiques et sur une même constitution qui y sert d'enclume : l'état hystérique ou les états approchants. »

Les auteurs font aussi observer que leurs expériences démontrent que les seuls phénomènes magnétiques réellement constatés peuvent être produits sans l'intervention d'aucune communication d'une personne à une autre.

La même année, Gigot-Suard provoquait par des moyens analogues l'état hypnotique chez des jeunes filles.

Indifférence injuste et enthousiasme excessif rentrèrent bientôt dans le silence et l'oubli. Quelques insuccès avaient refroidi le zèle des chirurgiens. L'hypnotisme ne pouvait lutter avec le chloroforme. Braid était mort et ceux qui, en France, avaient été les initiateurs de sa doctrine, portaient leurs recherches d'un autre côté. Seuls les magnétiseurs de profession exhibaient de temps en temps aux yeux du public émerveillé leurs somnambules.

En 1865, le professeur Lasègue publiait ses expériences sur la catalepsie provoquée chez les hystériques, sans avoir l'air cependant de se douter que c'était là de l'hypnotisme, car le mot ne se rencontre nulle part dans son travail.

« Si, sur une hystérique du type calme, somnolent, demi torpide, plus prompte à pleurer qu'à s'irriter on applique la main sur les yeux, ou qu'on maintienne les paupières fermées par n'importe quel procédé, la malade s'engourdit, manifeste une paresse intellectuelle croissante, respire avec une difficulté de plus en plus grande, ses yeux se convulsent en haut, enfin elle s'endort d'un sommeil profond. Chez certaines, on détermine la torpeur complète ; chez d'autres la somnòlence; chez d'autres de l'engourdissement. Plus le sommeil est profond, plus on obtient facilement la contracture cataleptique des membres.

« C'est un spectacle singulier, dit le professeur, que celui d'une malade, plongée dans une torpeur profonde, insensible à toutes les excitations, conservant dans les poses auxquelles on l'assujettit, l'immobilité d'une statue... et maintenant la plus invariable et la plus absolue indifférence.

En 1866, Mesnet publie une « étude du somnambulisme au point de vue pathologique » et la même année Liébault publiait son « Traité du sommeil et des états analogues » où il consignait les résultats de la suggestion hypnotique au point de vue thérapeutique.

En 1874 se placent deux articles: l'un de Dechambre dans son *Dictionnaire*, intitulé *Mesmérisme ;* l'autre de M. Duval, dans le *Dictionnaire* de Jaccoud, porte le nom d'*Hypnotisme*. Le premier de ces auteurs ne voit dans les phénomènes magnétiques que supercheries et impostures; le second considère l'existence de l'hypnotisme comme indiscutable en s'appuyant sur les travaux publiés depuis Braid jusqu'à 1873. « Il faut se garder, dit-il, de rejeter trop vite un fait étonnant en incriminant sa véracité ; on trouvera souvent que ce n'est pas le fait lui-même qu'il faut nier, mais son interprétation. »

En 1875, Ch. Richet, alors interne, commençant la série de ses intéressantes recherches, publie dans le Journal de Robin un article sur le somnambulisme. — « Il faut, écrivait-il, un certain courage pour prononcer tout haut le mot somnambulisme. La stupide crédulité du vulgaire, l'effronterie de quelques charlatans, ont jeté sur la chose, comme sur le mot une telle défaveur, que parmi les savants, il en est peu qui n'accueillent avec froideur une communication sur ce sujet. » — Il démontre dans son travail les trois propositions suivantes :

1° On ne peut admettre que les phénomènes somnambuliques, magnétiques ou hypnotiques sont dus à la simulation. L'existence du somnambulisme provoqué est aussi certaine, aussi indéniable que celle de l'épilepsie ou de la fièvre typhoïde.

2° Les passes magnétiques, les excitations faibles de toute nature agissent aussi bien et même mieux que la fixation d'un objet brillant pour déterminer le somnambulisme.

3° Les phénomènes qu'on observe se montrent aussi dans les diverses intoxications ou perversions du système nerveux. Elles consistent principalement en deux phénomènes : l'hallucination provoquée et l'automatisme.

Les hallucinations provoquées, les suggestions de diverse nature fixèrent ensuite son attention. Il ajouta encore à ces études de remarquables expériences dans lesquelles il montre la possibilité de modifier la personnalité de certains hypnotisés pour lui en substituer une autre plus ou moins étrangère au caractère de l'individu.

En 1876, Despine, Dufay, Azam et Mesnet publièrent des observations très intéressantes.

Jusqu'alors il n'y avait que des travaux isolés. Trois ans après, un homme préparé de longue date à ces études difficiles, par une connaissance approfondie de tout ce qui concerne le système nerveux, le professeur Charcot, consacrait définitivement l'existence de l'hypnotisme et lui faisait prendre rang dans la science officielle. En 1878, il commença à la Salpêtrière une série de leçons dont le retentissement fut énorme et les conséquences considérables, car elles eurent pour résultat de donner un nouvel élan aux recherches sur l'hypnotisme en le mettant sur un terrain tout autre, mais infiniment plus sûr que celui qu'avaient jusqu'alors choisi les observateurs. Au lieu de se lancer à la poursuite de l'extraordinaire, comme on l'avait fait jusqu'auparavant et surtout avant Braid, Charcot s'attacha à déterminer d'abord les signes diagnostiques physiques et facilement appréciables, des divers états hypnotiques, se renfermant d'abord dans la stricte interprétation des faits les plus simples, procédant lentement mais sûrement. Cette méthode ne tarda pas à donner de brillants résultats qui se trouvent consignés dans la thèse de P. Richer et dans les deux éditions de ses études cliniques sur l'hystérie. On découvrit, on décrivit et on différencia les trois états principaux de ce que Charcot appelle le grand hypnotisme, la léthargie, la catalepsie, le somnambulisme. Ces états sont assez connus aujourd'hui pour qu'il soit inutile d'y insister ici, on les trouve décrits non seulement dans les leçons de Charcot de 1878 et dans les ouvrages précités de P. Richer, mais encore dans le troisième volume de l'*Iconographie photographique* de Bourneville et Regnard.

D'autre part, en Allemagne, le professeur Heidenhain de Breslau, ayant assisté aux séances du magnétiseur danois Hansen, fut frappé de ce qu'il voyait. Persuadé que tout n'était pas faux dans ces expériences il se mit, comme autrefois Braid, à les répéter et reconnut la réalité d'un certain nombre de phénomènes dont il analysa les conditions de production et dont il donna la description substantielle.

Dans sa brochure, qui eut un grand retentissement, il démontra que les phénomènes attribués par Hansen au fluide, étaient d'ordre subjectif et dépendaient absolument des dispositions psychiques et somatiques de la personne en expérience.

L'élan était donné ; de toutes parts les travaux affluèrent :

En Allemagne, Grutzner, Berger (1880) Baumler, Reyer (1881) publiaient des faits nouveaux et des expériences intéressantes bien résumés dans les analyses de Borner et de Möbius.

En France, Dumontpallier (1881-82-83-84) fait connaître ses nombreuses observations d'hypnotisme chez les hystériques. Il étudie les causes de la contracture cataleptiforme dans la période de somnambulisme, le transfert des manifestations hypnotiques par les substances œsthésiogènes. Il cherche à tirer parti de la possibilité de mettre les deux moitiés du cerveau dans deux phases différentes de l'hypnose, pour démontrer l'indépendance fonctionnelle des deux hémisphères.

En Italie, Tamburini et Seppilli et plus tard Vizioli, confirment la description de Charcot et ajoutent d'importantes recherches sur la circulation.

Le 13 février 1882, Charcot, dans une note communiquée à l'Académie des sciences, s'appuyant sur les phénomènes neuro-musculaires, donnait une classification des divers états nerveux déterminés par l'hypnotisme chez les hystériques, qui servit pour ainsi dire de base à beaucoup des travaux ultérieurs.

En 1884, Bernheim de Nancy, après avoir été témoin des expériences de Liébault publiait le résultat de ses propres expériences sur la suggestion, non seulement dans l'état hypnotique mais encore dans l'état de veille.

Il serait presque impossible d'analyser ici tous les travaux qui se sont produits depuis cette époque, nous ne pouvons que renvoyer le lecteur à notre index bibliographique. Disons seulement qu'il s'est produit entre les auteurs des courants divers. Les uns, tels que Richet, Chambard, Féré et Binet, Paul Janet, Hack Tuke et Luys, se sont particulièrement attachés à l'étude des phénomènes psychophysiologiques. Les autres, tels que Liébault, Bernheim, Beaunis, Bremand, Bottey, A. Voisin, ont étudié l'hypnotisme et les suggestions chez les individus indemnes d'hystérie. Brouardel, Motet, Vibert, Ladame, Mabille, Féré et Binet, Vizioli, Campilli, Gilles de la Tourette ont abordé et traité le côté médico-légal.

Le temps n'était plus où on pouvait répéter avec Parchappe, à propos d'une communication de Delasiauve sur le somnambulisme : se tromper, tromper, être trompé. »

La réalité des phénomènes de l'hypnose était bien établie, leurs caractères différentiels trouvés. On pourrait croire que la démonstration de l'origine subjective de ces phénomènes était établie sur des bases assez solides pour qu'il ne soit plus nécessaire d'y revenir. Il n'en fut rien cependant et bien des efforts ont encore été tentés pour trouver à l'hypnose une autre cause première que la fatigue nerveuse ou l'imagination.

La théorie de l'électrodynamisme vital de Durand de Gros, l'accumulation de toute la force nerveuse en un district limité du cerveau, expliquant l'ensemble des phénomènes hypnotiques, fut reprise plus tard par Liébault (de Nancy) et Schneider (de Leipsig). Rumpff (1880) suppose l'hypnose produite par des modifications réflexes de la circulation cérébrale produisant l'anémie ou la congestion de zones circonscrites de l'encéphale. Cette théorie, purement hypothétique jusqu'ici, trouve un certain appui dans les expériences que nous avons entreprises et dont on trouvera plus loin la relation (voir 2e partie, p. 236).

En 1881, le Dr Barety exposait à la Société de biologie une théorie un peu analogue à la doctrine de Philipps. En dehors de la chaleur et de l'électricité, il existerait chez l'homme, suivant cet auteur, une force encore non étudiée, à laquelle il donne le nom de force neurique rayonnante. Elle jouirait de propriétés identiques à celles des autres forces de la nature, lumière, chaleur, électricité, et serait, comme ces dernières, une transformation du mouvement. Elle existerait dans le système nerveux à l'état statique et à l'état dynamique, et pourrait, chez certaines personnes au moins, rayonner comme la lumière ou la chaleur et suivant les mêmes lois. La force neurique s'échappe par les yeux, les doigts, le souffle ; elle se propage en ligne droite, se reflète sur une surface polie conformément aux lois connues pour la lumière et le son, elle se concentre à travers une lentille ; en traversant un prisme elle donne un spectre. Elle peut traverser les corps opaques, se laisser conduire par certaines substances. Elle s'échappe par les pointes.

Quelques membres de la Société de biologie, et notamment Dumontpallier, semblèrent séduits par ces idées, ingénieuses à la vérité. Mais la Société résista à sa première impression et repoussa la théorie comme insuffisamment établie par les faits, dont les agents physiques ordinaires suffisaient à donner l'explication.

D'autres théories ont encore été émises relativement à la cause productrice du sommeil hypnotique.

Despine pense qu'il y a paralysie plus ou moins profonde de l'écorce cérébrale.

Si la paralysie est superficielle, le sensorium est aboli, mais les facultés intellectuelles et les impulsions volontaires persistent.

Si la couche moyenne se trouve prise, les facultés psychiques sont supprimées.

Si la paralysie s'étend jusqu'à la couche profonde, les mouvements volontaires se trouvent abolis.

Théorie ingénieuse mais qui malheureusement repose sur un échafaudage anatomique qui est loin d'être établi.

Pour Preyer (1881), c'est la concentration de la pensée qui détermine une activité exagérée des cellules cérébrales. Il en résulte une production anormale de produits oxydables qui, enlevant à la substance son oxygène, amènent l'engourdissement des cellules cérébrales.

Carpenter (1886) pense que sous l'influence de la fatigue produite par la fixation ou par une grande contention d'esprit, les nerfs vasomoteurs prennent le dessus dans une certaine étendue de l'écorce cérébrale. Il s'ensuit une diminution de l'apport du sang dans la masse du cerveau. Cela amène la diminution puis la cessation des fonctions psychiques.

Heidenhain avait un moment adopté cette théorie. Mais ayant constaté que les vaisseaux de la rétine n'étaient pas contractés, il pensa que les capillaires du cerveau ne devaient pas l'être davantage. Il arriva à se persuader, en voyant que les individus qui sont sous l'influence du nitrite d'amyle sont facilement hypnotisables, que la congestion du cerveau n'est pas incompatible avec l'état hypnotique.

Plus tard, Heidenhain s'est rattaché à la théorie de Brown-Sequard. On sait en effet que le savant professeur du Collège de France attribue à l'inhibition, la production du sommeil hypnotique. Voici comment il explique ce mécanisme :

« L'acte initial lui-même, à l'aide duquel un individu est jeté dans l'hypnotisme, n'est qu'une irritation périphérique (d'un sens ou de la peau) ou centrale (influence d'une idée ou d'une émotion) qui produit une diminution ou une augmentation de la puissance dans certains points de l'encéphale, de la moelle épinière, ou d'autres parties, et l'hypnotisme n'est autre chose que l'état de perte ou d'augmentation d'énergie, dans lequel le système nerveux et d'autres organes sont jetés, sous l'influence de l'irritation première périphérique ou centrale.

Essentiellement donc, l'hypnotisme n'est qu'un effet et un ensemble d'actes d'inhibition et de dynamogénie.

C'est par l'inhibition que Bernheim explique l'efficacité et la puissance de la suggestion. Elle est due, d'après lui, à une exaltation de l'excitabilité réflexe idéomotrice, idéosensitive, idéosensorielle qui, pendant que la volonté et la conscience sont suspendues par l'inhibition, fait la transformation inconsciente de l'idée en mouvement.

Pitres, Babinski, Gilles de la Tourette, P. Richer, Magnin, Ladame, pensent que l'hypnotisme est dû à une modification artificielle et passagère de l'état des centres nerveux. Pour Ochorowickz, il y aurait état anormal de l'encéphale. Enfin M. le professeur Charcot définit l'hypnotisme une névrose expérimentale. Liébault, Bernheim, Liégeois en font un état analogue au sommeil normal.

De ces nombreux travaux, de toutes ces théories un fait se détache et ressort bien nettement, c'est que l'état dit autrefois magnétique et aujourd'hui hypnotique se produit en dehors de toute émission de fluide.

Le magnétiseur n'est même pas nécessaire. De nombreuses expériences ont démontré que la concentration de l'attention sur l'idée de dormir, la fixation du regard sur un point brillant ou lumineux, l'action seule de l'imagination suffisent à provoquer l'hypnose.

L'habitude augmente l'aptitude au sommeil à tel point que l'audition d'un simple bruit, d'un ordre énergique, d'un son monotone et prolongé, ou éclatant et brusque, plongent immédiatement le malade dans l'état hypnotique. Mais n'en est-il pas de même pour mainte autre opération cérébrale qui, se faisant d'abord avec le concours et sous l'influence de la volonté, finit avec l'habitude par devenir presque inconsciente et quasi réflexe ?

En somme, les divers modes de la perceptivité sont autant de routes qui conduisent à l'état hypnotique et les différents procédés employés aujourd'hui ne font que mettre en jeu une ou plusieurs à la fois de ces différentes ressources. Hansen et Donato choisissent leurs sujets et les préparent en leur faisant regarder un objet quelconque à travers un prisme de verre, (fixation et immobilisation du regard). Quelques-uns endorment leur sujet en le tenant sous un regard impératif (fascination). C'est sur l'imagination du sujet qu'ils agissent surtout.

Il en est de même de ceux qui pratiquent des *passes* beaucoup moins minutieuses que celles de l'époque de Puységur et non moins actives.

Une formule monotone redite avec une énergie croissante, ou l'ordre bref de dormir réussissent aussi bien aujourd'hui qu'au temps de l'abbé Faria.

Les miroirs rotatifs, ou la sirène employés par M. Luys, n'agissent pas autrement que le point brillant de Braid, ou le gong de l'école de la Salpêtrière.

Ces pratiques provoquent, somme toute, des conditions analogues à celles qui amènent le sommeil naturel : d'abord la fatigue qui, à l'état normal est la première incitation nous poussant à dormir, en second lieu une action sur l'imagination qui existe aussi pour le sommeil naturel. Lorsqu'en effet l'homme se prépare à dormir, il se retire en un endroit éloigné du bruit et de la lumière, prend la pose qui favorise le plus le relâchement des muscles et concentre son attention sur une idée unique : *se reposer*. On ne fait pas autre chose la première fois qu'on cherche à hypnotiser un sujet, et si on s'y prend de cette manière, il est rare qu'on manque complètement son but. Il y a plus d'une analogie entre le sommeil et l'hypnose. Dans les deux états le somnambulisme est possible. On trouve dans le sommeil naturel comme dans l'hypnotisme provoqué l'exagération du pouvoir réflexe. Heidenhain et Berger ont montré l'exagération des réflexes rotulien et patellaire dans l'un et l'autre cas. On y observe aussi la diminution de la sensibilité poussée jusqu'à l'anesthésie et permettant des opérations chirurgicales. Comme dans l'hypnose le fonctionnement des facultés intellectuelles est modifié pendant le sommeil. Il y a en quelque sorte *automatisme cérébral*. Enfin, chez certaines personnes le rêve peut être provoqué, influencé ou modifié par des sensations extérieures.

Nous voici sur les limites de la suggestion.

Il existe aujourd'hui assez de faits bien étudiés pour permettre d'affirmer qu'aussi bien dans le sommeil que dans l'hypnotisme, certaines facultés mentales peuvent s'exalter et mieux on connaît les deux états, plus il devient difficile de leur assigner une limite tant leurs frontières sont juxtaposées.

Pour terminer cette étude déjà longue de l'histoire de l'hypnotisme, il convient de jeter un regard sur l'état actuel de la question.

Les travaux antérieurs ont indiscutablement établi la réalité scientifique de l'existence de l'hypnose, les divers phénomènes qu'on peut provoquer du côté de la sensibilité, du mouvement, de la volonté, de toutes les opérations cérébrales ou médullaires en un mot. Voyons maintenant son rôle dans la société moderne (1).

Il a conquis une place considérable dans les préoccupations des philosophes du monde entier.

Nombre d'entre eux ont cherché à éclairer par l'hypnotisme le mécanisme de la pensée. Mais ce moyen dont on espérait tirer tant de renseignements précieux et nouveaux n'a donné dans cette voie aucun résultat marquant. Est-ce l'agent lui-même qu'il faut incriminer ou ceux qui l'ont employé et les méthodes qu'ils ont suivies ? Il est bien téméraire de chercher le mécanisme de la pensée alors qu'on n'en connaît même pas les conditions anatomiques et chimiques. Comment fonctionne le cerveau, par quelle élaboration spéciale des sensations apportées de la périphérie sont-elles perçues et transformées en actes volontaires ou réflexes ? Nous n'en savons rien. Les conditions de production de l'acte nerveux le plus simple, le *réflexe* nous échappent encore. Tout ce que nous savons du fonctionnement cérébral, c'est qu'il donne lieu à un dégagement de chaleur et à l'excrétion d'acide phospho-glycérique. Bien des conditions anatomiques nous sont inconnues ; à peine savons-nous le point de terminaison exact de quelques faisceaux de fibres sensitives ou motrices et déjà nous voudrions

1. *Revue des sciences de Belgique*, janvier 1890.

connaître le mécanisme de la pensée, l'acte le plus compliqué du cerveau. L'hypnotisme ne nous donnera pas les connaissances qui nous manquent et qui sont la base nécessaire d'une pareille étude, car il nous faudrait auparavant savoir comment il agit sur le système nerveux, comment il produit les modifications de fonctionnement auxquelles nous assistons sans les comprendre, que nous sommes réduits, pauvres ignorants que nous sommes, à employer empiriquement.

Il faut cependant profiter des connaissances que l'expérience nous a données ; c'est en se confirmant par le nombre que les résultats acquièrent de la valeur, et si nous ne devons pas attendre de l'hypnotisme de grands progrès dans la philosophie, peut-être en pourrons-nous tirer au point de vue pratique quelques données utiles.

Depuis une dizaine d'années, on s'est occupé de l'importance du sommeil provoqué en médecine légale à deux points de vue différents.

Le premier consiste à préciser dans quelle mesure un criminel pourrait user de l'hypnotisme pour se faciliter les moyens du crime.

Certains auteurs ont avancé qu'il ne serait pas difficile à un individu ayant l'habitude d'hypnotiser un sujet de se livrer sur celui-ci pendant l'inconscience que donne le sommeil à des attentats de toute nature dont il ne conservera par la suite aucun souvenir. Il existe en effet dans la science plusieurs histoires de viols commis dans ces conditions. Despine a rapporté en 1868 l'histoire d'un mendiant qui fut condamné en 1865 par la cour du Var pour un fait de ce genre. Cet individu, infirme et repoussant, était parvenu à fasciner par des gesticulations une jeune fille, Joséphine H..., dans la maison de laquelle il recevait l'hospitalité. Il en profita pour la violer et pendant plusieurs jours renouveler ses attentats qui eurent lieu dans différentes phases de l'hypnotisme, car la victime raconta que dans certains cas elle perdait entièrement la conscience tandis que dans d'autres elle conservait la connaissance, mais était impuissante à résister.

D'autres cas non moins intéressants sont rapportés par Bellanger, Macario et plusieurs autres auteurs.

L'hypnotisme, dit Ch. Féré, peut devenir un instrument de crime d'une effrayante précision, d'autant plus terrible qu'immédiatement après l'accomplissement de l'acte tout est oublié, l'impulsion, le sommeil et celui qui l'a provoqué. De nombreuses observations de Bernheim, de Liégeois, de Luys ont en effet montré qu'on peut suggérer au sujet endormi l'idée d'une action criminelle qu'il accomplira scrupuleusement à l'heure fixée sans en conserver ensuite aucun souvenir. Mais, il faut bien le dire, ces faits ne sont que des expériences de laboratoire et jusqu'ici on n'a pas eu à rechercher en justice ce supplément de perfidie chez les criminels.

Il est hors de doute que tout individu sensible à la suggestion n'est pas entièrement libre d'y résister. A plus forte raison le cataleptique ou le somnambule sera-t-il pendant toute la durée de son état hypnotique le jouet inconscient et irresponsable de celui qui l'y a plongé. Mais ce qui est plus grave, c'est qu'il peut garder après le réveil une suggestion dont il n'a ni le souvenir ni la conscience et qu'il accomplira le moment venu comme s'il était poussé par un ressort.

On imagine sans peine ce que peuvent être les conséquences d'un pareil état. Liégeois l'a bien montré dans un remarquable mémoire présenté à l'Académie des sciences morales et politiques, où il a énoncé et discuté la plupart des problèmes que l'hypnotisme peut poser à la justice. Il a démontré, par des expériences, qu'une personne qui en place une autre en état d'hypnose peut lui suggérer des actes contraires à sa volonté ou qu'elle n'a pas l'intention d'accomplir. Elle pourra faire souscrire des billets, des quittances, des obligations de toute nature, dicter des testaments qui seraient parfaitement valables, car dans bien des cas il serait difficile d'en démontrer le vice originel.

C'est surtout en matière de donations et de testaments que le danger est grand. Car il n'est pas impossible de suggérer à un hypnotisé l'idée de se rendre chez un notaire et de lui faire dresser un acte qui peut compromettre de nombreux intérêts sans que l'officier ministériel puisse saisir aucun indice qui lui fasse soupçonner qu'il est en présence d'une personne ne jouissant pas de la plénitude de sa liberté morale.

Les faux témoignages, d'après les expériences de Liégeois, ne seraient pas moins à redouter.

Ces expériences sont en effet grosses de conséquences, mais heureusement aucun fait de suggestion criminelle ne s'est encore présenté dans la pratique, et s'il est bon d'en connaître la possibilité, tout au moins est-il permis d'espérer qu'ils seront toujours exceptionnels. Cela doit cependant mettre en garde contre la diffusion des pratiques hypnotiques beaucoup trop répandues de nos jours et qu'on tend avec raison à restreindre et à surveiller.

On a pensé, d'autre part, à faire de l'hypnotisme un auxiliaire de la justice. On sait, en effet, qu'un sujet hypnotisable reproduit facilement et très exactement, dit-on, une scène violente ou émouvante à laquelle il a assisté à l'état de veille et cela inconsciemment, automatiquement. L'une des tragédies de l'immortel Shakespeare repose sur cette donnée. La coupable elle-même se dénonce dans une crise de somnambulisme où elle reproduit toutes les phases de son crime.

A la scène cela fait un très bel effet. En pratique, le moyen est mauvais. D'abord il n'est pas prouvé qu'on ait, juridiquement, le droit d'arracher par ce moyen détourné des aveux à un criminel. C'est là une grave question au point de vue de la liberté de conscience, et un arrêt motivé par des révélations de cet ordre serait fortement contestable, car si les hypnotiques reproduisent quelquefois la vérité, ils peuvent aussi mentir pendant l'hypnose et reproduire des scènes d'un réalisme saisissant qui sont cependant de pures fantaisies. Une observation récemment publiée par Grasset donne une preuve incontestable de ce fait. Il s'agissait d'une jeune hystérique enceinte qui prétendait avoir été violée par un colporteur de passage chez elle. Son récit semblait l'expression de la vérité la plus pure et peut-être fût-il devenu le point de départ de poursuites judiciaires, lorsque par bonheur, la jeune fille qui, d'après ses dires, était enceinte de cinq à six mois, accoucha un beau jour d'un *enfant à terme*. Elle avoua alors, pressée de questions, que son récit n'était qu'un mensonge, que le viol était imaginaire et que l'enfant était le produit, non des actes du pauvre colporteur, mais en réalité d'un amant qu'elle fréquentait bien avant le passage du marchand de toiles ambulant.

Et cependant la malade hypnotisée pendant son séjour à l'hôpital avait, *pendant son sommeil*, répété exactement la scène du viol, dont elle disait avoir été la victime et sur laquelle pendant la veille elle ne donnait pas de détails, ayant été soi-disant hypnotisée pendant ce temps par le ravisseur.

Il ne faut donc pas compter sur l'hypnotisme pour renseigner la justice, des erreurs graves pouvant se produire par le fait de témoignages auxquels on serait tenté d'accorder à cause de leur automatisme apparent un poids considérable.

Dans une autre voie, l'hypnotisme peut rendre des services sérieux et incontestables dont la découverte est due à des savants contemporains et constitue un réel progrès. Il peut servir au traitement moral ou à l'éducation de certains êtres vicieux ou dégénérés.

Dès 1884, notre excellent maître et ami, A. Voisin, montrait que l'hypnotisme est un moyen thérapeutique auquel on peut recourir dans différentes formes de folie.

La question fut reprise, sous un jour un peu différent, par Edg. Berillon en 1886 et la Société pour l'avancement des sciences, après une importante discussion, décida que des expériences de suggestion seraient tentées dans un but de moralisation et d'éducation sur quelques-uns des enfants les plus notoirement vicieux des écoles primaires.

M. Beaunis, qui a fait des essais en ce sens, rapporte plusieurs bons résultats. Liébault cite le cas assez curieux d'un enfant paresseux qu'il arriva à rendre appliqué et travailleur par la suggestion pendant quelque temps. Mais tout à coup l'enfant refusa de se laisser endormir, alléguant qu'il travaillait parce qu'il y était forcé par la suggestion et que c'était justement cette obligation à laquelle il ne pouvait se soustraire qu'il voulait éviter.

Berillon a enregistré plusieurs succès contre la tendance au vol, au mensonge, à l'onanisme, contre les accès de terreur nocturne et le défaut d'application. Mais il recommande avec raison, selon nous, de n'user de l'hypnotisme que quand les autres procédés de moralisation connus ont échoué. Forel (de Zurich) Ladame (de Genève) ont obtenu des résultats encourageants.

A côté de ces succès, il faut placer ceux que A. Voisin a obtenus chez les maniaques et les agitées. En 1884, il communiquait à la Société médico-psychologique l'observation d'une jeune fille de 22 ans, atteinte de délire maniaque avec excitation tellement violente qu'il fallait, pour maintenir la malade, employer la camisole de force. Pensant que l'hypnotisme parviendrait peut-être à calmer cette agitation contre laquelle tous les traitements ordinaires avaient échoué, M. Voisin essaya d'endormir la malade en lui faisant regarder fixement son doigt, mais il ne put y parvenir à cause de l'indocilité de cette fille. Il n'obtint le sommeil qu'en la regardant dans les yeux de très près. Ce n'est qu'après plusieurs séances difficiles que le sommeil fut parfait. Alors on commença les suggestions enjoignant à la malade de devenir calme, honnête et laborieuse. Au bout de quelque temps de ce traitement, le caractère se modifia. Bien que la malade présentât encore de temps en temps des périodes d'agitation, elle était ordinairement assez docile pour pouvoir aller travailler avec les autres malades à l'atelier, et lorsqu'elle était prise d'agitation, il suffisait de l'endormir et de la laisser quelques heures en léthargie pour obtenir un calme prolongé. En somme, amélioration considérable de l'état de cette malheureuse enfant.

Ce cas n'est pas resté isolé ; d'autres malades présentant des conditions analogues ont été traitées avec un succès égal et parfois supérieur à celui-ci. Pendant les quelques mois que nous avons passés dans le service de M. A. Voisin, à la Salpêtrière, nous avons été à même d'apprécier la valeur réelle de l'hypnotisme dans ces cas. M. A. Voisin l'a aussi utilisé avec succès contre certaines habitudes pathologiques et il a publié, ces dernières années, plusieurs observations relatives à des morphinomanes qu'il a débarrassés par la suggestion de leur funeste passion pour cet alcaloïde.

Les applications médicales de l'hypnotisme ne devaient pas se borner à la thérapeutique mentale. Les essais déjà tentés sans grand succès, il est vrai, par Paracelse, Kepler, Van Helmont et le P. Kircher, devaient avoir des imitateurs. Les succès des Mesmer, des Deslon, des Puységur, des Deleuze, des Dupotet, des Cloquet, des Esdaile, des Braid, avaient laissé de profonds souvenirs. Mieux connu et devenu véritablement scientifique, l'hypnotisme devait être scientifiquement essayé quant à ses vertus thérapeutiques. D'un côté, Dumontpallier, puis Charcot et l'école de la Salpêtrière établissaient par de nombreuses observations quels services pouvaient rendre certains phénomènes de l'hypnose, et notamment le transfert dans le traitement des paralysies ou des contractures hystériques consécutives ou non aux attaques.

D'autre part Liébault, Bernheim, Dumontpallier et Berillon, A. Voisin, Grasset, Fontan et Legard, Forel, A. de Giovanni, Ladame, Mohl, de Jong, Van Renthergheim et Van Eden, Wetterstrandt et Velande, montraient l'influence de la suggestion dans le traitement de certaines maladies et la possibilité de l'emploi de l'hypnose comme anesthésique pour certaines opérations chirurgicales.

Aujourd'hui le nombre des observations sérieuses est considérable et on commence à entrevoir dans quelles circonstances on pourra compter sur l'action de l'hypnotisme, dans quels cas il n'y aura pas lieu d'y recourir. Mieux on connaîtra l'hypnotisme et plus le champ de ses applications s'élargira.

Sans entrer ici dans des détails circonstanciés sur les résultats déjà obtenus (1), il convient de montrer ce qu'on pense de cette méthode dans les centres scientifiques des divers pays.

Au Congrès des naturalistes et médecins hollandais de 1887, à Amsterdam, Van Renthergheim a produit une statistique de *psychothérapie suggestive* qui montre quelles ressources on peut tirer de l'hypnotisme. Cette statistique, dressée dans une clini-

1. On les trouvera dans : Dessoir, *Bibliographie des modernes hypnotismes*. Berlin, 1888, et dans l'Index bibliographique international publié par la *Revue de l'hypnotisme*.

que spéciale fondée par Van Eden et lui porte sur 414 cas qui se décomposent de la manière suivante :

Effets nuls.	71
Amélioration légère ou passagère.	92
Améliorations notables ou persistantes.	98
Guérisons.	100
Résultats inconnus	53

En Allemagne, l'hypnothérapie compte encore de nombreux adversaires. En 1887. Albert Mohl engagea à la Société de médecine de Berlin une discussion sur la valeur thérapeutique de l'hypnotisme qui fit ressortir combien peu de créance on accordait de l'autre côté du Rhin à ce mode de traitement.

Mendel se montra dans cette discussion particulièrement sceptique, alléguant que les sujets hypnotisables sont plus rares en Allemagne qu'en France, que les guérisons obtenues ne se maintenaient pas, et que chez les hystériques, le résultat final était plus nuisible qu'utile. Nous ne saurions nous associer à cette dernière proposition, car s'il est un effet bien constaté de l'hypnotisme, c'est précisément celui qui consiste à éloigner les attaques convulsives.

Les conclusions de cette discussion n'ont pas découragé d'ailleurs les partisans de la nouvelle doctrine, au commencement de 1889 Mohl est revenu à la charge avec un dossier de cent vingt observations.

Cette fois encore Mendel combattit énergiquement les résultats de Mohl, mais son argumentation trouva moins d'écho que deux ans auparavant. Certainement l'hypnothérapie a gagné du terrain dans l'estime des Allemands.

En Autriche la question soulevée devant la Société impériale de médecine de Vienne par Meynert rencontra tout d'abord une certaine opposition notamment de la part de Winternitz. L'idée cependant fait son chemin dans les pays de langue allemande. Berger, Prayer, Fischer, Kraft Ebing, Wiebe, Binswanger, Fraenckel (de Dessau) s'y sont montrés favorables. Corval (de Baden) au dernier congrès des psychiatres allemands a affirmé sans être contredit qu'il n'est plus permis de douter des résultats thérapeutiques de la suggestion.

En Suisse, l'hypnothérapie a de fervents et nombreux adeptes parmi lesquels il faut citer Forel (de Zurich) et Ladame (de Genève)...........

En Italie, A. de Giovanni (de Padoue) avait, dès 1882, publié des cas de succès en faveur de cette méthode. Depuis ce temps, d'après Nicot, la thérapeutique suggessive est en pleine voie de progrès au delà des Alpes.

En Russie, la suggestion compte de nombreux succès enregistrés par MM. Poirault et Dzeviecki.

Otto Wetterstrandt (de Stockholm) a publié récemment une statistique de 718 cas provenant de sa clinique. Ses résultats et ceux de Velande concordent pour affirmer les bons effets et la complète innocuité de ce mode de traitement.

En Belgique il a été vanté par Struelens de Bruxelles et surtout par le professeur Lefebvre qui, depuis plus de quarante ans, s'occupait de l'utilité pratique de l'hypnotisme et qui donne sur ses travaux les conclusions suivantes :

1° J'ai souvent obtenu la régularisation de diverses fonctions passagèrement troublées sans maladie caractérisée ;

2° J'ai réussi dans des conditions pathologiques caractérisées par des perturbations nerveuses sans lésions appréciables et spécialement dans l'hystérie, les névralgies essentielles, les névralgies thoraciques et abdominales (toux nerveuse, hoquet, gastralgies, etc.) ;

3° J'ai eu de bons résultats contre certains accidents de l'innervation liés à un processus organique (accès de goutte) ; le symptôme disparaît mais le processus pathologique reste ;

4° J'ai vu la guérison de quelques affections avec lésions, notamment des hémorragies.

En France les résultats de la suggestion longtemps contestés par un grand nombre de savants et de médecins commencent à s'affirmer d'une façon plus nette. — Bernhein qui depuis 1882 pratique la thérapeutique par la suggestion employée depuis près de 30 années par Liébault, a publié en 1888 une statistique de 105 cas, dont quelques-uns très détaillés et qui ne sontpas, dit-il, des observations de choix. — Sur ces 105 cas, il compte 95 guérisons, 11 améliorations, 2 insuccès.

A. *Affections organiques du système nerveux :* 10.

1. — Hémorrhagie cérébrale, hémiplégie, hémianesthésie, contracture. — *Guérison.*
2. — Affection cérébro-spinale, attaques apoplectiformes, paralysies, névrite cubitale. — *Guérison.*
3. — Hémiplégie gauche incomplète. — *Guérison.*
4. — Hémiplégie traumatique avec rhumatisme traumatique. — *Guérison.*
5. — Hémianesthésie sensitive organique. — *Guérison.*
6. — Myélite diffuse rhumatismale. — *Amélioration.*
7. — Sclérose en plaques. — *Amélioration notable pendant six mois.*
8. — Troubles nerveux (de cause organique ?) dans le plexus brachial. — SUPPRESSION PASSAGÈRE DES SYMPTÔMES, *pas de guérison.*
9. — Parésie d'origine traumatique des muscles de la main. — *Guérison.*
10. — Paralysie des extenseurs de la main et anesthésie saturnine. — *Guérison.*

Affections hystériques : 17.

11. — Hystéro-épilepsie chez un homme, hémianesthésie sensitivo-sensorielle. — *Guérison.*
12. — Hystérie, anesthésie sensitivo-sensorielle. — SUPPRESSION PASSAGÈRE DES SYMPTÔMES, *pas de guérison.*
13. — Hémiplégie avec hémianesthésie gauche sensitivo-sensorielle. — *Guérison.*
14. — Hémianesthésie hystérique sensitivo-sensorielle. — *Guérison.*
15. — Crises hystériformes avec somnambulisme hystérique. — *Guérison.*
16. — Anesthésie, rachialgie hystérique. — *Guérison.*
17. — Paralysie avec anesthésie hystérique. — *Guérison.*
18. — Hystérie convulsive avec hémianesthésie. — *Guérison.*
19. — Hystérie, crises de pleurs convulsives. — *Guérison.*
20. — Hystérie convulsive. — *Guérison.*
21. — Hystérie convulsive avec hémianesthésie. — *Guérison.*
22. — Hystérie convulsive. — *Guérison.*
23. — Hystérie convulsive avec hémianesthésie. — *Guérison.*
24. — Hystérie convulsive avec hémianesthésie. — *Guérison.*
25. — Hystérie avec hémianesthésie. — *Guérison.*

26. — Hystérie masculine, pleurs et cris convulsifs. — *Guérison* (au moins passagère).
27. — Aphonie hystérique. — *Guérison.*

Affections névropathiques : 18.

28. — Aphonie nerveuse. — *Guérison.*
29. — Inertie morale avec sensations subjectives dans la tête. — *Guérison.*
30. — Aphonie nerveuse. — *Guérison.*
31. — Tremblement, céphalalgie, insomnie post-épileptique. —*Guérison.*
32. — Troubles nerveux gastralgiques, anesthésie. — *Amélioration.*
33. — Douleurs névropathiques. — *Guérison.*
34. — Douleurs épigastriques et des membres inférieurs. — *Guérison.*
35. — Douleurs lombaires névropathiques, insomnie. — *Guérison.*
36. — Parésie avec engourdissement de la jambe droite. — *Guérison.*
37. — Douleurs de la jambe droite. — *Guérison.*
38. — Douleurs en ceinture et à l'aine droite avec difficulté de marcher depuis vingt mois. — *Guérison.*
39. — Insomnie, inappétence, tristesse, tremblement. — *Guérison.*
40. — Idées noires, insomnie, inappétence. — *Guérison.*
41. — Insomnie par habitude. — *Guérison incomplète.*
42. — Céphalalgie, obnubilation intellectuelle. — *Guérison.*
43. — Vertiges, dépression morale liée à une affection cardiaque. — *Guérison.*
44. — Paresse, indocilité, inappétence chez un enfant. — *Guérison.*
45. — Pseudo-paraplégie avec tremblement — *Guérison.*

Névroses diverses : 15.

46. — Secousses choréiques consécutives à la chorée. — *Guérison.*
47. — Secousses choréiques consécutives à la chorée. — *Guérison.*
48. — Secousses choréiques par émotion morale. — *Guérison*
49. — Tremblement de la main post-choréique. — *Guérison.*
50. — Tremblement des mouvements de l'écriture post-choréique. — *Guérison*
51. — Mouvements choréiques des mains. — *Guérison.*
52. — Hémichorée. — AMÉLIORATION RAPIDE *guérison graduelle.*
53. — Chorée généralisée. — *Guérison graduelle.*
54. — Chorée généralisée. — *Guérison graduelle.*
55. — Crampe des écrivains opiniâtre. — AMÉLIORATION RAPIDE ; *guérison graduelle.*
56. — Accès de tétanie, somnambulisme nocturne. — *Guérison.*
57 — Somnambulisme nocturne. — *Guérison passagère.*

58. — Incontinence nocturne d'urine. — *Guérison.*
59. — Incontinence nocturne d'urine. — *Guérison.*
60. — Incontinence nocturne d'urine, aphonie consécutive à une pneumonie. — *Guérison.*

Parésies et paralysies dynamiques : 3

61. — Engourdissement avec parésie du bras gauche. — *Guérison.*
62. — Paraplégie dynamique psychique. — *Guérison.*
63. — Douleurs et parésie des membres inférieurs. — *Guérison.*

Affections gastro-intestinales : 4.

64. — Gastrite alcoolique avec insomnie et faiblesse des jambes. *Amélioration.*
65. — Gastrite chronique. Dilatation de l'estomac, vomissements. *Amélioration.*
66. — Troubles gastriques, brûlure sternale, insomnie. — *Guérison.*
67. — Catarrhe gastro-intestinal. Métrite. Nevropathie. — *Amélioration.*

Douleurs diverses : 12.

68. — Douleur épigastrique. — *Guérison.*
69. — Douleur ombilicale et épigastrique. — *Guérison.*
70. — Douleur interscapulaire. — *Guérison.*
71. — Douleur thoracique. Insomnie (Diathèse tuberculeuse). — *Guérison.*
72. — Douleurs hypogastrique et susinguinale gauche dues à une ancienne pelvi-péritonite. — *Guérison.*
73. — Douleur intercostale. — *Guérison.*
74. — Douleur thoracique. — *Guérison graduelle.*
75. — Contusion douloureuse du deltoïde. — *Guérison.*
76. — Douleur musculaire au flanc. — *Guérison.*
77. — Point douloureux au côté. — *Guérison.*
78. — Douleur des muscles épitrochléens. — *Guérison.*
79. — Douleur de l'épaule et du membre supérieur droit par effort. — *Guérison.*

Affections rhumatismales : 19.

80. — Paralysie rhumatismale de l'avant-bras droit. — *Guérison.*
81. — Arthrite rhumatismale scapulo-humérale.— *Amélioration sans guérison.*
82. — Rhumatisme musculaire avec crampe. — *Guérison.*
83. — Névralgie iléo-lombaire rhumatismale. — *Guérison.*
84. — Arthralgie consécutive à une arthrite. — *Guérison.*

85. — Pleurodynie et douleur lombaire enlevée par suggestion. *Guérison.*
86. — Rhumatisme articulaire apyrétique. — *Guérison graduelle.*
87. — Rhumatisme articulaire chronique (poignets et cou-de-pied). — *Guérison.*
88. — Rhumatisme musculaire, articulaire et nerveux. — *Guérison graduelle.*
89. — Douleurs rhumatismales acromio-claviculaire, xyphoïdienne. — *Guérison.*
90. — Rhumatisme musculaire lombo-crural avec névralgie sacro-sciatique. — AMÉLIORATION RAPIDE; *guérison presque totale.*
91. — Rhumatisme articulaire apyrétique. — *Guérison graduelle.*
92. — Douleurs rhumatismales acromio-claviculaires. — *Guérison.*
93. — Rhumatisme musculaire du bras et de la jambe droite. — *Guérison.*
94. — Rhumatisme blennorrhagique. — *Guérison graduelle.*
95. — Rhumatisme articulaire acromio-claviculaire et xyphoïdien. — *Guérison.*
96. — Douleurs rhumatismales articulaires. — *Guérison.*
97. — Douleurs dorsales et métacarpo-phalangiennes rhumatismales. — *Guérison.*
98. — Douleurs rhumatismales dorso-lombaires et sciatiques. — *Guérison.*

Névralgies : 5.

99. — Sciatique rebelle. — *Guérison.*
100. — Sciatique récente enlevée par une suggestion — *Guérison.*
101. — Sciatique rebelle. — *Guérison.*
102. — Sciatique rebelle. — *Guérison graduelle.*
103. — Névralgie du trijumeau avec tic facial douloureux. — *Guérison presque complète.*

Troubles menstruels : 2.

104. — Retard menstruel. Suggestion des règles à jour fixe.
105. — Menstrues abondantes tous les 11 à 15 jours. Régularisation par suggestion à 28 ou 29 jours.

La statistique de l'Ecole de Nancy est, on le voit, très brillante et on ne peut plus encourageante. Mais dans notre pays on attache difficilement créance à de tels succès et l'hypnothérapie est encore, sous bien des rapports, accueillie avec défiance. A la Salpêtrière, les résultats n'ont pas aussi bien répondu aux espérances que faisaient concevoir les récits des médecins de Nancy. Peut-être cela tient-il, ainsi que le dit le professeur Charcot lui-même à ce qu'il n'aurait pas su s'orienter dans cette voie nouvelle. Etant donnée sa haute compétence dans tout ce qui touche aux maladies nerveuses cette explication ressemble un peu à une défaite et il est probable que le savant et illustre maître tient à réserver son jugement jusqu'au jour où la suggestion aura donné la mesure positive de sa valeur. L'hypnothérapie en est encore à ses débuts et il faut attendre pour se prononcer sur ses effets qu'on en ait bien fixé la technique et les indications que l'exagération du premier moment fait trop nombreuses pour les enthousiastes, trop restreintes pour les sceptiques.

On a cherché aussi à utiliser l'hypnotisme comme procédé d'anesthésie chirurgicale. En 1829, J. Cloquet pratiqua l'ablation du sein droit et de plusieurs ganglions axillaires à une femme qui resta quarante-huit heures anesthésiée par le magnétisme. Nous avons cité la discussion provoquée par Oudet, en 1836, à l'Académie de médecine à propos de l'extraction d'une dent, la malade étant insensibilisée par le même moyen. Le Dr Topham rapporta en 1842, à la Société Royale de Londres un cas, d'amputation de cuisse: Joly, Fanton et Toswel (1845), une amputation des deux cuisses, et Loysel de Cherbourg, la même année, l'amputation de deux jambes et plusieurs autres opérations faites sous l'anesthésie magnétique.

En 1847, Ribaud et Kiaro citaient une extirpation de tumeur de la mâchoire; enfin, en 1859, Broca et Follin portaient de nouveau la question devant l'Académie de médecine à propos de l'ouverture d'un abcès de la marge de l'anus. Ils ne parvinrent pas cependant à persuader la docte assemblée de la valeur de ce procédé d'anesthésie et les tentatives faites demeurèrent isolées.

Guérineau (de Poitiers) publia encore en 1859 une amputation de cuisse, Burgraeve une extirpation de kyste de la paroi abdominale, Esdaile des opérations variées faites par lui au Bengale. A ce moment, l'hypnotisme n'avait pas encore pris rang dans la science et on considérait ces publications comme une duperie ou une amusette.

Depuis dix ans les recherches sur l'anesthésie hypnotique ont repris un nouvel essor et tant de faits se sont accumulés qu'il est impossible de les rapporter ou même de les résumer ici ; cependant le chloroforme n'est pas détrôné.

C'est que l'anesthésie hypnotique ne peut pas généralement s'employer d'emblée ; elle n'est pas, malgré le nombre des cas, absolument certaine et maniable comme celle du chloroforme. Elle a sur ce dernier l'avantage de ne jamais provoquer la mort, mais elle est encore trop peu pratique en somme pour qu'on y puisse recourir avec sécurité. Des études complémentaires sont encore indispensables.

L'année 1889 marque dans l'histoire de l'hypnotisme une phase heureuse sur laquelle nous sommes bien aise de pouvoir terminer cette partie de notre travail. C'est en effet pendant l'inoubliable Exposition que s'ouvrit à Paris la première réunion officielle et internationale de ce genre, le *Congrès de l'hypnotisme expérimental et thérapeutique* sous la présidence de M. Dumontpallier. Celui-ci, rappelant avec émotion à la séance d'ouverture combien ces études lui étaient chères, disait que l'hypnotisme est une science d'expérimentation qui suit une marche fatale. Il suffit pour assurer son succès de ne pas se laisser aller à des spéculations prématurées, de recommander la réserve, de solliciter le contrôle et de n'accepter pour vrai que ce qui peut être reproduit par tous les expérimentateurs exercés.

Conformément à cet exorde on s'attendait à voir les congressistes profiter de leur réunion pour s'entendre sur un certain nombre de chapitres litigieux, tels que la nomenclature, la classification et la caractérisation des divers états, la délimitation aussi exacte que possible des différentes périodes. — On eut aimé à voir poser nettement les problèmes si nombreux encore à résoudre, de façon que chacun partît avec la connaissance complète des faits bien démontrés, des vérités acquises, et l'idée d'un plan général de travail adopté par tous pour pousser cette branche de la science en avant. Mais il n'en fut pas ainsi. Ces questions si importantes, ne furent qu'effleurées chacun apportant son petit travail sans se soucier beaucoup de celui du voisin.

Il convient cependant de résumer brièvement ces travaux.

En premier lieu se place une communication de M. Ladame (de Genève) sur la *nécessité d'interdire les séances publiques d'hypnotisme* et sur *l'intervention des pouvoirs publics dans la réglementation de l'hypnotisme* concluant aux trois vœux suivants :

Premier vœu. — Les séances publiques d'hypnotisme et de magnétisme doivent être interdites par les autorités administratives, au nom de l'hygiène publique et de la police sanitaire. Sans remonter jusqu'aux épidémies psychiques du moyen âge, l'auteur rappelle les nombreux cas d'hystérie, de névroses, développés à la suite des séances publiques des magnétiseurs. Il en a eu à soigner à la suite des passages de Donato, d'Onofroff, etc., à Genève. Un accident plus fréquent encore est celui-ci : Quelques personnes ayant assisté aux séances essayent de magnétiser leurs amis et ne peuvent les réveiller. On a eu des épidémies de collège de ce genre, entre autres en 1880, à Neuchâtel à la suite des séances de Donato... M. Bourdon (de Méru) approuve cette partie du rapport ; il a également vu, à la suite de séances d'hypnotisme, des jeunes gens endormir des sujets qu'il ne pouvaient plus réveiller.

Deuxième vœu. — La pratique de l'hypnotisme comme moyen curatif doit être soumise aux lois et aux règlements qui régissent l'exercice de la médecine. Cette proposition tombe sous le sens : si l'hypnotisme peut être dangereux dans des mains ignorantes, il convient de ne le laisser exercer qu'à ceux de qui la loi exige des garanties sérieuses de savoir et de moralité. La difficulté sera d'atteindre les hypnotiseurs sans diplôme. C'est la même que pour les rebouteurs. Les instituteurs ne doivent pas employer seuls l'hypnotisme, sans surveillance du médecin, pas plus qu'ils ne peuvent distribuer de l'opium ou du chloral (Approuvent MM. Forel, Dekhtereff).

Troisième vœu. — L'enseignement de l'hypnotisme et de ses applications médicales doit être introduit officiellement dans les programmes des cliniques de psychiatrie, et l'on devra exiger à l'avenir, des candidats en médecine les connaissances nécessaires à la pratique de l'hypnotisme comme agent thérapeutique.

Sur ce point une vive discusion s'engage. MM. Gilbert Ballet, Paul Magnin, sont d'avis que cet enseignement existe dans la pratique en France ; que, d'autre part, on ne peut tracer de programme fixe à un professeur. D'ailleurs, l'hypnotisme ne relève pas seulement de la psychiatrie, on pourrait tout aussi justement l'attribuer à la médecine légale (M. Forel), ou à la physiologie (M. Masoin), (M. Bernheim est d'avis qu'il faut laisser la plus grande latitude aux programmes des professeurs ; tant pis pour ceux qui se refuseront à étudier ou enseigner l'hypnotisme). M. Gilbert Ballet est d'avis de rejeter l'article en entier. Le Congrès, pour fixer l'état de la question, adopte le troisième vœu ainsi modifié : Il est désirable que l'étude de l'hypnotisme et de ses applications thérapeutiques soit introduite dans l'enseignement des sciences médicales, et qu'à l'avenir on puisse demander aux candidats en médecine les connaissances nécessaires à la pratique de l'hypnotisme comme agent thérapeutique.

Viennent ensuite de nombreuses communications de Van-Renterghem, Bernheim, Fontan, Gascard, Brillant, Poirault, sur l'action thérapeutique de la suggestion ; de Laurent sur l'action suggestive des milieux pénitentiaires sur les hystériques, action mauvaise car elle stimule ces détenus au crime. A peine entrés dans la prison, ils dépassent en fanfaronades et en vices les *chevaux de retour* les plus endurcis, ils deviennent très vite complices des autres criminels ; ceux-ci, d'autre part, profitant de la faiblesse de volonté des hystériques, s'en servent contre les gardiens pour exercer leurs propres vengeances. Ces faits, bien connus, n'ont cependant pas amené la conclusion pratique qu'on était en droit d'en attendre. Les détenus hystériques devraient être isolés, car leur déséquilibre mental ne peut qu'augmenter dans le milieu pénitentiaire.

Il faut citer encore le rapport de M. Bérillon sur l'*Application de la suggestion à la pédiatrie et à l'éducation mentale des enfants vicieux ou dégénérés.*

La suggestion doit, dit-il, *a priori*, réussir moins bien chez l'enfant que chez l'adulte; (1) 55 0/0 seulement, d'après Beaunis, sont susceptibles d'un sommeil profond. Elle nécessite donc une étude spéciale pour réussir souvent; on rencontre même des enfants tout à fait rebelles à son influence. Son but étant avant tout moral et curatif, elle doit être maniée avec une grande prudence. Il ne faut provoquer ni contractures, ni hallucinations, mais formuler d'une façon précise, doucement, la suggestion. Au préalable, éloigner les personnes étrangères, et s'attacher, autant que possible, à prévenir les contre-suggestions de la part des camarades, parents, etc.

On obtient assez facilement, sur le terrain médical, la guérison

1. Cela est assez extraordinaire, car à l'état de veille l'enfant est infiniment plus accessible à la suggestion que l'adulte. Il est, par contre, moins enclin à la duperie.

de l'onanisme, des tics nerveux, du blépharospasme, etc. Chez les jeunes idiots on n'obtient rien.

En agissant avec cette prudence, on évitera de provoquer des crises d'hystérie, quand elle est en puissance. Cet accident appartient moins à l'hypnotisme en lui-même, qu'à la façon dont il est appliqué par des gens souvent inexpérimentés; c'est la suite d'un défaut de méthode.

Dans la pédagogie, le redressement moral obtenu ne peut être nié; on obtient de très beaux résultats contre la manie de voler, la dipsomanie, etc.

Un travail très important de M. Liébault sur les *rapports de la suggestion et du somnambulisme avec la jurisprudence et la médecine légale* rappelle son œuvre antérieur.

Il donne ensuite quelques indications sur les moyens auxquels on pourra recourir pour constater : 1° que l'auteur du fait délictueux est hypnotisable; 2° qu'il l'est à un point tel qu'on peut lui faire réaliser irrésistiblement des suggestions. Mais une difficulté plus grave encore peut se présenter dans les expertises médico-légales en matière d'hypnotisme. L'auteur de la suggestion criminelle a pu, il a dû plutôt, suggérer au « sujet » dont il voulait faire l'instrument de ses vengeances ou de ses convoitises, de ne se rappeler aucune des circonstances qui ont précédé le crime ou le vol, de croire qu'il en a eu seul l'idée, d'être convaincu qu'aucune suggestion ne lui a été faite, etc. L'amnésie ainsi provoquée serait un obstacle sérieux; contre lequel pourraient échouer les recherches les mieux dirigées.

Le rapporteur, se fondant sur des expériences qu'il a soumises au contrôle de M. le Dr Bernheim, propose un moyen qui lui paraît de nature à résoudre cette difficulté. C'est de combattre l'automatisme somnambulique en le contraignant à produire des effets contraires à ceux que le vrai coupable avait pu s'en promettre. En d'autres termes, puisque le prévenu, en vertu de l'ordre reçu, ne dénoncera jamais directement l'auteur de la suggestion, il faut faire en sorte de le lui faire dénoncer indirectement, par des actes dont il ne comprendra pas la signification, ou même par des démarches auxquelles on donnera une fausse apparence de protection ou de défense pour le criminel lui-même. On pourra faire ainsi au sujet hypnotique, relativement à l'auteur, quel qu'il soit, de la suggestion de crime, toutes les suggestions qui ne seront pas directement et expressément contraires à l'amnésie suggérée. Le véritable coupable tombera par ce moyen au pouvoir de la justice, parce qu'il lui aura été impossible de tout prévoir.

Jurisprudence criminelle.

C'est en vain que l'on tenterait de montrer l'influence que peuvent exercer les phénomènes hypnotiques sur la distribution de la justice, si l'on ne pouvait invoquer que des considérations purement théoriques. Aussi le rapporteur a-t-il cru devoir emprunter, à la jurisprudence des cours d'assises et des tribunaux correctionnels, un certain nombre d'affaires, dans lesquelles les divers états hypnotiques ont présenté une importance et joué un rôle souvent méconnus.

Il cite d'abord trois erreurs judiciaires :

1° L'affaire la Roncière (1835), dans laquelle un officier de l'armée française fut condamné à dix années de réclusion, sur les accusations d'une jeune fille hystérique, somnambule et hallucinée ; 2° l'affaire Benoit, parricide (1832) ; l'innocence du sieur Labauve, qui n'avait échappé à la mort que par un partage égal des voix des jurés, fut plus tard judiciairement constatée ; 3° l'affaire Julie Jacqmin (1814) ; il y avait eu dans cette affaire une fausse accusation portée par la comtesse de N... contre sa servante ; celle-ci avait même été condamnée à mort ; heureusement l'arrêt fut cassé et l'innocence de la malheureuse pleinement démontrée.

Viennent ensuite les crimes commis contre des somnambules : 1° Affaire Marguerite A..., de Marseille : accusation de viol ; 2° affaire Castellan, viol ; cour d'assises du Var ; 3° affaire Lévy, viol, cour d'assises de la Seine-Inférieure ; 4° affaire Maria L..., de la Chaux-de-Fonds (Suisse), accusation de viol ; 5° affaire C..., accusation de viol. — Rapport de M. Tardieu.

Enfin, dans certains cas, des crimes ou des délits ont été imputés à des somnambules, savoir : 1° Affaire D..., prévention d'outrage public à la pudeur ; le prévenu, sujet à des accès de somnambulisme spontané, avait été condamné par le tribunal correctionnel de la Seine pour un acte commis pendant une de ses crises. La Cour de Paris, éclairée par M. le Dr Motet, infirma le jugement ; 2° affaire L... R..., prévention de vol ; une servante somnambule, accusée d'avoir volé des bijoux à sa maîtresse, fut reconnue innocente, grâce à l'intervention de M. le Dr Dufay, sénateur de Loir-et-Cher ; 3° affaire Annette G..., prévention de vol d'une couverture, condamnation en police correctionnelle, expertise confiée à MM. Charcot, Brouardel et Motet, infirmation en appel ; 4° affaire Ulysse X..., élève-dentiste à Paris ; X..., en état de somnambulisme ou de « condition seconde », avait, en plein jour, enlevé des meubles d'un magasin voisin pour les transporter dans sa cour ; rapport médico-légal de M. le Dr Paul Garnier ; ordonnance de non-lieu.

Tels sont les faits et les expériences, insuffisants en réalité pour conclure définitivement à la part que devra prendre l'hypnotisme dans l'appréciation du degré de responsabilité des criminels.

Mais ce qui ressort de ce rapport aussi nettement que de différentes parties de cette histoire, c'est que l'hypnotisme est dangereux à plus d'un point de vue moral ou physique.

Au point de vue moral, le danger est double. On peut s'emparer d'un sujet par surprise, et comme l'hypnose affaiblit ou supprime la volonté personnelle et place le sujet sous la dépendance de son magnétiseur, celui-ci pourra en obtenir tout ce qu'il voudra.

En second lieu, l'hypnotisation développe chez un grand nombre de sujets une sympathie moitié du cœur moitié des sens qui peut être le point de départ des situations les plus fâcheuses.

Demarquay et Giraud-Teulon, et plus tard Liébault et d'autres auteurs, ont encore fait remarquer le danger qu'il pouvait y avoir à provoquer chez le malade endormi des confidences qui peuvent ensuite vous lier et mettre en grand embarras.

Si l'hypnotisme est bon dans un grand nombre de maladies il est quelquefois mauvais, surtout lorsqu'il est pratiqué par des gens inexpérimentés, ou que les séances sont trop prolongées ou trop répétées, comme cela arrive aux sujets des charlatans.

Pour les ignorants il est un risque grave et dont les exemples sont nombreux: Il arrive, quand le sujet est endormi, qu'on ne peut plus le réveiller ou qu'on le réveille incomplètement. Le malheureux se trouve alors dans l'état d'inconscience d'un véritable aliéné et il peut se livrer à toutes sortes d'actes délirants dont il ne conservera au réveil complet aucun souvenir. La responsabilité des accidents, en ces circonstances, devrait incomber à l'hypnotiseur maladroit et se traduire pour lui sous forme de forte amende ou de dommages et interêts à verser à l'hypnotisé ou aux victimes de ses actes délirants.

Dans d'autres cas, on voit se produire des spasmes menaçants pour la vie, des crises nerveuses, terribles, d'autant plus longues qu'on ne sait pas les arrêter.

Il serait donc bon d'interdire les pratiques de l'hypnotisme à tous ceux qui n'ont pas acquis par les grades officiels le droit de pratiquer la médecine.

Bien qu'en général l'hypnotisme soit plutôt favorable aux malades et principalement aux hystériques chez lesquels il diminue notablement le nombre des attaques, il est chez quelques-uns préjudiciable à la santé, surtout quand les séances sont trop nombreuses ou trop prolongées, et plus encore quand les expériences mettent principalement en action les facultés de l'âme. On voit à la longue l'état mental des hypnotisées s'affecter profondément, se modifier et aboutir à la mélancolie et même à des tentatives de suicide : Charpignon cite à ce point de vue l'histoire d'une jeune fille qu'on avait rendue somnambule par des magnétisations répétées, si bien qu'elle fut prise d'accès spontanés qui lui firent perdre sa place. Elle perdit en même temps la raison et quelque temps après elle se jetait dans la Loire.

On trouve dans la *Revue de l'hypnotisme* du 1er avril 1888 l'histoire d'une femme qui, à la suite d'une séance de magnétisation de trois heures de durée, fut prise d'un accès de délire mélancolique et qui ne fut sauvée du suicide que par la force.

Les médecins seuls devront être autorisés à se servir de l'hypnotisme. On ne doit plus tolérer de nos jours que des individus sans instruction et dont la moralité n'est en rien garantie, puissent chaque jour entraîner, exhiber et sugestionner de malheureuses victimes qu'ils exploitent en général à tous les plus honteux points de vue.

On sera surpris peut-être de ne pas trouver dans le cours de cette histoire, celle d'une doctrine née de la magie et de l'astrologie judiciaire qui, même à notre époque de scepticisme et d'expérimentation, compte encore de nombreux adeptes : le *spiritisme*. Nous eussions complètement passé sous silence cette théorie qui a pour principe et pour base les relations du monde matériel avec les esprits comme n'ayant pas de rapport directs avec la question qui nous occupe si ses adeptes n'avaient cherché dans ces derniers temps à le mettre au goût du jour, à le revêtir, à son tour d'une allure scientifique, expérimentale, à tel point qu'on serait tenté de croire en entendant parler certains spirites que leur système est établi sur des bases solides, qu'il a fait des preuves devant les sociétés savantes, qu'il a pour lui l'autorité des faits (1).

On se rappelle la naissance bizarre de cette doctrine dans un

1. Voir à ce sujet un livre curieux du Dr Gibier : *Spiritisme*, 1889.

coin perdu de l'Amérique alors que les convictions du monde civilisé tremblaient ébranlées sous les coups de Swedenborg et que se relevait sous l'influence des quakers, shakers et autres croyants aux revenants les vieilles croyances aryennes aux migrations des âmes. Le bruit se répandit un beau jour que les filles de l'Allemand Voss, qui avait transformé son nom en celui de Fox étaient en relations avec les *esprits frappeurs*. Elles eurent bientôt des imitateurs et des concurrents. Ce fut comme une traînée de poudre ; la croyance aux relations des des êtres immatériels, vieille comme l'humanité, reprit de la vogue et bientôt dans tous les coins de l'Union on fit tourner les tables, on interrogea les fantômes. En 1852, il y avait plus de 300 cercles spirites à Philadelphie. En 1853, les Etats-Unis comptaient 30.000 médiums. Bientôt la contagion traversa l'Atlantique, envahit l'Angleterre et pénétra sur le continent. En peu de temps toute une littérature spirite prit naissance et la nouvelle doctrine trouva des adeptes même parmi les personnages les plus sérieux, le chimiste Hare (de Philadelphie) et le juge Edmonds (de New-York).

Sur le continent le succès fut moindre ; l'aventure des frères Davenport et le procès du photographe Bugnet ruinèrent dès son apparition le crédit du spiritisme.

Faut-il rappeler ici la doctrine d'Allan Kardec, espèce de mélange de brahmanisme et de platonisme alexandrin ?

Pour lui l'esprit est une matière quintessenciée, une flamme, une lueur enveloppée d'une substance vaporeuse puisée dans le *fluide universel*. Tous les esprits s'incarnent ou ont été incarnés ; l'âme n'est autre chose qu'un esprit incarné temporairement. Elle tient au corps par une enveloppe semi-matérielle ou *périsprit* que la mort n'atteint pas et qui se dégage graduellement et avec une lenteur variable suivant que la vie de l'individu a été plus ou moins matérielle ou sensuelle.

Les espaces sont peuplés à l'infini d'esprits munis de leur périsprit qui se transportent où ils veulent avec la rapidité de la pensée et pénètrent même la matière.

Il ne peuvent se rendre invisibles les uns aux autres ni se dissimuler leurs pensées et leurs sentiments réciproques. Ils sont en outre constamment en rapport avec les hommes, réagissent sur eux, sur leurs pensées et leurs actes ainsi que sur tout le monde physique. Ils peuvent se manifester aux hommes, mais dans certaines circonstances et par l'intermédiaire de *médiums*. Ceux-ci possèdent un excès de périsprit, en émettent une sorte d'atmosphère qui, se combinant au propre périsprit de l'esprit, lui permet de se manifester sous une forme quasi corporelle.

Les esprits se manifestent encore par divers actes physiques ou mécaniques (bruits, tables tournantes, objets soulevés ou déplacés). Il est des médiums qui éprouvent une sensation plus ou moins vague de la présence des esprits ; d'autres qui les voient, qui les entendent; certains obtiennent l'écriture directe.

Les spirites expliquent ces phénomènes de la manière suivante : ils disent qu'en combinant au fluide universel celui que développe le médium, les esprits communiquent aux objets une vie factice qui les rend aptes à évoluer suivant leurs ordres. Laissons pour ce qu'elle vaut cette théorie. La commission de la Société de physique de l'Université de Strasbourg l'a suffisamment stigmatisée (1).

Mais certains faits restent, étudiés sérieusement par des savants dignes de foi, qui nous montrent que bien des notions nous manquent encore sur la constitution et les réactions de la matière, et qu'il est bien des éléments inaccessibles à nos faibles sens et aux instruments si délicats qui nous permettent aujourd'hui d'en centupler l'action.

Discussion des documents présentés.

Maintenant que nous avons exposé l'histoire des faits relatifs à la question de l'hypnotisme le moment est venu d'analyser

1. Cette commission, nommée pour examiner les phénomènes attribués aux mé dims et aux spirites, termina son rapport par cette conclusion unique : « Les phénomènes spirites proviennent de mouvements inconscients ou d'une imposture consciente et la doctrine spirite est une susperstition. »

ces documents et d'en tirer l'enseignement qu'ils comportent.

Si nous avons insisté avec quelques détails sur les pratiques des fakirs et des joguis, c'est pour montrer que ce ne sont pas à proprement parler des pratiques hypnogènes.

Un livre un peu plus récent que les Védas l'Oupnek'hat est plus explicite sur les moyens à employer pour s'unifier à l'Etre suprême, ce desideratum de l'Hindou instruit. Ils sont au nombre de cinq : 1° retenir son souffle ; 2° réprimer fortement les sens de dehors en dedans ; 3° fixer sa pensée à une idée unique ; 4° y maintenir fortement l'imagination ; 5° s'abîmer dans la contemplation de la science juste.

Celui-là est docteur et Kiani, dit le livre, qui se fait âme. Il comprend tout. Il est à l'abri de tout mal, il est sans corps, sans défaut, sans couleur. Il est pur par les trois qualités, exempt d'œuvres bonnes et mauvaises, omniscient, omnivoyant. Il est au-dessus de tout. »

C'est la contemplation que pratiquent les initiés brahmanes, c'est-à-dire une tension extrême de l'esprit vers une idée fixe, tension dont l'immobilité des yeux n'est qu'un indice, par laquelle on arrive à cet état parfait.

L'état auquel ils arrivent par ce moyen, tout en étant artificiel, diffère par plus d'un point des états hypnotiques.

Absorbés dans l'objet de leur contemplation, dit Michea (1) les extatiques tantôt gardent le silence et l'immobilité d'une statue, tantôt parlent, gesticulent, prennent des attitudes en rapport avec leurs visions. Les yeux restent le plus souvent ouverts, mais fixes. La figure animée est très expressive. La sensibilité est abolie aussi bien que les sens et on peut piquer, brûler l'extatique, crier auprès de lui, faire luire à ses yeux une lumière éclatante sans parvenir à attirer son attention, sans le sortir de son état. « C'est absolument le portrait du fakir. L'initiation et toutes les pratiques auxquelles on l'astreint sont destinées à créer des conditions favorables à la production de l'extase.

En effet, parmi les causes propres à déterminer l'état exta-

---

1. *Dict. des sc. médic. pratiques* de Jaccoud, art. *Extase.*

tique, le moyen le plus puissant est, sans contredit, l'admiration sans bornes de la Divinité, le désir ardent de s'élever à ses sublimités, de se confondre et de s'absorber en elle, d'en comprendre les mystères. C'est l'ascétisme, en un mot, traduit par l'habitude de la contemplation et les prières incessantes.

On peut aussi aider l'apparition de l'état d'extase en se plaçant dans certaines conditions extérieures. Celles-ci consistent surtout à méditer loin de tout bruit, en ayant soin de fermer les yeux ou de produire autour de soi une obscurité complète en fermant portes et fenêtres. Ces conditions sont précisément recommandées aux initiés de tous les ordres.

Certains procédés, tout mécaniques, hâtent la venue de l'extase : penser à la Divinité soit en tenant le corps ou la tête immobiles, soit en suspendant sa respiration. L'insuffisance de l'alimentation, la privation de sommeil, favorisent à un haut degré l'aptitude extatique.

Les brahmanes ont bien connu l'influence de toutes ces conditions, car ils les observent avec une rigueur extrême.

L'extase est spontanée et bien que, à vrai dire, la volonté exerce une influence sur sa production, en ce sens que le sujet peut provoquer les conditions extérieures les plus favorables à sa manifestation, l'accès une fois commencé évolue de lui-même ; le sujet reste cependant libre d'en interrompre le cours par un acte purement volontaire. Les circonstances environnantes au contraire ont peu de prise sur cet état et rares sont ceux dont l'extase cesse sous l'influence d'une excitation extérieure.

D'ailleurs plus les accès se répètent et se multiplient, plus ils ont de tendance à se produire automatiquement, à se prolonger. Ce qui explique pourquoi les initiés d'ordre supérieur comme les Djoguis vivent dans un état à peu près perpétuel d'extase, qui les ravit à la vie réelle et en fait en quelque sorte des êtres à part.

La durée de chaque accès varie depuis quelques secondes jusqu'à un, deux jours et plus. Socrate eut pendant la bataille de Potidée un accès d'extase qui dura du lever au coucher du soleil et pendant lequel il resta absolument immobile, les yeux fixés sur l'horizon. Privat d'Alais cite l'exemple d'une jeune extatique dont l'accès dura deux mois.

Cela nous permet d'admettre que chez des gens entraînés comme le sont les fakirs, les accès prolongés d'extase soient faciles à produire. Nous ne trouvons rien de bien extraordinaire à l'expérience citée comme merveilleuse par Jacolliot, d'un fakir qui, après s'être mis en extase fut placé dans un cercueil qu'on déposa dans un caveau dont l'ouverture fut scellée et recouverte de plusieurs pieds de terre sur laquelle on sema du grain. Deux mois et demi après, le grain ayant poussé et mûri, on le coupa et on déterra le fakir, qui après quelques secondes de séjour au grand air, ne tarda pas à reprendre ses sens.

Quelle différence entre ces accès de longue durée et les périodes du sommeil hypnotique qui dépassent rarement quelques heures et atteignent tout au plus à la durée d'un jour, et comme cela se rapproche au contraire des accès de sommeil spontané ! Nous avons vu à la Salpêtrière une malade qui présentait de ces attaques de sommeil durant plus de cinquante jours. Cela distingue aussi bien l'extase de l'hypnose que la longue durée des états cataleptiques ou léthargiques spontanés les distingue de la catalepsie et de la léthargie hypnotique.

Le plus souvent les accès extatiques se produisent lentement, même chez les sujets entraînés; ils surviennent à la suite d'une prière ou de l'audition d'un chant religieux. Le sommeil hypnotique chez les sujets habitués se produit instantanément, sur un geste, un commandement, un regard de l'hypnotiseur.

Quelquefois l'accès d'extase est précédé d'une sensation illusoire et spéciale qui fait perdre à l'extatique la notion de la pesanteur. Il lui semble que ses pieds ne touchent plus le sol, qu'il marche dans le vide, s'élève dans l'espace. Cette sensation explique pourquoi les initiés brahmanes ont la prétention de pouvoir s'élever dans les airs et se transporter immédiatement d'un lieu à un autre. Ce phénomène, assez curieux, paraît lié à la perte momentanée du sens musculaire. Il n'est pas, du reste, particulier à l'extase et se retrouve dans certaines névroses; c'est en outre un des effets les plus constants de l'action physiologique du haschich. Il est probable que cette substance entrait dans la composition des pommades magiques, car la prétention de quitter le sol et de voyager à travers les airs appartient aussi bien aux magiciens et aux sorciers qu'aux brahmanes. Apulée, dans un de ses contes, fait allusion à une sorcière qui, pour aller rejoindre son amant, s'enduit d'une pommade magique qui lui donne le pouvoir de se transformer en oiseau de nuit et de s'enfuir à travers les ténèbres. Dans les procès de sorcellerie il est souvent fait allusion à une composition dont s'enduisent les sorciers pour se transporter au sabbat. Dès qu'ils sont couverts de cette substance ils se sentent entraînés par une force irrésistible jusqu'au rendez-vous de Satan.

Souvent au sortir de son accès, l'extatique accuse une vigueur corporelle plus grande. C'est une prétention fréquente chez les fakirs. L'hypnose provoque toujours une fatigue marquée.

L'extase n'est pas de la catalepsie. Elle en diffère par la mobilité du sujet : le cataleptique vrai n'effectue aucun mouvement spontané sauf le cas de suggestion ; il garde l'attitude qu'il avait au commencement de l'accès, ou celle que lui imprime ensuite une main étrangère. L'extatique au contraire peut gesticuler, changer spontanément d'attitude, prendre des poses variées. L'intelligence continue à fonctionner et semble même douée d'une activité plus grande. La figure, toujours expressive, reflète les sensations intimes, joies ou terreurs que ressent le sujet. La sensibilité, le fonctionnement des sens paraissent abolis, sauf l'ouïe qui quelquefois persiste et en tout cas s'éteint toujours la dernière. Ce qui fait que beaucoup d'extatiques répondent aux interrogations.

A l'inverse du somnambule l'extatique se déplace rarement, si ce n'est en imagination. Il est rare qu'il fasse plus de quelques pas. Généralement il gesticule sur place.

Pouvons-nous considérer cet état comme analogue à la forme d'hypnose que nous appelons catalepto-somnambulisme et dont on verra plus bas la description ? Pas davantage, car nos hypnotiques ne se souviennent pas de ce qu'ils font pendant leur sommeil, tandis que l'extatique conserve dans sa mémoire toutes les hallucinations qu'il a eues pendant son accès.

Ces différences incontestables nous permettent de considérer l'état extatique comme différent des états hypnotiques.

Les brahmanes connaissent-ils d'autres pratiques qui puissent relever véritablement de l'hypnotisme ? Nous n'en avons trouvé aucune trace dans leurs livres, si ce n'est dans l'Oupnek'hat le procédé qui consiste à regarder fixement son nombril. Nous ne croyons pas davantage qu'on puisse considérer comme hypnotique l'état spécial qui se développe chez les derviches tourneurs par suite de l'excitation de leur danse circulaire.

Dans un ouvrage paru vers 1840 le Dr Esdaile faisait connaître le résultat de deux cent soixante et une opérations exécutées sans faire souffrir les patients endormis, disait-il, par un procédé magnétique Ces faits ayant été mis en doute, le médecin de Calcutta les répéta devant une commission savante. Le patient est couché sur un lit, un individu quelconque, le plus souvent un serviteur nègre se place debout à la tête du lit et s'incline en avant jusqu'à ce que son visage soit placé immédiatement audessus du visage du malade. Il reste ainsi un quart d'heure ou une demi-heure. Le patient finit par tomber dans un état de catalepsie et d'insensibilité qui permet de pratiquer sur lui, sans douleur, les opérations les plus longues.

C'est là évidemment un procédé d'hypnotisation, et le Dr Esdaile le donne comme indigène ; depuis quand est-il employé dans l'Inde ? comment s'y est-il introduit ? C'est ce que nous ne saurions dire et si véritablement ce procédé procure une anesthésie absolue, il est étonnant, s'il était connu des anciens, qu'il n'ait pas été employé par des chirurgiens tout disposés à adopter des pratiques, soi-disant surnaturelles, capables d'ôter toute douleur pendant une opération et cela à une époque où le chloroforme était inconnu.

Il ne faut pas croire d'ailleurs que l'hypnotisme seul jouisse de la propriété de supprimer la sensibilité. Certaines excitations très fortes et très prolongées du système nerveux produisent le même effet. En voici un exemple :

Dans la province de Constantine, il existe une tribu, les Beni-

Aïaoussas, qui de temps en temps donnent le spectacle suivant: Une douzaine environ d'entre eux s'asseyent en cercle autour du chef. Des musiciens placés en dehors du cercle jouent du tambour arabe et des castagnettes de fer. Alors les Beni-Aïaoussas qui ont formé le cercle commencent à exécuter des mouvements verticaux et latéraux de la tête et du tronc, sans changer de place. On allume au milieu du cercle des brûle-parfums. Peu à peu le mouvement de la musique s'accélère et les musiciens joignent leurs voix au bruit des instruments. Au bout de quinze à vingt minutes les Beni-Aïaoussas du cercle se lèvent et commencent à jeter des cris gutturaux suivant le rythme de la musique. A mesure que le mouvement s'accélère les contorsions deviennent plus violentes, les mouvements plus désordonnés; la face est bientôt couverte de sueur, les yeux injectés saillent de leurs orbites, la bouche est pleine d'écume. Alors l'insensibilité survient et tout en continuant de gesticuler de plus belle, les Beni-Aïaoussas s'enfoncent des poignards dans la chair, se piquent avec des broches rougies, avalent avec délices du verre pilé, sans que ces jeux provoquent la moindre douleur. Enfin au bout d'un certain temps ils tombent épuisés de fatigue et s'endorment roulés dans leurs burnous.

Y a-t-il dans cette danse quelque chose d'hypnotique? A la vérité, nous ne voyons pas ce qu'on peut y rapprocher de l'hypnose si ce n'est l'analgésie. Mais l'analgésie est un signe commun à nombre d'états divers, et cette espèce d'agitation délirante ne doit pas être regardée comme de nature hypnotique plus que le délire alcoolique, qui souvent s'accompagne d'analgésie, ou que le délire maniaque.

Nous ne considérons pas davantage comme hypnotique l'extase artificielle que les magiciens touraniens se procuraient à l'aide d'un breuvage enivrant. Ces derniers sont des hallucinés volontaires, de même qu'au moyen âge certains sorciers, après avoir absorbé des drogues stupéfiantes à base de belladone, d'ellébore ou de mandragore, se figurent assister au sabbat, et racontent ce qui s'y est passé alors qu'il est dûment constaté que leur corps n'a pas quitté la demeure où ils ont l'habitude de séjourner. Ce délire est intermittent et ne se produit que lorsqu'on ingère les drogues nécessaires pour lui donner naissance.

Les extatiques brahmanes sont au contraire des hallucinés pathologiques. Leur maladie est bien en réalité créée par la discipline sévère et l'entraînement spécial auquel on soumet les initiés; la philosophie essentiellement spiritualiste des livres brahmanes y ajoute encore une prédisposition. En somme, cette extase ne diffère en rien de celle qui se présenta chez de nombreux sujets au moyen âge. A cette époque où le fanatisme religieux était au comble de la puissance, où les âmes étaient presque uniquement absorbées par la crainte de Dieu et l'horreur du diable, où la piété était poussée aux dernières limites du mysticisme dans les établissements religieux, l'extase ne pouvait manquer de se produire, comme elle s'était produite chez Jésus lui-même. Les apôtres eurent aussi des accès d'extase de même qu'en avaient eu les prophètes. Dans les premiers siècles de notre ère, à Alexandrie, l'extase fut fort en honneur. Mais en vérité cette extase ne peut être considérée comme d'origine hypnotique.

On ne peut non plus considérer comme relevant de l'hypnose les accès d'extase survenant chez des sujets évidemment hystériques avec ou sans convulsions. Nous en avons cité un exemple d'après Tertullien. Jeanne d'Arc était sujette à de fréquents accès d'extase avec visions ; les exemples en sont nombreux parmi les démoniaques.

C'est chez les touraniens qu'il est pour la première fois question de *possession*. Bien que ce qui constitue cet état ne soit pas explicitement énoncé dans les livres accadiens, il est permis de penser qu'on regardait comme possédés les épileptiques et surtout les hystériques présentant des accidents plus ou moins analogues à ceux que nous observons aujourd'hui. Il est très possible que les malades aient présenté des symptômes d'extase et même de somnambulisme spontané que l'ignorance où on était de leur véritable cause faisait attribuer à l'influence des esprits. Mais aucun document ne nous autorise à penser qu'on ait alors songé à mettre à profit ces accidents ou même à les reproduire artificiellement.

Certains auteurs qui ont écrit sur le magnétisme parlent de *voyants* chaldéens, prédisant l'avenir et guérissant les malades. Nous ne savons à vrai dire ce qu'ils veulent désigner par ces *voyants*. La prédiction de l'avenir reposait pour eux sur les données de l'astrologie, science qui n'a rien de commun avec le magnétisme. A Babylone, on exposait les malades sur les passages les plus fréquentés afin que les passants pussent les interroger et dire s'ils connaissaient un remède qui eût réussi dans un cas semblable. Font-ils allusion aux mages touraniens? Leur enthousiasme prophétique devait être la plupart du temps une grossière jonglerie. C'était par les incantations, les prières, les talismans qu'ils cherchaient à agir sur l'esprit de leur client. Certainement, en beaucoup de circonstances cette seule influence persuasive, cette sorte de suggestion a dû être suffisante pour amener des guérisons d'autant plus merveilleuses qu'elles s'adressaient à des symptômes développés chez des sujets névropathes auxquels les médicaments alors connus n'apportaient aucun soulagement. Ne voit-on pas encore aujourd'hui des paralysies, des surdités, des infirmités de toute espèce guéries par de simples charlatans dont tout le talent consiste à persuader à leur client qu'ils tiennent en poche la panacée universelle. En réalité, c'est l'imagination du client qui est le véritable agent thérapeutique.

Nous sommes trop peu partisans des théories fluidiques pour admettre avec quelques auteurs que les talismans pouvaient être chargés de fluide et que par cela même la magie se relie au magnétisme entendu dans le sens d'hypnotisme ; nous ne nous attarderons pas à discuter ce point de détail. Nous ne nous appesantirons pas davantage sur l'imposition des mains telle qu'elle était pratiquée dans l'antiquité et jusque dans les origines du christianisme. Nous avons par une courte citation démontré que cette pratique, telle qu'elle existait chez les Égyptiens, n'avait dans leur esprit d'autre but que de spécialiser à un lieu bien désigné l'effet de la conjuration magique qui l'accompagnait toujours. Cette manière de voir devait être partagée dans tout l'Orient.

Nous avons maintenant à examiner les rapports des songes

et des prédictions par les prophètes ou les sybilles avec l'hypnose.

Pour ce qui a trait aux songes, c'est surtout ceux qu'on obtenait pendant le sommeil dans les temples que les auteurs regardent comme des exemples de l'emploi de l'hypnotisme.

Ce sommeil, nous croyons l'avoir démontré, ne diffère en rien du sommeil naturel. Les malades vont passer une nuit entière et quelquefois plusieurs nuits consécutives dans le temple, jusqu'à ce que le rêve soit venu. Si les prêtres avaient pratiqué l'hypnotisme, ils auraient pu endormir leurs clients aussi bien le jour que la nuit. D'ailleurs nous n'avons trouvé nulle part le moindre indice qui nous permette de conjecturer que c'était le prêtre qui endormait le malade. Le sommeil devait venir de lui-même, et quelquefois il ne venait pas ou le consultant feignait de dormir pour observer ce qui se passait dans le temple (1). Quant au réveil il était absolument spontané. C'est donc avec quelque étonnement qu'on voit penser à rapprocher ce sommeil de l'hypnotisme avec lequel il ne présente aucun caractère commun. On allait aux temples d'Esculape pour être plus près du dieu guérisseur et s'attirer sa bienveillance par des présents. Mais c'était la vieille croyance à la valeur des songes qui poussait les malades à l'aller consulter. Pourquoi les pratiques des temples des guérisseurs auraient-elles été plus particulièrement hypnotiques ? N'allait-on pas dans d'autres temples, ceux d'Apollon, par exemple, chercher dans les songes la solution de problèmes tout à fait étrangers à la médecine ? Ne convient-il pas mieux de voir là ce qui y est en réalité, c'est-à-dire l'exploitation par les prêtres de la crédulité des fidèles ? Indépendamment des auteurs que nous avons déjà cités à ce sujet, plusieurs passages des discours sacrés d'Aristide permettent d'affirmer que c'étaient souvent les prêtres eux-mêmes qui parlaient aux malades pendant que ceux-ci étaient encore plongés dans un demi-sommeil.

S'il est un signe caractéristique de l'hypnose, c'est la perte du souvenir de ce qui s'est passé pendant le sommeil. Or ce

---

1. Aristophane. Plutus.

n'était qu'après le réveil que les malades allaient raconter aux prêtres les songes qui leur étaient venus. Il faudrait admettre alors que, pendant leur tournée dans le temple, les prêtres distribuaient des suggestions, connaissant par expérience l'efficacité de ce procédé. Dans ce cas il est fort probable qu'Hippocrate, lorsqu'il divulgua les secrets des Asklépiades, eût aussi révélé celui-là. C'est à peine cependant s'il accorde quelques lignes aux songes auxquels il ne paraît pas attacher grande créance.

D'ailleurs, même en admettant que cette amnésie qui manque si rarement chez les hypnotiques, que lorsqu'elle n'existe pas, on peut, selon nous, douter de la réalité de l'hypnose, en admettant que cette amnésie eût alors été l'exception, il resterait à prouver que l'hypnotique est capable en dehors de toute excitation provoquée de rêver. Car il ne faut pas confondre rêve et hallucination. Jusqu'ici on n'a expérimentalement constaté chez les hypnotiques que des hallucinations quelquefois spontanées chez les somnambules, mais provoquées toujours chez les cataleptiques, et jamais un songe véritable et persistant au réveil.

Nous croyons donc pouvoir affirmer que les malades qui dormaient dans les temples, n'y dormaient pas du sommeil hypnotique.

Croirons-nous, d'autre part, que les prêtres qui se livraient au sommeil pour le compte de leurs clients étaient des somnambules, alors qu'Artémidore dénonce cette pratique comme une pure supercherie.

Et ce premier point admis, faudrait-il encore prouver d'une façon beaucoup plus nette que cela n'est fait de nos jours, que les somnambules ont réellement le pouvoir de lire dans les organes, d'y découvrir les maladies, et qu'ils possèdent une intuition telle de la thérapeutique que, sans aucune instruction préalable, ils peuvent vous enseigner le médicament qui vous convient le mieux. Or jusqu'ici les expériences sérieuses qui ont été tentées dans ce sens sont demeurées absolument négatives.

L'histoire suivante, empruntée à Lucien, montre d'ailleurs

mieux que tous les raisonnements ce qu'étaient les prétendus songes des prêtres pour le compte d'autrui :

« Un célèbre devin du nom d'Alexandre avait coutume de donner par ce procédé des consultations. On lui envoyait souvent des billets cachetés contenant des demandes écrites. Il couchait dessus la nuit et un ou plusieurs jours après envoyait une réponse soi-disant inspirée en songe par Asklépios.

Mais Lucien dit que le sorcier décachetait habilement les billets pendant la nuit. Quand il n'y pouvait parvenir, ses réponses étaient à double sens et souvent complètement étrangères aux demandes formulées. »

Le nombre des gens qui allaient dormir dans les temples était prodigieux et ceux qui revenaient sans avoir obtenu un songe étaient exceptionnels. Comment croire que l'hypnotisme fût alors si répandu et si facile à produire, quand de nos jours où on connaît bien le mécanisme du sommeil provoqué, il faut quelquefois des semaines et des mois même pour arriver, après des efforts persévérants et méthodiques, à endormir un malade ?

Un auteur, partisan acharné de l'antiquité du magnétisme, a été jusqu'à soutenir que le lieu dans lequel couchaient les malades était magnétisé (1).

Nous ne nous arrêterons pas à discuter un pareil argument; ce que nous avons dit relativement à notre opinion sur l'action des fluides nous dispense d'insister davantage. Il nous semble d'ailleurs suffisamment démontré maintenant que les songeurs des temples n'avaient aucun point de ressemblance avec les hypnotisés et que seuls des observateurs de parti pris ou des gens à l'esprit superficiel ou possédant des connaissances incomplètes ont pu avancer une pareille hypothèse.

Il nous reste maintenant à examiner ce qui concerne les prophètes et les prophétesses (pythies, sybilles, etc.).

Pour ce qui a trait aux premiers, et dans le cas actuel nous avons plus spécialement en vue les prophètes hébreux et juifs, si véritablement ils ont eu les visions qu'ils racontaient, ce sont

1. A. Gauthier.

des hallucinés, mais non des somnambules. Initiés aux pratiques orientales, ayant pris auprès des asiatiques l'habitude de la contemplation, menant une vie ascétique, excités par un ardent amour de leur peuple ou par une ambition démesurée de régner sur lui, les prophètes étaient dans les conditions les plus favorables pour faire de véritables visionnaires. Mais il y eut certes plus d'à-propos politique que de réalité dans leurs visions, dans leurs conversations avec l'Eternel.

Il y en eut peut-être qui crurent sérieusement à leur mission et qui dirigèrent leur conduite d'après une inspiration intérieure qu'ils croyaient venue d'en haut. Ils ne sont pas dans l'histoire les seuls exemples de ce que peut la monomanie dirigée dans un bon sens. Combien l'héroïque folie de Jeanne d'Arc fut utile à la France pour reconquérir sa liberté perdue ! Et pourtant la Pucelle ne se dirigeait que sur les conseils de ses Saintes, c'est-à-dire d'après des hallucinations auditives et visuelles qu'elle prenait pour les paroles et les personnages mêmes des envoyés de Dieu.

Quant aux pythies, sybilles et autres devineresses, il y a lieu de les diviser en deux classes.

Les unes, comme la sybille de Cumes, prédisaient l'avenir par une sorte de révélation intérieure, par une double vue leur permettant de lire les événements futurs. Cette raison a suffi à certains auteurs pour affirmer que ces devineresses étaient des somnambules. Selon nous, la double vue des somnambules n'est point un fait suffisamment prouvé pour établir un diagnostic d'après la simple constatation de cette faculté.

Quant aux pythies, quelle période de l'hypnose rappelle leur agitation violente, leurs convulsions, leurs cris inarticulés, leurs mots entrecoupés. Cela ne fait songer ni à la léthargie, ni à la catalepsie, ni au somnambulisme. Mais cela rappelle très exactement la crise hystérique. On retrouve en effet dans la fureur divine de la pythie les trois phases classiques de l'attaque hystérique. D'abord raideur, contracture, tremblement, convulsions des yeux et écume de la bouche, puis grands mouvements et contorsions de la deuxième période et enfin pour terminer stade de délire. C'est pendant ce stade que la pythie parle, c'est alors qu'elle prononce ces mots entrecoupés ou que, sous l'influence de quelque hallucination douce ou terrifiante, elle va manifester de la joie et de la tendresse, ou proférer d'épouvantables menaces (1).

Faudrait-il conclure de notre argumentation que les états spontanés et même les états hypnotiques n'existaient pas? Loin de nous cette pensée. L'humanité, depuis que nous la connaissons par l'histoire, n'a guère changé. Les manifestations hystériques ont dû exister au moins dans les grands centres civilisés. Elles étaient connues, bien que mal interprétées, au temps d'Hippocrate. Il connut même la catalepsie et la léthargie spontanées, dont nous avons pu ainsi apprécier l'origine ancienne.

Quant au sommeil hypnotique, s'il se produisit parfois, son existence fut méconnue et personne ne pensa à le provoquer volontairement. En un mot il y eut certainement des individus hypnotisables, il y en eut peut-être même qui s'endormirent eux-mêmes ou qu'on endormit par hasard sans s'en rendre compte; mais s'il y eut des hypnotisés il n'y eut pas d'hypnotiseurs, c'est-à-dire de gens connaissant les moyens de provoquer artificiellement le sommeil et songeant à les utiliser dans un but plus ou moins louable, depuis les origines des civilisations jusqu'à l'avènement du christianisme.

Si nous passons maintenant à des époques plus modernes, nous voyons que les faits relatifs à la magie, à la sorcellerie, à l'action des démons ne sont pas des faits d'hypnotisme. Les partisans du magnétisme ont rapporté au fluide la plupart des faits de sorcellerie et de possession. Pour les spirites, ces faits pourraient être le résultat de l'action des esprits.

Indépendamment des faits nombreux que nous avons signalés, citons encore Tertullien qui, dans son *Traité de l'âme*, parle d'un extatique de la secte des montanistes qui conversait en esprit avec les anges et donnait des consultations aux malades. Grégoire de Tours raconte qu'un nommé Didier

1. Nous avons vu chez certaines malades cette phase de délire durer plus d'une heure; pendant ce temps elles prononçaient de longs discours où souvent les prédictions ne manquaient pas. La malade prenait alors les allures et l'accent d'une véritable prophétesse.

guérit les paralytiques. Une fille a la spécialité de découvrir les objets volés et les voleurs ; un évêque ne peut la débarrasser de son démon ; mais elle s'en débarrasse elle-même quand il lui plaît. Entre certains possédés et les somnambules spon-

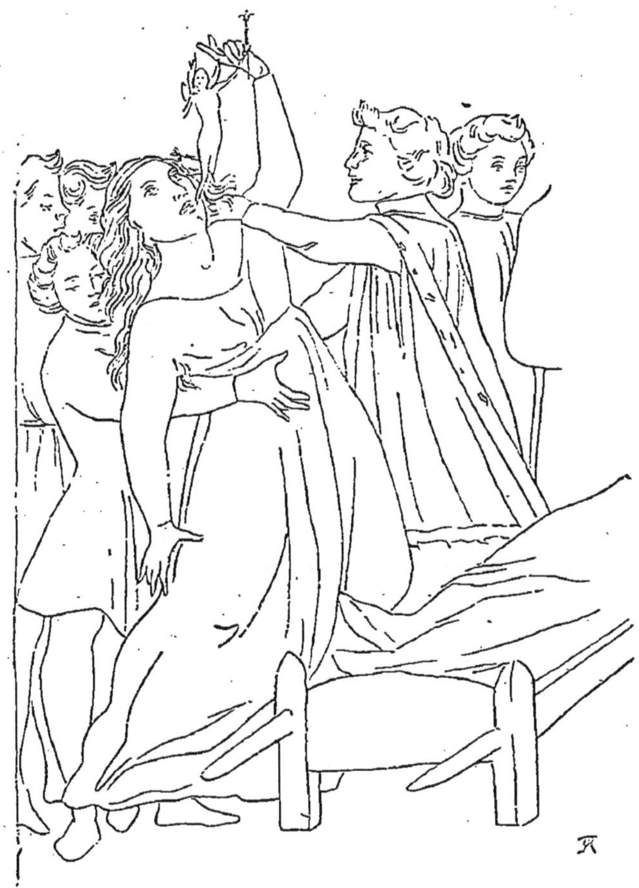

tanés l'analogie est parfaite. Mais on a eu le tort de mettre ces effets sur le compte du magnétisme (1). Ainsi que l'a démon-

1. Tous les signes de l'hystérie se trouvent réunis, chez certains démoniaques. Le fameux « sort de taciturnité » n'était, d'après ce qu'en dit Pigray, qu'un point insensible, c'est-à-dire une de ces plaques d'anesthésie si fréquentes chez les hystériques.

tré Calmeil dans son admirable livre de *la Folie*, la plupart des sorciers furent de véritables monomanes. Il n'y a que des aliénés, en effet, qui puissent, au mépris de leur vie, raconter sérieusement et soutenir devant des juges les contes monstrueux que ceux-ci admettaient, hélas! trop facilement. Y eut-il véritablement des gens adonnés à la sorcellerie? Cela ne nous paraît pas douteux. Il y eut parmi les alchimistes des hommes qui crurent véritablement à la puissance de la magie. Même à l'époque de la Renaissance, les vrais savants eux-mêmes gardaient un petit côté magicien. Ils aimaient à s'entourer d'une sorte de mystère, ils s'étaient fait un langage technique spécial et ces apparences bizarres entretenaient dans l'esprit du vulgaire une croyance que les savants ne cherchaient pas encore à dissiper et que plusieurs peut-être partagèrent.

Il se peut du reste qu'en dehors même des véritables monomanes, qui allaient si allègrement au-devant du bûcher, il se soit trouvé certains sorciers qui, rencontrant au fond des breuvages qu'ils absorbaient des visions étranges, prenaient au réveil ces hallucinations pour des réalités et les racontaient de bonne foi. Ces breuvages, en effet, étaient composés de diverses drogues au premier rang desquelles figuraient la mandragore, la jusquiame, le tabac, le stramonium, toutes plantes agissant, comme on le sait aujourd'hui, énergiquement sur le système nerveux et capables de provoquer, à certaines doses, des hallucinations ou un sommeil plein de rêves dont le souvenir persistant passait aux yeux des sorciers eux-mêmes, ou dans l'esprit de ceux de leurs clients auxquels ils confiaient onguents et philtres, pour le fidèle souvenir de choses réellement faites ou vues. Mais dans la plupart des cas la possession démoniaque aussi bien que la pratique de la magie furent des maladies de l'imagination, une variété spéciale de délire contagieux, que Esquirol a bien décrit de nos jours et auquel il a justement attribué le nom de démonomanie.

Comment n'en eût-il point été ainsi? On sait à présent que dans tous les temps les délires prennent le caractère général des idées de l'époque. Au moyen âge, la superstition avait fait du diable et de ses serviteurs un épouvantail dont l'Eglise abusait. Le délire eut donc le diable pour objet et les gens furent persécutés par le démon aussi réellement qu'ils le sont aujourd'hui par l'électricité ou les mauvaises odeurs qu'un ennemi invisible leur envoie. Combien voit-on maintenant dans les asiles d'aliénés de victimes du télégraphe, du téléphone, de la photographie ? C'est le reflet et l'exagération des préoccupations régnantes ; et plus d'un fou vous vient maintenant débiter

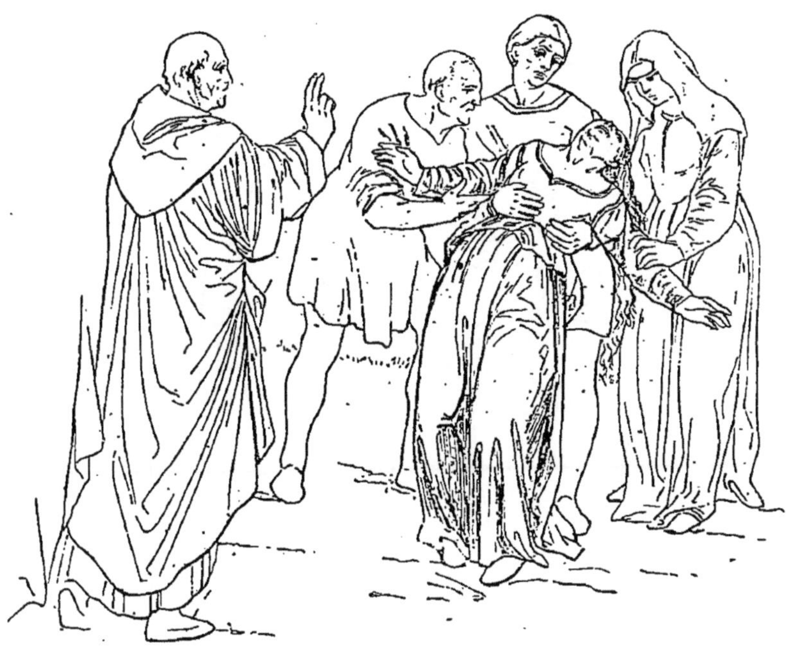

ses merveilleuses découvertes sur l'électricité qui, il y a trois cents ans, vous eût raconté avec le même sang-froid et le même aplomb ses relations avec le diable et les maléfices par lesquels il l'obligeait à obéir à ses conjurations.

Il y eut aussi parmi les sorciers des gens qui présentèrent de la léthargie spontanée ; nous en avons rapporté des exemples.

Dans les épidémies démoniaques des couvents (Ursulines de Loudun, de Bayeux, etc.), c'est l'hystérie qui domine beaucoup plus que l'aliénation véritable. Il y a ici une très grande différence qu'on ne nous paraît pas jusqu'ici avoir fait suffisamment ressortir. Le sorcier ne quitte pas son délire, il se croit toujours le sujet du Diable, et chaque fois qu'on l'interroge il

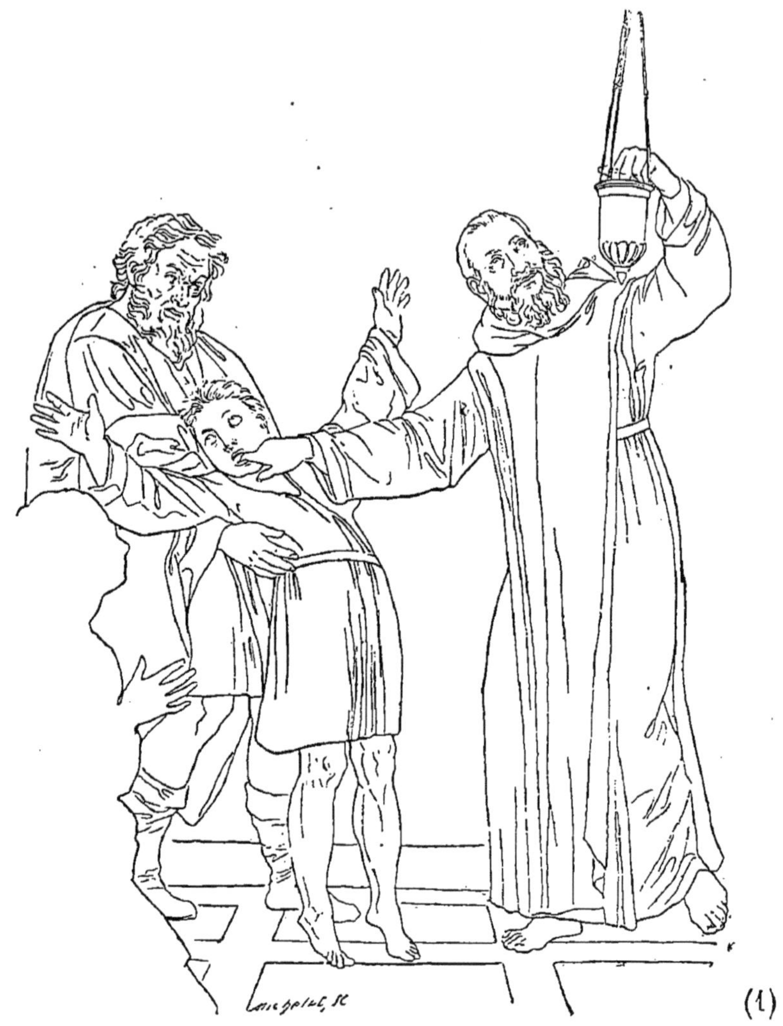

(1)

racontera ses relations avec Satan, les horreurs du sabbat et

1. Les trois figures ci-dessus, extraites des *Démoniaques dans l'Art* de MM. Charcot et Richer, faites d'après les tableaux de peintres contemporains de ces scènes, montrent bien que les possédées étaient de véritables malades hystériques.

autres billevesées. La possédée au contraire, tant qu'elle n'est pas en crise, jouit de toute sa lucidité d'esprit. Ce n'est que pendant l'attaque qu'elle gesticule, fait des grimaces et prononce des paroles incohérentes ou des discours étranges, ou d'épouvantables blasphèmes.

Là encore on reconnaît dans ses grands traits l'attaque hystérique, mais il s'y joint une complication plus nettement dégagée dans les récits contemporains, ce sont les états de sommeil qui viennent compliquer l'attaque. Les différentes phases apparaissent isolées : ici c'est la léthargie qu'on observe, là la catalepsie domine, ailleurs c'est le somnambulisme lucide avec son inséparable cortège de visions, de prophéties, de cures miraculeuses.

Mais dans ces aberrations singulières de l'esprit il n'y a rien qui soit d'ordre hypnotique : peut-être les exorciseurs par leurs gestes et grâce aux brillants accessoires sacerdotaux qu'ils faisaient briller aux yeux des possédées ont-ils parfois provoqué le sommeil ; ce fut en tous cas sans le vouloir et sans se rendre compte de ce qu'ils faisaient.

Ce n'est véritablement qu'après Puységur qu'on a connu le sommeil artificiel. Mais c'est à Braid qu'on en doit la première description vraiment scientifique et suffisamment complète. Jusque-là et malgré des méthodes très justes quelquefois, les esprits se sont égarés sur de fausses pistes ; c'est ce qui explique pourquoi le magnétisme échoua si souvent devant l'examen des société savantes.

Aujourd'hui la part est faite au merveilleux et à l'exagération. Les faits constatés par Braid, reproduits par Heidenhain, par Charcot et depuis par une foule de savants sont établis sur des bases assez solides pour démontrer que l'hypnotisme n'est point une duperie, mais bien un phénomène physique réel. Cela nous montre aussi que nous sommes loin de savoir toute la vérité. Certains rayons calorifiques ou lumineux des prismes sont inaccessibles à nos sens, cependant à l'aide d'instruments particulièrement sensibles nous en constatons l'existence incontestable. De même certaines propriétés, certaines forces de la matière nous sont encore inconnues, bien des actions physiologiques nous échappent encore. L'hypnotisme, si on veut le considérer comme un moyen d'étude, d'analyse délicate de certains phénomènes, nous rendra peut-être d'importants services en nous permettant de pénétrer plus avant dans la connaissance du mécanisme de la pensée, dans la notion des lois qui régissent les influences des êtres les uns sur les autres et l'action du milieu sur les organismes qui y vivent. Mais ces résultats ne pourront être atteints que si on se décide à procéder avec une méthode expérimentale sévère, allant du simple au composé, en n'avançant qu'à pas lents mais sûrs et en ne cherchant au delà du vraisemblable que quand les choses seulement possibles dans l'état actuel de nos connaissances seront passées à l'état de vérités ou d'erreurs irréprochablement démontrées.

FIN DE LA PREMIÈRE PARTIE

DEUXIÈME PARTIE

DEUXIÈME PARTIE

INTRODUCTION

Il nous reste maintenant à exposer les résultats de nos recherches personnelles. Elles ont été faites, nous devons le dire ici tout d'abord, dans un esprit différent de celui qui a généralement dirigé nos prédécesseurs.

On l'a vu par notre exposé historique, peu d'entre eux ont su se maintenir dans les limites strictement rationnelles de l'expérimentation médicale. Séduits par le côté pittoresque, si on peut ainsi dire, de certains phénomènes hypnotiques, frappés par l'étrangeté qu'ils présentent pour ceux qui n'ont pas l'habitude de les observer, la plupart n'ont pu se défendre de s'attacher de préférence aux manifestations extraordinaires qu'il est si facile de provoquer chez des sujets entraînés. Bientôt tentés d'aller au delà de ce qu'ils voyaient en réalité, laissant intervenir leur propre imagination surexcitée, ils se sont mis à rechercher la double vue, la divination, la transmission mentale de la pensée et toutes sortes d'autres singularités plus ou moins difficiles à admettre *a priori* et qu'il faut encore reléguer, suivant nous, dans le domaine de l'hypothèse.

Notre intention n'est pas de formuler ici une critique

absolue. Loin de nous la pensée de fixer des limites aux investigations scientifiques quelles qu'elles soient. Nous connaissons l'extrême hyperexcitabilité sensorielle des hypnotisés, leur aptitude à développer les actions réflexes les plus inattendues. Nous nous rappelons que tel fait qui nous paraît tout naturel aujourd'hui, par exemple la possibilité de purger une personne par un simple commandement, nous eût paru plus qu'invraisemblable il y a quelques années. Nous disons seulement que tel n'a pas été l'objet de nos préoccupations dans le travail que nous avons l'honneur de soumettre à l'Institut des Sciences de Milan.

D'autres expérimentateurs se sont attachés au côté philosophique de la question. Ils étudient les manifestations psychiques, les hallucinations provoquées, le dédoublement de la personnalité, le mécanisme des suggestions à échéances plus ou moins longues, le développement extrême de la mémoire à ce point qu'une hypnotisée que nous connaissons récite pendant plus d'une heure, en état de somnambulisme, une leçon traitant précisément de l'hypnotisme, leçon qu'elle a entendue une seule fois, cinq semaines auparavant, sur laquelle elle n'a pris aucune note et qui n'a pas été publiée; et cela sans se reprendre, sans se tromper ni dans l'enchaînement des idées, ni dans la construction des phrases, alors qu'à l'état de veille il lui est impossible de donner correctement la moindre définition.

Et quel sujet plus intéressant à méditer que ce caractère si singulier de l'hypnotisme : l'absence de tout souvenir au réveil, qui fait que l'hypnotisé a vécu pendant le sommeil d'une existence absolument distincte de sa vie ordinaire!

D'autres rechercheront les rapports de l'hypnotisme avec les états déterminés sur l'organisme humain par les agents physiques. Ils expérimenteront l'action de la lumière, de l'électricité, du magnétisme sur les hypnotisés; ou ils s'efforceront de découvrir les lois de polarité d'un fluide

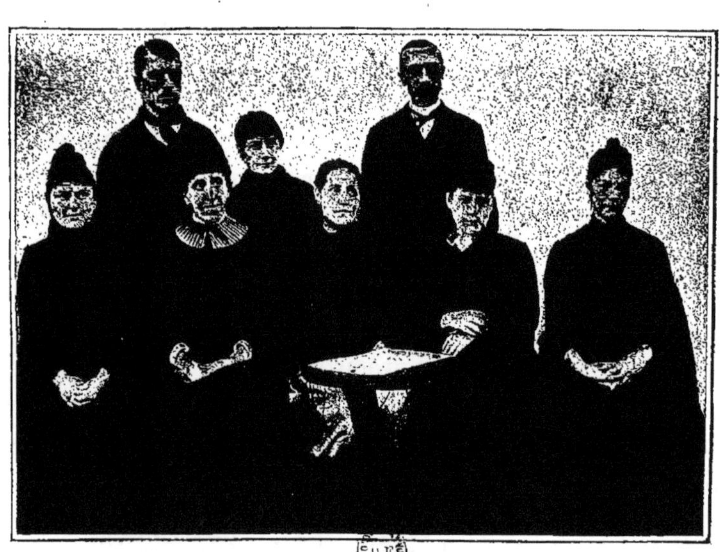

Malades dans l'état de veille.

supposé, d'une force neurique rayonnante, avant même d'être certains qu'il existe en réalité de ces sortes d'agents.

La période des investigations d'ordre purement scientifique n'est certes pas close; elle ne le sera sans doute jamais, car le cerveau humain semble une mine inépuisable de recherches. Pendant que se poursuit sur ce terrain l'histoire de l'hypnotisme, nous croyons pouvoir affirmer qu'il y a dès maintenant dans la pratique médicale, qui nous préoccupe plus particulièrement, bien des applications intéressantes à faire.

Persuadé que l'hypnotisme est appelé à rendre à la clinique de précieux services, nous nous sommes de préférence attaché à ce côté de la question qui, depuis les travaux de Braid, du professeur Charcot, de MM. Liébeault, Bernheim et bien d'autres, repose enfin sur des bases assez sérieuses pour mériter l'attention des médecins.

L'hypnothérapie scientifique devait être la résultante de tous les efforts antérieurs. Il convient qu'elle prenne désormais la place qui lui est due dans le domaine médical.

La médecine — nous entendons la médecine sérieuse et non la médecine de fantaisie — a mis longtemps à comprendre le parti qu'elle peut et doit tirer des perturbations produites par l'hypnose dans le système nerveux. Il ne faut pas trop s'étonner cependant que l'hypnothérapie soit restée longtemps à l'état de fable. C'est que la question avait été mal engagée. Les théories fantastiques, la mauvaise interprétation de faits signalés par des hommes, souvent pleins de talent et de bonne foi, mais à qui manquaient les connaissances techniques nécessaires pour tirer de leurs expériences l'enseignement qu'elles comportaient; l'enthousiasme trop prompt du vulgaire pour des résultats douteux, sinon faux, dépourvus le plus souvent du contrôle et des garanties nécessaires pour écarter les causes d'erreur, tout cela était bien fait pour refroidir les hommes de science.

Leur tort a été d'envelopper dans la même suspicion les rêveries des magnétiseurs et les faits eux-mêmes qu'ils n'ont, pour la plupart, étudiés qu'avec des idées préconçues et la ferme intention de démontrer leur fausseté ou leur insignifiance. Si on ajoute à cela l'exploitation éhontée des charlatans, les inconvénients et les dangers de toutes sortes auxquels s'exposaient les gens assez imprudents pour se confier à de pareilles mains, on conçoit facilement le discrédit dans lequel étaient tombées les recherches de cet ordre.

Pourtant, les faits une fois avérés, il n'était pas possible de n'en pas tenir compte. Mieux valait donc aborder franchement la question, l'étudier comme on doit étudier tout ce qui touche à l'humanité et, en définitive, faire rentrer dans la science régulière ce chapitre important de physiologie qui, pour les raisons que nous venons de dire, en avait été jusqu'à ces derniers temps systématiquement exclu.

Les détails dans lesquels nous sommes déjà entré relativement aux phases du grand hypnotisme nous dispensent d'y revenir ici. Nous rappellerons seulement que l'hypnotisme amène des modifications plus ou moins profondes dans toutes les fonctions placées sous la dépendance du système nerveux, savoir :

Dans la sensibilité périphérique ;

Dans l'état des muscles ;

Dans les organes des sens ;

Dans les régions corticales du cerveau qui président aux actions psychiques ;

Dans celles qui correspondent avec les plexus ganglionnaires du grand sympathique.

Nos recherches portent à la fois sur la physiologie et la thérapeutique, mais d'une façon inégale : les quelques expériences de physiologie que nous citerons sont seulement destinées à justifier les essais cliniques que nous avons cru devoir tenter, les résultats déjà obtenus avant nous étant de nature à nous encourager dans nos travaux.

Nous nous sommes systématiquement abstenu de toute théorie préconçue, de toute doctrine métaphysique, voulant seulement constater des faits physiologiques et cliniques, réservant pour l'avenir des explications qui seraient forcément encore aujourd'hui hypothétiques sur bien des points. Nous sommes fermement convaincu que lorsqu'on connaîtra à fond la physiologie du système nerveux et qu'on sera familiarisé avec des faits que bien des gens considèrent encore comme insolites, une explication suffisamment claire de tous les phénomènes hypnotiques surgira d'elle-même. On peut dire, en attendant, que l'hypnose facilite au plus haut degré le fonctionnement des actions réflexes, Elle met en lumière tout un nouveau chapitre de leur histoire, celui des « réflexes psychiques » ; elle permet ainsi de saisir le mécanisme de ce fait dont on apprécie de plus en plus l'importance à mesure qu'on avance dans la voie médicale : l'influence des causes dites morales sur les effets physiques.

I

PHYSIOLOGIE

Nous ne sommes pas en mesure de faire un chapitre d'anatomie pathologique, n'ayant jamais eu l'occasion de faire l'autopsie d'individus morts en état d'hypnose.

Il nous est permis d'ailleurs de supposer qu'ils n'auraient pas présenté de traces d'une lésion matérielle spéciale. Comment admettre une lésion capable de laisser des traces là où un simple souffle, une parole prononcée à voix basse suffisent à remettre instantanément les choses à l'état normal. Nous verrons plus loin que les hypnotisés examinés à l'ophthalmoscope, présentent dans l'état de catalepsie une congestion intense de la papille. Mais cette congestion est essentiellement passagère. Elle diminue lorsqu'on met l'individu en somnambulisme et disparaît entièrement au réveil. Par une autre voie, on peut s'assurer que cette congestion papillaire correspond à une hypérémie générale des vaisseaux de l'encéphale. En effet, si on prend avec un sphygmographe le tracé du pouls carotidien, on constate qu'au moment où l'hypnose se produit, les battements deviennent à la fois plus forts et moins fréquents, ce qui indique une tension plus grande du sang dans l'artère. Nous donnerons plus loin le détail de nos expériences à ce sujet.

Nous avons remarqué aussi que les passages d'un état à un autre s'accompagnent d'un développement de chaleur quelque fois appréciable au thermomètre. Fréquemment du reste les sujets eux-mêmes ont la notion de cette hyperthermie. Ils disent qu'il fait chaud, qu'ils ont trop chaud. Pendant nos recherches sur l'action des substances mises en contact médiat avec les hypnotisés, nous avons été souvent surpris de l'élévation de température que présentaient les tubes appliqués le long du cou du sujet ou placés dans sa main.

Lorsque nous assistons à cette production instantanée de force en vertu de laquelle nous contracturons l'avant-bras d'un sujet en léthargie par un simple frôlement sur la région des fléchisseurs (hyperexcitabilité neuro-musculaire); quand nous voyons se développer instantanément dans cet avant-bras une puissance musculaire telle qu'aucun effort raisonnable ne parvient à le défléchir, croirons-nous à la création dans l'organisme d'une force nouvelle?

Lorsqu'en même temps que se produit ce développement si remarquable de la puissance musculaire, nous observons que la sensibilité a disparu dans toute l'étendue de la surface cutanée, admettrons-nous une sorte de transfert de l'influx nerveux abandonnant la périphérie pour se transporter sur une autre portion de l'organisme?

Le plus sage, croyons-nous, est de répondre encore actuellement à ces hypothèses par un point d'interrogation. Il faut savoir l'avouer, nous ne connaissons encore l'hypnotisme que par ses effets, mais non par sa nature et par sa cause intime. Le caractère de la vérité scientifique est d'être simple et compréhensible pour tous; aucune des explications fournies jusqu'ici pour rendre compte des phénomènes dont nous nous occupons ne nous paraît suffisamment concluante. Le mieux est donc, nous ne saurions trop le répéter, de continuer à observer rigoureusement les faits jusqu'au jour où nous serons assez familiarisés avec eux pour que la solution lumineuse du problème se présente victorieusement à tous les esprits.

Un savant physiologiste a traduit ce qui se passe dans l'hypnotisme par les mots ingénieux d'inhibition et de dynamogénie. D'une part, en vertu d'une simple modification dynamique, arrêt ou suspension de fonction causée par une action sur un point éloigné du système nerveux; production, d'autre part, de suractivité fonctionnelle dans un autre point,

C'est jusqu'ici, faute de mieux, l'expression la plus satisfaisante des faits ; on conçoit, si elle correspond à la réalité, que l'autopsie ne doit rien apprendre et qu'il y a impossibilité pour le médecin légiste de reconnaître si un individu est mort ou non en état d'hypnose.

Quelles sont au juste les modifications temporaires qu'amène l'hypnotisme dans l'état des cellules cérébrales? C'est ce que le miscroscope n'a pas pu nous révéler encore.

Les trois états classiques.

Les descriptions classiques de l'hypnotisme se rapportent aux trois grands états : léthargie, catalepsie, somnambulisme, classification qui mérite d'être conservée pour la commodité de l'étude et pour donner aux idées quelques points de repère.

Nous n'entrerons pas à leur égard dans de grands détails, d'abord parce qu'ils sont bien connus et qu'on les trouve longuement décrits dans tous les traités, ensuite parce qu'ils sont spéciaux aux sujets hystériques ayant eu le plus souvent de grandes attaques convulsives. Comme on ne peut les obtenir chez tout le monde, leur emploi à titre d'agents thérapeutiques est restreint. Très utiles à connaître dans tous les cas pathologiques qui peuvent survenir chez ces sujets spéciaux, et très intéressants au point de vue de l'expérimentation physiologique et psychique, ils ne présentent pour le praticien qu'une importance relative. S'ils constituaient, comme beaucoup le croient encore, tout l'hypnotisme, il y aurait lieu de réserver ce puissant modificateur du système nerveux pour certains cas exceptionnels et on ne saurait songer à l'élever à la hauteur de méthode usuelle de thérapeutique. Heureusement il n'en est pas ainsi.

Nous devons dire que même chez les sujets hystériques que nous avons eu occasion d'endormir, nous n'avons pas vu se produire d'emblée ces états manifestés si nettement par quelques-uns d'entre eux. Il est vrai que nous ne faisons rien pour les provoquer ; nous soignons des malades, nous ne formons pas des sujets. Etant donnée la facilité extrême avec laquelle le cerveau de l'hypnotisé se prête à tout ce qu'on exige de lui, il faut toujours faire grande attention à ne pas le diriger, même involontairement, dans un sens ou dans un autre. Nous nous gardons

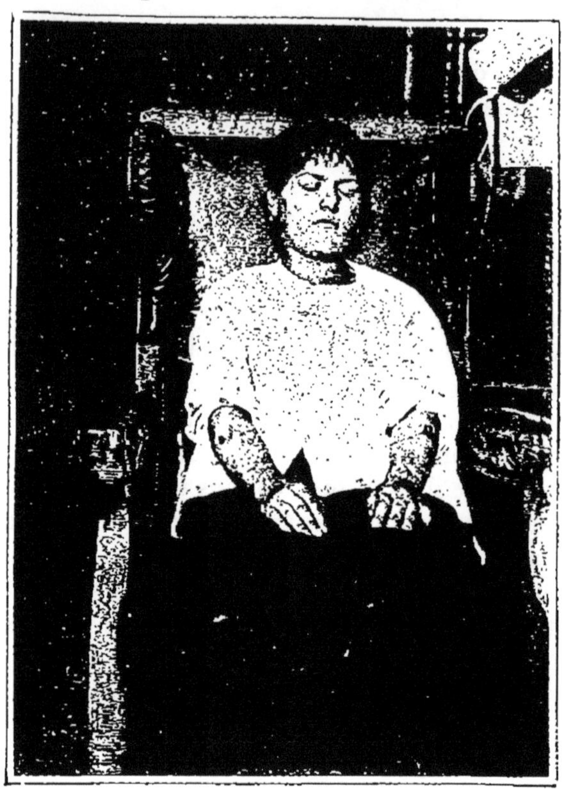

d'influencer plus qu'il n'est nécessaire ceux qui veulent bien se confier à nous et notre objectif est uniquement de faire chez nos malades ce qui est indiqué pour leur guérison, et rien de plus.

Chez quelques grandes hystériques nous avons observé les trois états classiques. C'étaient des sujets depuis longtemps habitués aux expériences, comme il s'en trouve aujourd'hui un peu partout. C'est avec leur concours que nous avons fait quelques expériences de physiologie. Chez une de nos malades hystérique d'ailleurs, l'état léthargique s'est développé sans que nous ayons cherché à le provoquer, au bout d'un mois environ d'hypnotisation.

Léthargie.

On voit par la figure ci-jointe que cet état ne diffère pas de celui qui a été décrit par le professeur Charcot (1). Le sujet est en résolution, ses yeux sont fermés, ses membres flasques retombent lourdement lorsqu'on les soulève. La face est pâle, la respiration calme et peu profonde. Le pouls régulier et normal ; à la longue une certaine tendance au refroidissement. Il y a en effet ralentissement de toutes les fonctions, notamment des combustions organiques.

Inerte, insensible aux excitations comme à la douleur, le sujet semble profondément endormi. C'est à cet état qu'on peut appliquer assez exactement le nom de sommeil, si on entend indiquer par ce mot la suspension momentanée des fonctions de relation. Nous n'avons jamais vu la léthargie provoquée ressembler, même de loin, à la mort.

Hyperexcitabilité sensorielle et neuro-musculaire.

Le sujet en léthargie présente une sensibilité spéciale à certaines excitations. Insensible en apparence, il réagit sous des influences infinitésimales. Le voisinage d'un aimant par exemple détermine le transfert des contractures d'un côté à l'autre. L'approche d'un métal et surtout d'une pointe métallique donne lieu à des contractures musculaires partielles. Une de nos malades, *Gabrielle C...*, hystérique, aujourd'hui guérie par l'hypnotisme d'une paraplégie ayant duré sept mois, est douée à cet égard d'une sensibilité des plus remarquables. Un doigt dirigé même à une certaine distance vers sa main, son avant-

---

1. Voir la figure ci-dessus, p. 215.

bras, son aile du nez, son pavillon de l'oreille, amène la contracture ou la contraction des muscles, suivant qu'on agit sur les membres et le tronc ou sur la face. On peut ainsi à travers ses vêtements produire chez ce sujet la contracture du diaphragme, caractérisée par la suppression de la respiration

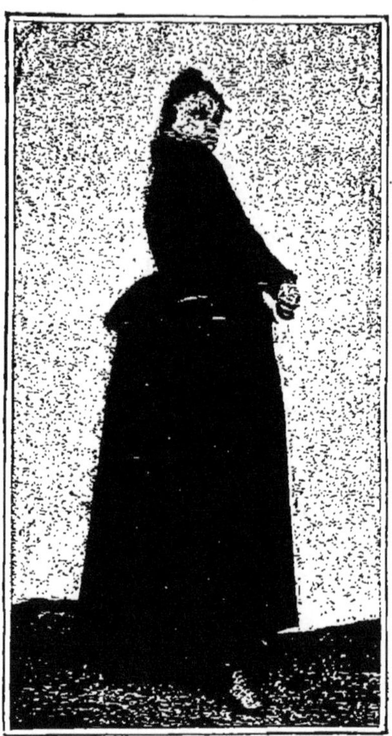

abdominale et costale inférieure, et par un gonflement considérable du ventre qui la fait ressembler à une femme arrivée au terme de la grossesse.

Autre exemple de l'hyperexcitabilité sensorielle latente du sujet en léthargie. Devant ses paupières closes en interposant entre elles et l'objet un écran opaque, présentez un objet brillant tel qu'un bouchon de carafe ou une de ces boules de verre coloré qu'on suspend dans les jardins, il perçoit immédiatement la lumière et la couleur de l'objet. Si celui-ci est simplement brillant les yeux s'ouvrent démesurément, des contractures violentes apparaissent, pendant que le visage exprime l'effroi ou une invincible horreur.

Émotions déterminées par les boules colorées.

Avec les boules colorées l'impression est différente selon la couleur. Le plus souvent le bleu produit de la répulsion, de la colère, de la terreur ; le jaune au contraire de l'attraction, de

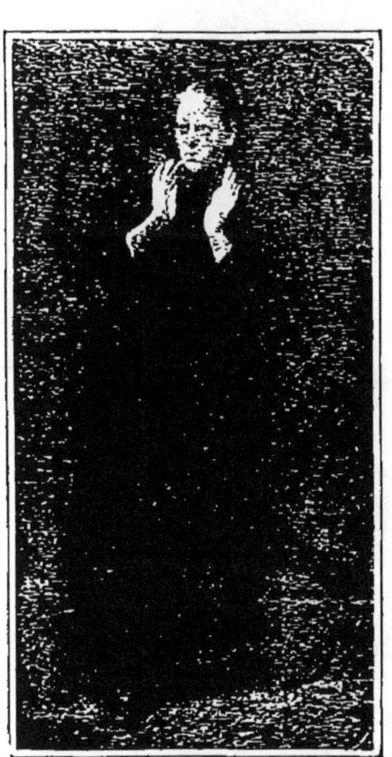

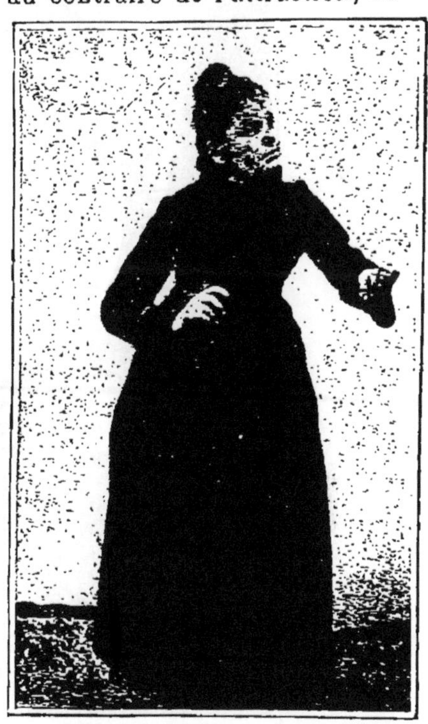

la gaîté. Si la boule jaune est de grande dimension (20 centimètres de diamètre) le sujet, au lieu de s'arrêter à l'état cataleptique, passe immédiatement en somnambulisme. Il se lève vivement, se précipite sur la boule, la saisit et ne permet plus qu'on la lui reprenne. Il manifeste avec plus ou moins d'expansion, suivant son caractère, la joie que lui inspire la vue des choses ravissantes qui lui paraissent contenues dans la boule. Il y voit sa figure et celle des assistants ; mais il ne se reconnaît pas. Il ne reconnaît personne. Il a perdu la notion de la perspective et des dimensions des choses. Il dit qu'il voit des gens dans la boule ; il la frappe pour qu'on le laisse entrer et s'impatiente de ce qu'on ne lui ouvre pas.

De plus grands détails, relatifs à ces expériences sur la détermination des émotions chez les hypnotiques par les boules

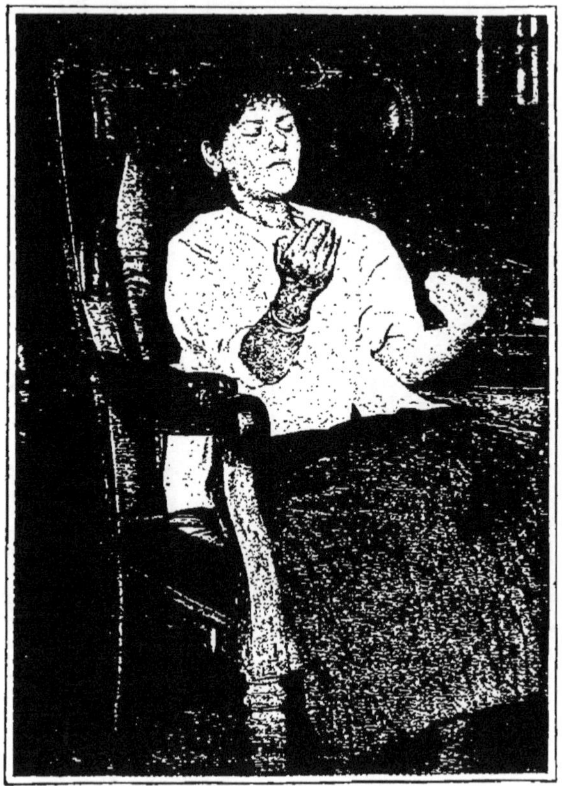

colorées, nous entraîneraient hors du cadre que nous nous sommes tracé pour le présent travail. Nous pouvons dire seulement que nous les avons maintes et maintes fois répétées sur un grand nombre de sujets, notamment sur *Esther M...*, *Gabrielle C...*, *Théo...*, *Emilia M...*, *Claire C...*, *Jeanne V...*, *Alexis H...*, *Émile M...*, *Marguerite J...*, etc.

Nos sujets léthargiques présentent aussi l'hyperexcitabilité neuro-musculaire. Il suffit de frôler légèrement l'avant-bras, sur sa face antérieure, quelquefois même de produire avec le doigt un faible courant d'air pour amener la flexion de la main sur l'avant-bras et de l'avant-bras sur le bras. La contracture ainsi développée est telle qu'on entraîne le corps sans défléchir le bras. (*Figure, page* 219.)

Nous avons mesuré au dynamomètre la force de cette contracture chez *Jeanne V....* Cette jeune femme dont le bras fléchi se détend par une traction de 5 kilos à l'état de veille, résiste dans l'état de léthargie à une traction pouvant aller jusqu'à 25 kilos.

Pour faire cesser cette contracture si énergique, il suffit de frôler très légèrement la peau qui recouvre les muscles antagonistes ; la face postérieure de l'avant-bras dans l'exemple que nous avons cité.

Hypoléthargie.

La léthargie a été considérée jusqu'ici comme l'état le plus profond des trois phases classiques du grand hypnotisme. Cependant, comme nous l'avons dit plus haut, à la suite de certaines expériences qui causent un ébranlement et peut-être une fatigue extrême du système nerveux, nous avons eu l'occasion d'observer un état plus profond encore et qu'on peut appeler hypoléthargique. Toutes les fonctions sont ralenties à ce point que le sujet ne réagit plus ; il n'y a plus d'hyperexcitabilité neuro-musculaire, plus de réactions psychiques. Quelquefois la respiration est stertoreuse, d'autres fois elle est silencieuse, et presque inappréciable. Cette phase de l'hypnotisme rappelle l'état de mort apparente de la léthargie spontanée. Il dure peu en général. Mais comme il semble être la résultante d'un épuisement nerveux extrême, nous nous sommes autant que possible abstenu de le provoquer volontairement et nous avons toujours cessé immédiatement toute expérience sur les sujets chez lesquels il se produisait, leur laissant au moins un repos de vingt-quatre heures.

Il ne faut pas confondre avec la léthargie véritable, un état quasi-léthargique dans lequel entrent nombre de sujets soumis à des actions hypnotiques. Ils ont les yeux fermés, les membres en résolution et ne répondent pas aux questions qu'on leur adresse. Mais ils n'offrent pas l'hyperexcitabilité neuro-musculaire et ils exécutent ordinairement les suggestions. Le véritable léthargique, au contraire, n'est pas suggestible. La question de savoir s'il entend, dans le sens propre du mot, est encore controversée. En tous cas il ne conserve au réveil aucun souvenir de ce qu'on a pu lui dire. Cette question est intéressante au point de vue de la part volontaire que le sujet pourrait prendre dans les expériences en allant au-devant du désir de l'expérimentateur, désir que la moindre parole suffirait à lui faire deviner. Le mieux est donc, pendant toute la durée des expériences, de ne pas prononcer un seul mot qui puisse mettre le sujet sur la voie de ce qu'on recherche et de ne communiquer avec ses aides que par écrit.

Action à distance de substances contenues dans des tubes.

Il est impossible, à propos de la léthargie, de ne pas parler des expériences si originales qui ont été faites dans ces derniers temps sur l'action à distance de substances contenues dans des tubes qu'on applique sur la peau des hypnotisés. M. le Dr Luys décrit à peu près ainsi une de ces expériences : « Esther M..., 20 ans, a eu autrefois des attaques de grande hystérie dont elle est aujourd'hui guérie. Elle continue néanmoins à venir de temps en temps se faire hypnotiser.

« Elle est dans ce moment bien éveillée, bien gaie, bien vivante. Nous commençons par lui donner une suggestion à l'état de veille, ce qui montre à quel point elle est entraînée : « Ecoutez-moi, mon enfant, nous allons compter ensemble tout haut jusqu'à huit et quand nous serons arrivés à *cinq*, vous vous endormirez. » — L'ordre est exécuté ponctuellement. A peine avons-nous prononcé le mot *cinq* que la tête d'Esther M... s'est renversée en arrière, ses yeux se sont fermés, toute sa personne est en résolution complète. Elle dort ou du moins elle est bien en léthargie, car la friction légère de la région antérieure de l'avant-bras détermine la contracture des fléchisseurs du poignet.

« Plaçons maintenant le long de son cou, maintenu seulement par la collerette, un tube à expérience ordinaire en verre, bouché et cacheté, contenant 15 grammes de cognac. Le sujet ignore naturellement le contenu du tube qu'on ne lui a pas laissé voir. Observons maintenant ce qui va se passer :

D'abord quelques grimaces, des mouvements de la langue et des lèvres comme lorsqu'on déguste un liquide. Elle prononce des mots entrecoupés : « J'ai soif... je veux boire... donne-moi à boire. » La parole devient bientôt celle d'une personne ivre. La bouche semble pâteuse, la langue épaisse. — « Je me grise sans boire, dit-elle. Elle essaie de se lever de son fauteuil et retombe lourdement. »

Le tube étant enlevé nous voyons Esther M... repasser par les mêmes processus, déroulés en sens inverse. Elle finit par tomber en cet état que nous avons nommé tout à l'heure hypoléthargique, car les muscles ne réagissent plus ; il faut attendre six à dix minutes pour voir reparaître l'hyperexcitabilité neuro-musculaire et pouvoir réveiller le sujet.

Dans une autre expérience on emploie un autre tube. Presque aussitôt contracture générale, regard indiquant avec une intensité remarquable l'expression de la terreur, contraction spasmodique des masséters. Aspect général donnant l'image d'une hydrophobie expérimentale. Le tube renferme 10 grammes d'eau distillée.

Nous ne chercherons pas à donner une explication du mécanisme de ces faits. Nous nous contentons de faire remarquer que la réaction qui se produit dans cette seconde expérience est entièrement différente de celle qu'on observe dans la première.

On prend enfin un tube renfermant cinq centigrammes de sulfate de spartéine en solution dans cinq grammes d'eau distillée. On le met en contact avec les téguments du cou ; voici ce qui survient au bout de quelques instants : vive rou-

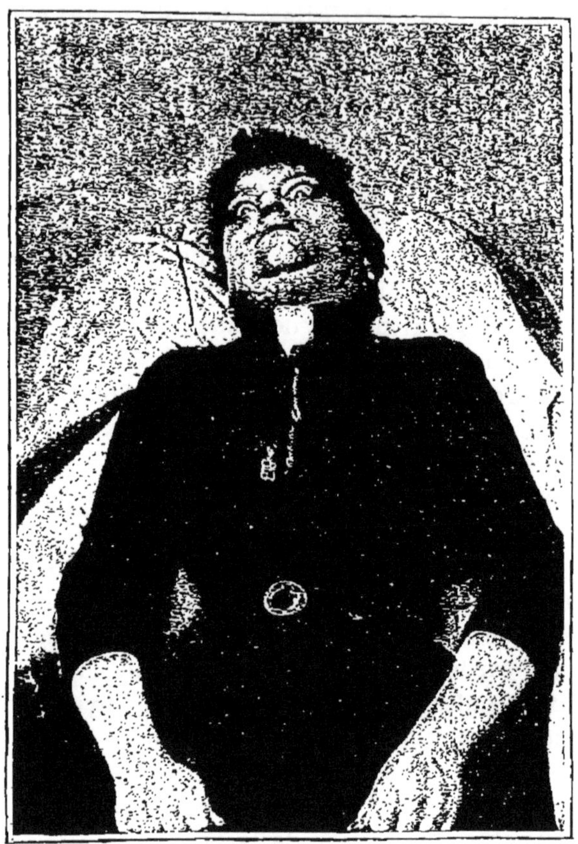

geur de la face, regard terrifié, respiration anxieuse, cornage, gonflement des veines du cou et turgescence énorme du corps thyroïde qui prend les apparences d'un goitre.

Il paraît bien difficile de simuler à volonté de pareils troubles dans des organes qui appartiennent à la vie organique.

Le maniement des tubes n'est pas sans danger. M. Luys raconte qu'il s'est trouvé, une fois qu'il avait essayé sur un sujet l'action d'un tube rempli de poudre de charbon, en présence d'accidents asphyxiques avec tendance syncopale qu'il a eus beaucoup de peine à dissiper et qui lui ont inspiré pendant quelques moments les plus vives inquiétudes.

Nous ne saurions donc trop insister sur la prudence et la circonspection avec lesquelles de pareilles expériences ont besoin d'être conduites.

La vérité de ces faits a été mise en doute. On a objecté que d'autres expérimentateurs ayant essayé de les reproduire ont complètement échoué. Peut-être n'étaient-ils pas placés pour réussir dans les conditions nécessaires, dont la plus essentielle paraît être que le sujet soit en léthargie véritable et non dans un état semblable en apparence, mais beaucoup plus superficiel et absolument différent en réalité. Or la léthargie véritable n'a jamais été observée par nous que chez les personnes atteintes de grande hystérie dont elle paraît être l'apanage exclusif. Peut-être faut-il en outre une sensibilité particulière, une délicatesse de sensation spéciale à quelques sujets?

On a dit aussi que ces expériences se faisaient sur des individus entraînés, habitués à répéter automatiquement tout ce qu'on attend d'eux. On a enfin parlé de simulation systématique.

Nous ne nous arrêterons pas à l'hypothèse qui a encore été émise de suggestion mentale de la part de l'opérateur, hypothèse qui ne nous paraît reposer, quant à présent du moins, sur aucune espèce de fondement.

Comme nous l'avons dit déjà, la simulation de troubles tels que ceux indiqués plus haut, notamment d'un état asphyxique capable, ainsi que nous l'avons vu plus d'une fois, de déterminer de véritables hémoptysies, cette simulation nous paraît bien difficile à admettre. Ce côté de la question, pour le dire en passant, n'est pas aussi simple à résoudre que le pensent certaines personnes qui ont assisté un jour à telle ou telle expérience d'hypnotisme et qui dès le premier coup d'œil ont déclaré leur opinion faite. Nous nous sommes, nous aussi bien entendu, préoccupé de la simulation et nous avons pris toutes les précautions nécessaires pour nous assurer si elle existait ou non.

Quant à ce qui a trait à l'entraînement des sujets habitués

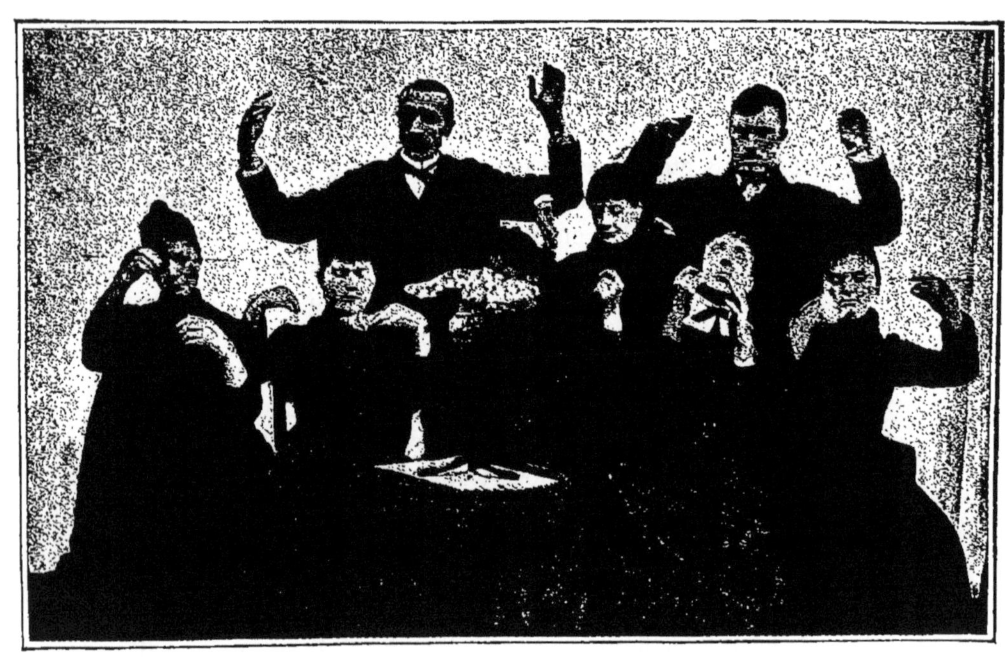

Les mêmes après l'action du miroir rotatif.

et à l'importance relative qu'on doit attacher chez eux à la répétition automatique des mêmes actes, nous devons dire que l'action d'une substance enfermée dans un tube et mise ainsi en contact médiat avec les téguments du cou, a été observée par nous chez une malade non entraînée par l'exercice, ignorant absolument le nom de la substance employée et les effets qu'elle pouvait produire. Cette action a continué de se révéler ensuite d'une façon identique. Elle consistait en la production d'une sensation agréable d'un côté, désagréable de l'autre. Il n'y avait pas de rapport entre cette action et les propriétés médicamenteuses ordinaires et connues de la substance renfermée dans le tube.

Peut-être a-t-on affaire ici à une sorte de réflexe. La substance à travers les parois du verre impressionnerait les plaques nerveuses terminales de la peau douées d'une hyperexcitabilité extrême, dont le phénomène de contracture musculaire sous l'influence du plus léger frôlement signalé par M. Charcot nous permet de supposer l'existence. Cette impression transmise au cerveau développerait dans les régions psychiques une hallucination spéciale plus ou moins en rapport avec la nature de la substance expérimentée. Il y aurait là un mécanisme analogue à celui des cauchemars ou des rêves qui accompagnent souvent la réplétion de l'estomac, la distension de la vessie, celle des vésicules séminales chez beaucoup d'hommes jeunes et continents.

Catalepsie.

Les figures ci-jointes sont destinées à montrer quelques sujets qui présentent l'état de catalepsie classique, caractérisée par la propriété qu'ont les muscles de conserver plus longtemps que normalement et sans fatigue apparente la position qu'on leur donne, si incommode qu'elle soit.

Cet état présente en apparence quelque analogie avec celui que nous obtenons communément d'emblée chez un certain nombre de nos malades. Mais il y a entre leur état et la catalepsie véritable de profondes différences.

Nos malades répondent lorsqu'on leur adresse la parole.

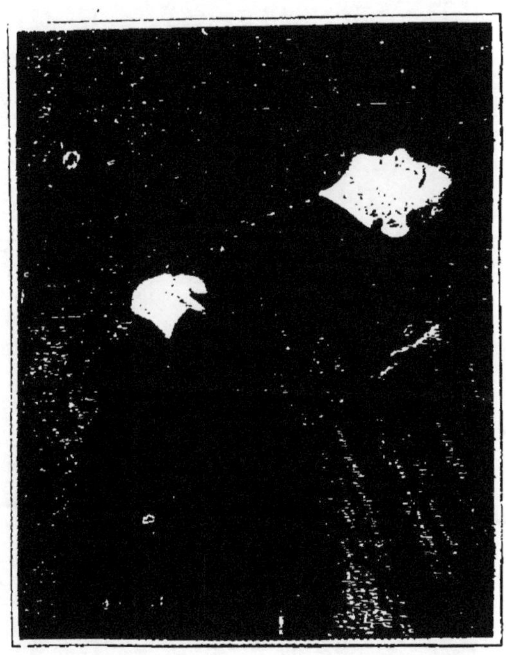

Ils ignorent cependant où ils sont et à qui ils parlent. Leur crédivité est, en général, parfaite ; ils exécutent les suggestions. Quelques-uns présentent comme les cataleptiques vrais le phénomène de la *prise du regard* ainsi caractérisé : si on vient à fixer directement ses yeux dans les yeux du sujet, celui-ci est comme capté, ses yeux ne quittent plus ceux de l'hypnotiseur ; si celui-ci se détourne, l'hypnotisé s'empresse de passer de l'autre côté ; si on interpose un corps opaque, il l'écarte avec violence. Pour le détacher de vous, interposez deux doigts entre ses yeux et les vôtres, le sujet suit alors vos doigts ; d'un geste brusque et rapide élevez le bras subitement et ramenez-le aussitôt vers vous, le sujet restera le regard fixé vers le ciel. Si on lui croise alors les bras sur la poitrine on obtient l'expressionde l'extase comme dans la figure ci-dessous.

Il suffit d'ailleurs de donner au cataleptique une certaine

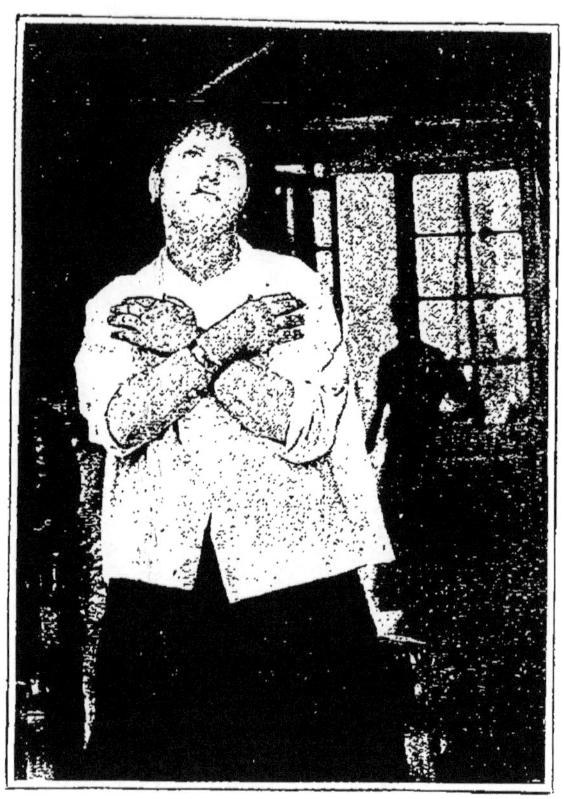

attitude pour que l'expression du visage se mette à l'unisson. Vous pouvez ainsi créer la physionomie de la colère en fermant le poing du sujet et en étendant son bras. Placez-lui les doigts sur la bouche dans le geste d'une personne qui envoie un baiser, son visage prend une expression tendre et souriante.

On peut aussi développer des expressions émotives en excitant à travers le crâne les hémisphères cérébraux. Certains sont même dédoublés. Quand on excite un côté on obtient de la tristesse, tandis que l'excitation de l'autre moitié du crâne fait apparaître le sourire sur les lèvres du sujet. Cette particularité, quand on la rencontre expliquerait assez bien la différence d'impression produite par les tubes remplis de substance médicamenteuse dont nous parlions un peu plus haut.

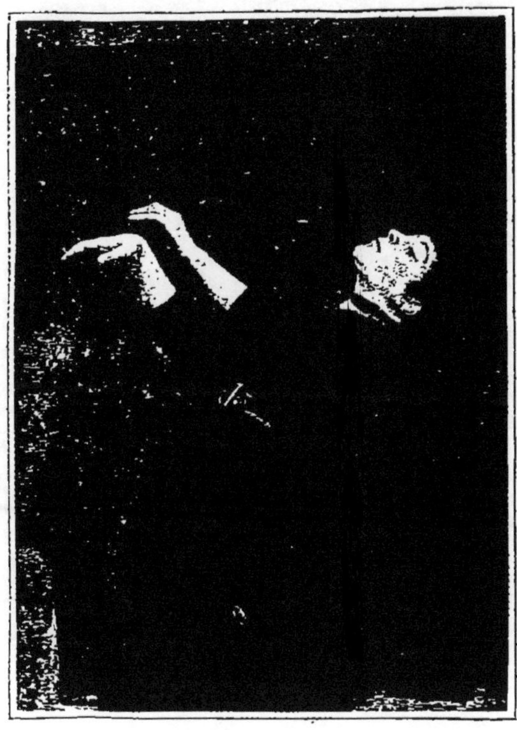

Dans l'état pseudo-cataleptique de nos malades, la sensibilité est abolie comme dans la catalepsie vraie. L'oubli au réveil est complet.

Somnambulisme.

Pour ce qui touche à l'état somnambulique, un des phénomènes curieux que présentent les sujets est le dédoublement absolu de la personnalité. Le sujet éveillé et le sujet endormi mènent deux existences absolument distinctes. Le sujet endormi parle de sa personnalité à l'état de veille comme il parlerait d'un étranger. Il s'exprime très librement sur son

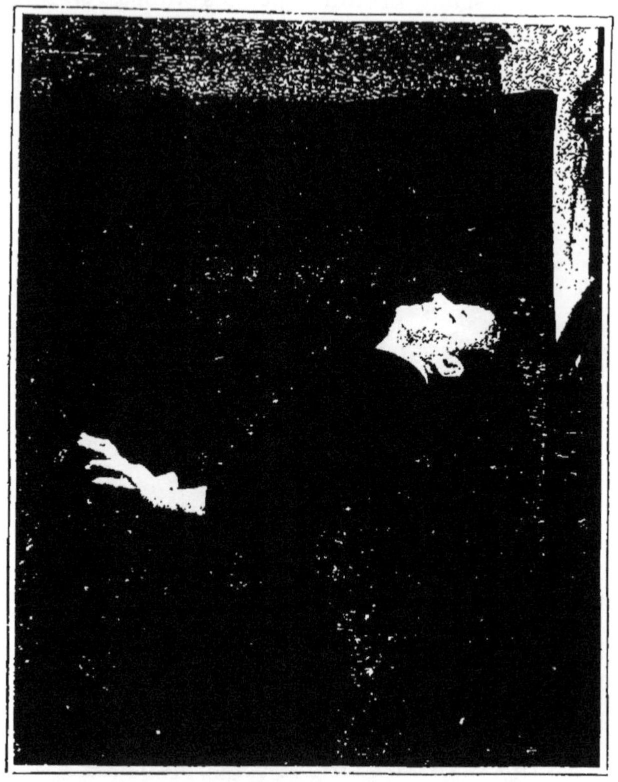

propre compte et se chargera volontiers de commissions pour lui-même.

Le sujet réveillé reprend sa personnalité propre. Rendormi, il reprend la suite de la vie somnambulique, comme un acteur revêt la physionomie de son rôle au moment précis où il quitte la coulisse et rentre en scène. On peut ainsi en réveillant et rendormant le somnambule le faire passer instantanément de l'une à l'autre de ses existences plusieurs fois en quelques minutes.

Nous ne saurions trop insister sur le rôle de l'habitude dans la production de ces phénomènes. Le fait qu'un sujet a dormi, ne fût-ce que pendant un instant, du sommeil hypnotique, assure un point d'appui solide pour de nouvelles épreuves. Le cerveau de l'hypnotisé est essentiellement éducable ; par le

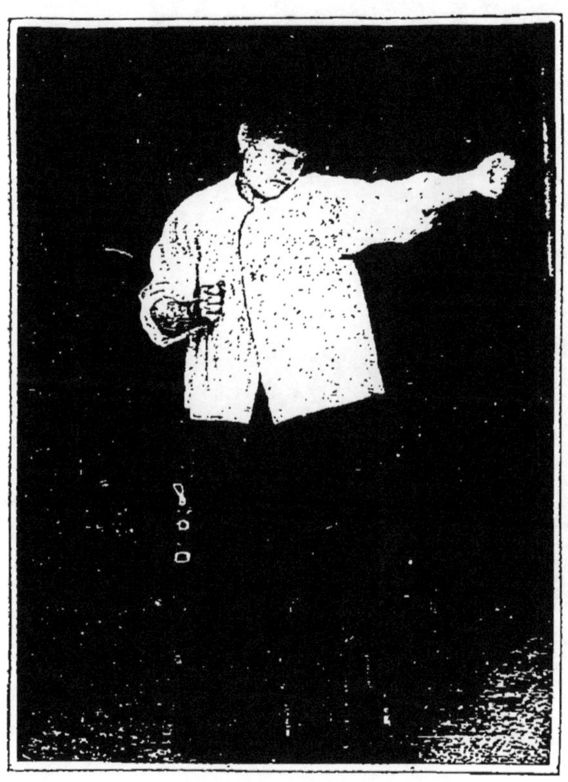

seul fait de la répétition des mêmes actes, il arrive à les exécuter automatiquement. Au bout de deux ou trois séances, il est rare qu'il ne suffise pas pour obtenir l'état hypnotique de fixer attentivement le sujet en lui faisant comprendre qu'on a l'intention de le faire dormir. Pour beaucoup, un simple geste suffit. Cette éducation se fait d'elle-même sans qu'on la cherche et pour ainsi dire même malgré la volonté de l'hypnotiseur.

C'est pourquoi nous sommes d'avis qu'il faut signaler hautement au public les dangers que peuvent courir les gens assez imprudents pour se laisser hypnotiser par des personnes suspectes. La crédivité absolue des somnambules en fait des instruments passifs de celui qui les endort. Celui-ci peut leur

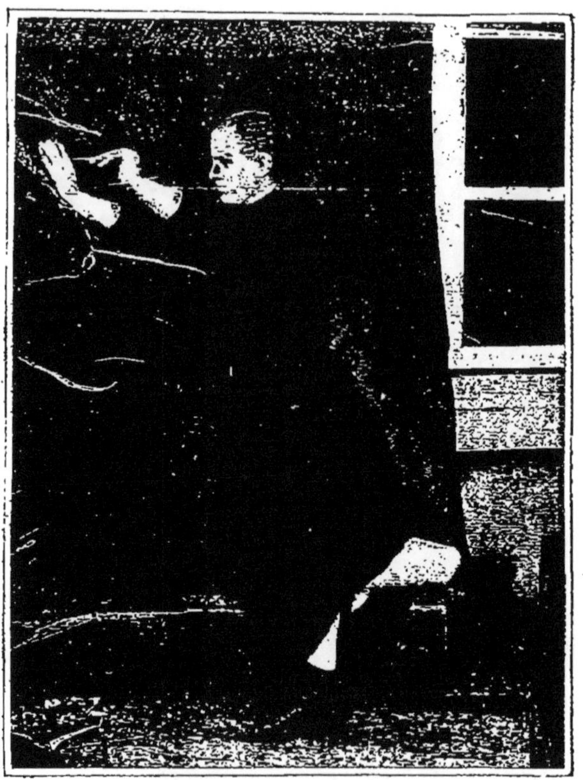

faire écrire sans qu'ils s'en doutent un testament, une reconnaissance dont il ne leur restera aucun souvenir et qui seront cependant valables en justice.

Lorsqu'on obtient le grand hypnotisme, les petits états intermédiaires cessent de se manifester. C'est ce que nous a démontré l'observation d'une de nos malades, *Marguerite J...* Hypnotisée tous les matins pendant trois mois environ pour combattre des attaques convulsives d'une violence extrême, elle a fini au bout de ce temps par entrer spontanément en léthargie vraie, qu'on pouvait faire suivre par les procédés ordinaires de catalepsie et de somnambulisme. A partir de ce jour la malade cessa de présenter l'état pseudo-cataleptique ou catalepto-somnambulique, comme nous disons encore, qui était auparavant le seul qu'on pût obtenir d'elle.

Nous nous sommes quelquefois servi pour amener le sommeil chez des sujets éduqués et présentant le grand hypnotisme de l'instrument de physique appelé Sirène. Un simple murmure de cet instrument suffit à produire la léthargie ; si alors on fait de nouveau résonner la sirène, le sujet passe en catalepsie ; un troisième murmure amène le somnambulisme ; un quatrième le réveil.

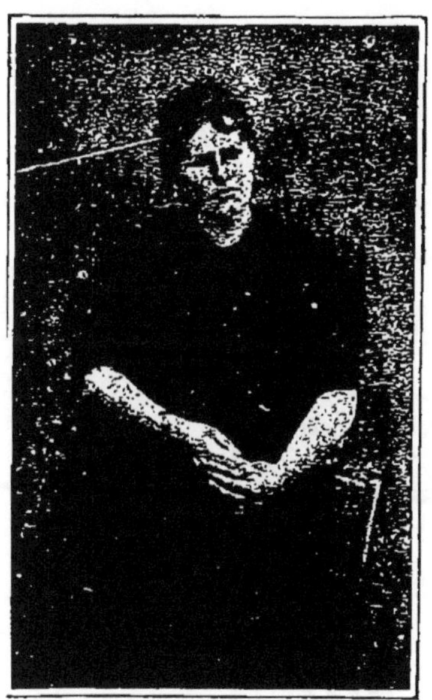

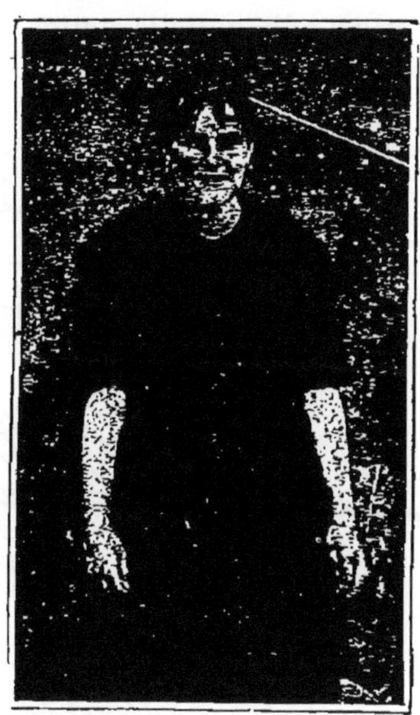

Sériation naturelle des états hypnotiques.

Les trois états du grand hypnotisme sont donc reliés entre eux et ne représentent chacun qu'une phase intermédiaire entre le sommeil profond et le réveil ; le cerveau de l'hypnotisé parcourt cette voie, et soit spontanément, soit par suite de la nature et de la force de l'excitation extérieure, il s'arrête en quelque sorte à telle ou telle station.

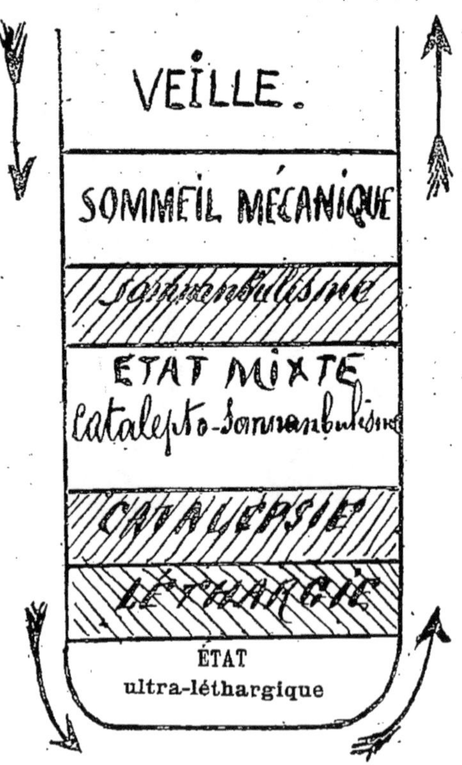

La figure ci-dessus donne une idée de la façon dont nous comprenons la sériation naturelle complète des états hypnotiques.

Les parties hachées sont les trois états classiques du grand hypnotisme.

Les autres, à l'exception du dernier, constituent les états d'un emploi plus souvent utile en thérapeutique.

Il est à remarquer que chacun d'eux présente des degrés, des nuances infinies, qu'on pourrait dire presque individuelles en ce sens que deux personnes ne réagissent jamais d'une façon absolument identique.

Les sujets qui présentent les manifestations du grand hypnotisme traversent immédiatement les régions supérieures pour arriver presque au fond du puits représenté par notre figure. Elles s'arrêtent à l'état de léthargie.

Chaque fois qu'une excitation surviendra, l'état de sommeil deviendra moins profond, le sujet remontera vers l'orifice du puits. Si on ouvre les yeux du sujet léthargique, la lumière impressionne sa rétine, un ébranlement se produit, un réveil partiel se fait et le sujet passe à l'état cataleptique. Une légère friction sur le vertex du cataleptique détermine un pas de plus vers le réveil, c'est l'état somnambulique. Enfin en soufflant légèrement sur les yeux du somnambule on amène le réveil complet. On peut aussi produire celui-ci par simple suggestion en ordonnant au sujet de se réveiller de lui-même au bout d'un temps déterminé, une demi-minute ou une minute par exemple.

Chez les sujets qui donnent le grand hypnotisme on n'obtient pas l'état catalepto-somnambulique intermédiaire parce qu'ils sont trop sensibles aux excitations. Il est probable qu'on le verrait apparaître si on disposait d'un excitant assez faible pour les faire sortir de l'état cataleptique vrai sans les amener jusqu'au somnambulisme.

Chez les sujets non entraînés, ce qu'on obtient sûrement du premier coup, c'est un état très superficiel avec perte de la conscience incomplète, que la moindre excitation suffit à dissiper et que nous appelons sommeil mécanique parce qu'il est vraisemblablement dû seulement à la fatigue nerveuse causée par l'appareil employé pour l'hypnotisation. Nous donnerons plus loin la description de cet appareil.

Nous dirons, pour terminer ce qui a trait à nos recherches physiologiques, les résultats que nous ont donnés l'ophthalmoscope et le sphygmographe.

Examen de l'œil des hypnotisés.

L'examen ophthalmoscopique du fond de l'œil chez les hypnotisés démontre chez eux des modifications extrêmement intéressantes à un double point de vue :

Premièrement, en ce qu'elles prouvent l'influence des actions hypnotiques sur les vaso-moteurs du réseau rétinien. Qu'il y ait ou non par le fait de la production instantanée d'un état congestif d'une portion des centres nerveux déplétion correspondante dans d'autres régions, il n'en est pas moins certain que l'état hypnotique entraîne avec lui des modifications circulatoires suffisantes pour être appréciables à l'ophthalmoscope.

Secondement, en ce qui touche la simulation de l'état hypnotique, question dont la solution a une grande importance pratique, la congestion de la papille est un phénomène très probant, car il est impossible de la produire à volonté.

Du 23 avril au 23 juillet les huit sujets dont les noms suivent ont été examinés à l'ophthalmoscope avec le concours du Dr Bacchi : *Emile D..*, *Théo..*, *Jeanne U..*, *Marie B..*, *Jeanne V..*, *Pauline B..*, *Emilia M..*, *Alexis H...*

Chez tous, nous avons pu constater les modifications suivante notées au fur et à mesure des observations :

Pendant l'état cataleptique, les papilles du nerf optique sont plus rouges qu'à l'état de veille; toute la papille est fortement injectée et quelquefois la congestion est représentée par un piqueté rouge manifeste, en général plus marqué du côté externe.

Les vaisseaux étant sensiblement dilatés, on ne distingue plus les artères des veines. Les contours de la papille sont moins nets. Les disques concentriques cessent d'être visibles. A l'état somnambulique, les mêmes phénomènes de congestion existent, mais ils sont moins intenses que dans l'état précédent.

Cette hypérémie papillaire est évidemment l'indice d'une congestion cérébrale. Celle-ci nous est prouvée d'autre part par l'étude des tracés sphygmographiques du pouls carotidien.

Recherches sphygmographiques.

Voici comment nous avons procédé pour ces dernières recherches répétées sur quatre sujets différents.

Un cardiographe de Marey est appliqué sur la carotide primitive au point où elle passe sous le muscle sterno-mastoïdien. Ce cardiographe est maintenu à l'aide d'une pince spéciale de façon à ce que le cou puisse se gonfler librement sans modifier les conditions de pression du tambour qu'on peut laisser indéfiniment en place sans y toucher, condition très avantageuse puisque de cette façon seulement les résultats peuvent être comparables.

Le cardiographe est relié à un enregistreur à cylindre, ce qui permet de prendre des tracés continus et très étendus, par exemple de vingt à trente minutes.

Le tracé du pouls carotidien est pris d'abord à l'état de veille.

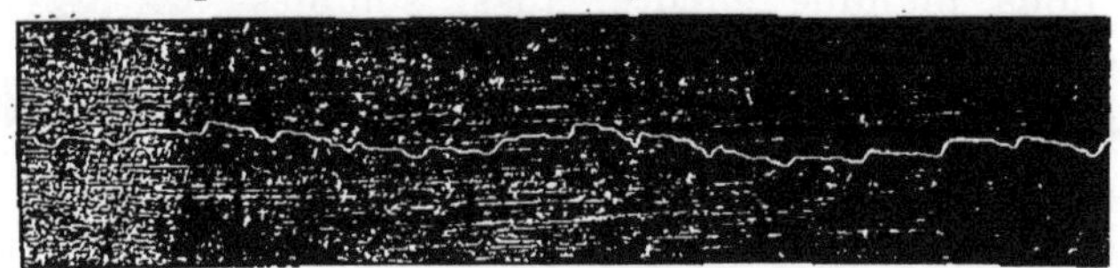

Pouls de la carotide droite.

Etat de veille.

Le sujet est ensuite endormi par fixation du regard et quand la léthargie est complète, l'enregistreur est de nouveau mis en mouvement. Voici ce second tracé.

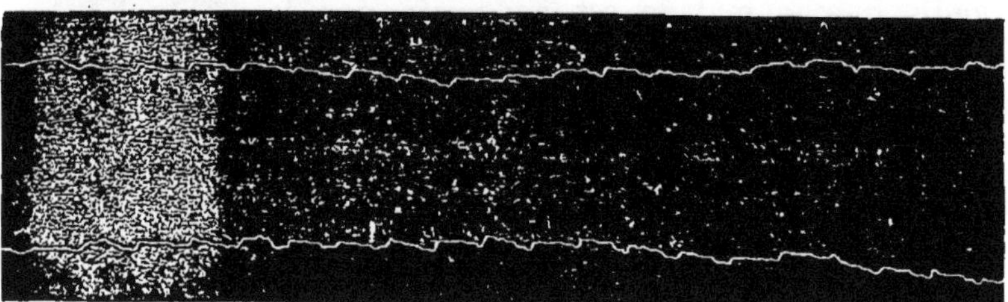

Somnambulisme.

Etat hypnotique.

On y voit que :

1° Le pouls est ralenti, les contractions cardiaques sont moins nombreuses.

2° La pulsation est plus brusque.

3° Le crochet est un peu moins élevé et la ligne de descente moins accentuée. Cela tient à ce que l'artère étant dilatée par une plus grande quantité de sang, l'expansion est moins considérable à chaque pulsation nouvelle parce que la tunique artérielle est plus tendue. La ligne de descente moins prononcée indique que l'artère se vide moins complètement. Il y a donc en amont du système artériel un obstacle à la circulation, une congestion capillaire. Malheureusement l'étude du cours du sang dans les veines qui reviennent de l'encéphale nous manque encore, aussi sommes-nous obligé à quelque réserve sur le lieu de la congestion. Cependant les recherches ophthalmoscopiques citées plus haut nous autorisent à les localiser dans l'encéphale.

Comment se produit cette congestion ?

C'est encore l'étude du tracé qui va nous l'apprendre. Pour cela l'expérience étant disposée comme il vient d'être dit, le tracé est commencé dans l'état de veille et continué tandis que la malade est endormie par la fixation du regard et jusqu'à ce qu'elle soit dans la léthargie complète. Voici ce tracé.

Etat de veille et début de l'hypnose.

Il montre d'une façon très évidente que la congestion se fait progressivement ; le tracé

État de veille et début du somnambulisme.

perd peu à peu le caractère de l'état de veille pour prendre celui de l'état léthargique qui persiste ensuite tant que dure l'hypnose ; nous nous en sommes assuré par des tracés continués sans interruption pendant trente et quarante minutes.

Qu'arrive-t-il lorsque cesse l'état hypnotique ? Le tracé va encore nous répondre.

La malade étant en somnambulisme, on lui donne la suggestion de s'éveiller au bout d'une minute. Pendant ce temps le cardiographe est en marche et fonctionne jusqu'après le réveil complet.

Période de réveil.

Le tracé est inverse de celui de tout à l'heure. Il quitte le caractère qu'il a pendant l'hypnose pour reprendre peu à peu celui de l'état de veille qu'il garde ensuite tout le temps qu'on le continuera sans hypnotiser la malade.

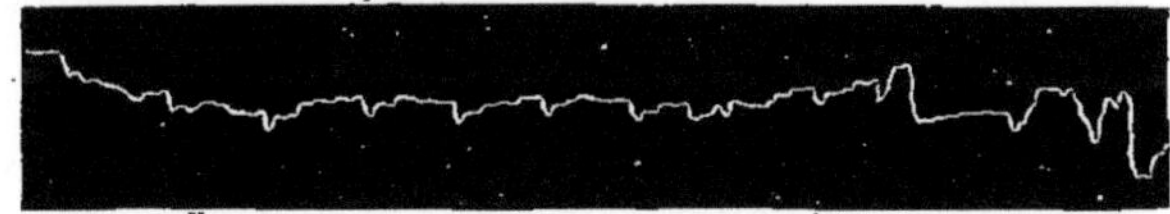

Ces expériences sont, croyons-nous, très intéressantes et nous les avons signalées, bien que nos recherches sur ce sujet ne soient pas épuisées, afin que d'autres expérimentateurs puissent les reprendre et les contrôler. Car il n'y a que par des expériences répétées par des expérimentateurs variés que la vérité scientifique s'établit sur des bases solides et indiscutables.

II

CLINIQUE

Nous avons surtout considéré jusqu'ici les trois états profonds d'hypnose qui ont servi de base aux descriptions classiques. Il nous reste à décrire ce que nous appelons l'hypnotisme thérapeutique. Ceci ne veut pas dire qu'au point de vue clinique les états qui constituent le grand hypnotisme soient totalement dépourvus d'intérêt. Ils peuvent au contraire rendre à l'occasion de très grands services. Mais leur mise en usage est forcément limitée à un petit nombre de sujets spéciaux; ils ne peuvent donc être regardés comme un moyen usuel de traitement.

Les états plus superficiels dont nous avons maintenant à nous occuper présentent cet immense intérêt pratique qu'on peut les obtenir sans grande difficulté à des degrés divers chez presque tous les individus de l'un et de l'autre sexe. Ils permettent par conséquent de répondre à un grand nombre d'indications et d'user d'un puissant modificateur du système nerveux dans diverses maladies sur lesquelles la thérapeutique actuelle est malheureusement sans influence appréciable.

Cet hypnotisme thérapeutique ou clinique, comme on voudra l'appeler, s'observe communément sous les deux formes suivantes :

1° Sommeil provoqué mécaniquement ;

2° Etat de fascination ou état catalepto-somnambulique.

Le miroir rotatif.

Dans le milieu spécial où nous nous sommes placé afin de nous livrer à une étude approfondie de l'hypnothérapie, obligés de traiter chaque jour un assez grand nombre de malades, nous n'avons pas tardé à nous rendre compte que les moyens ordinairement employés pour produire l'hypnose sont à la fois incommodes et peu efficaces lorsqu'on agit sur des sujets qui ne sont pas entraînés.

Croyant sincèrement dès le principe, comme nous nous en sommes convaincu depuis par l'expérience, qu'on peut hypnotiser tout le monde et non pas seulement, comme on le soutient encore par erreur, quelques sujets prédisposés, nous nous sommes efforcé d'endormir indifféremment tous ceux qui réclamaient nos soins, toutes les fois que nous avions quelque raison de croire que l'hypnothérapie pouvait leur être utile. Nous avons eu affaire à un grand nombre d'individus absolument indemnes de toute tare hystérique.

Or, si beaucoup de personnes offrent une sensibilité particulière aux actions hypnotiques, au point de s'endormir presque instantanément par la simple fixation du regard ou par la contemplation d'un objet brillant, ou encore par une douce pression exercée pendant quelques minutes sur les globes oculaires, la plupart sont beaucoup moins impressionnables et la patience aussi bien que les forces physiques du médecin seraient le plus souvent à bout avant qu'il ait pu obtenir le résultat cherché.

D'autre part on ne peut hypnotiser par ces divers procédés qu'une seule personne à la fois.

Nous avons donc cherché un moyen qui nous permît d'hypnotiser une ou plusieurs personnes en même temps. Un excellent appareil hypnofère est un disque à facettes brillantes, tournant automatiquement avec plus ou moins de rapidité et à peu près semblable aux miroirs qu'on emploie pour la chasse aux alouettes.

Le malade étant convenablement installé dans un fauteuil disposé de façon à ce qu'on puisse appuyer sa tête sans qu'elle ait tendance à rouler d'un côté ou de l'autre, le miroir est placé à peu de distance devant lui et mis en mouvement. Bientôt survient une certaine fatigue des yeux propre à favoriser plus ou moins rapidement le sommeil.

Ajoutons que le fonctionnement du mécanisme moteur du miroir produit une sorte de bourdonnement monotone qui continue à exercer une action hypnogène par l'intermédiaire des organes de l'ouïe alors que ceux de la vue sont déjà clos.

Notre intention est de perfectionner cet appareil par trop primitif, mais tel qu'il est encore, il nous a fourni jusqu'ici des résultats constants et nous croyons être en mesure d'affirmer que pas un malade n'échappera à son action, à condition, bien entendu, qu'il s'y soumette avec la patience et la bonne volonté nécessaires.

Voyons maintenant ce qui se passe lorsqu'une personne a

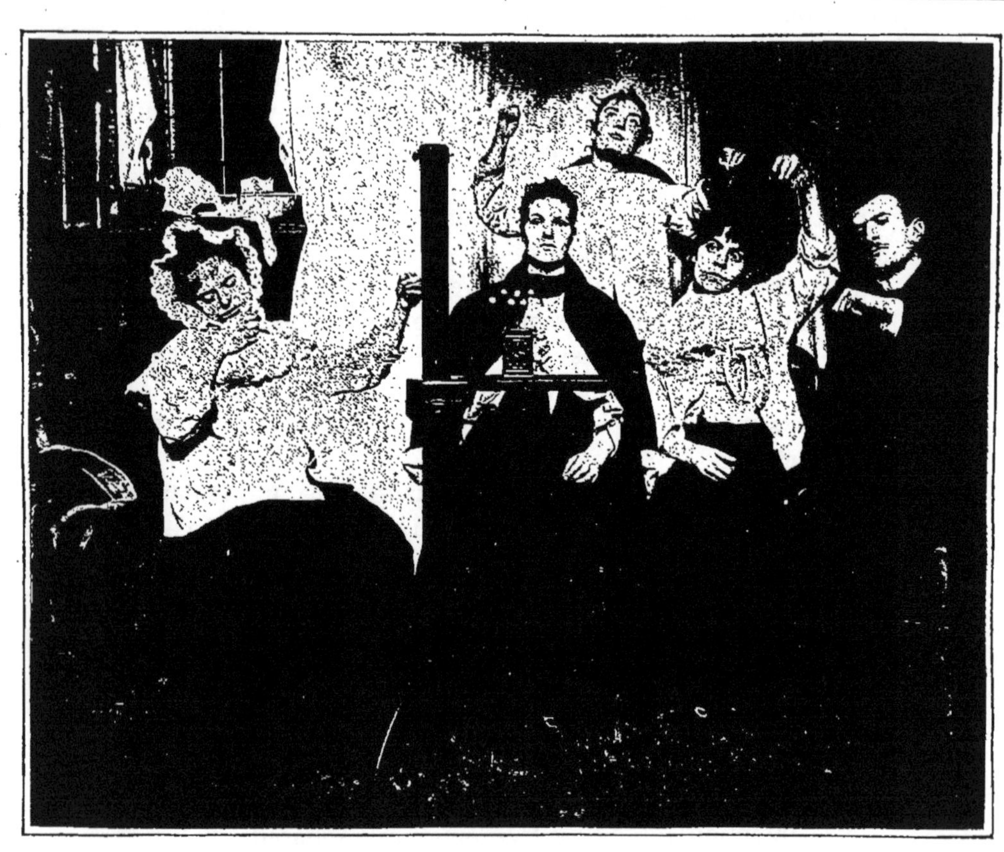

Sommeil mécanique par l'action des miroirs rotatifs.

été installée devant l'appareil dans les conditions que nous venons de dire.

Sommeil provoqué mécaniquement.

Au bout d'un temps variable qui peut aller d'une ou de deux minutes à une demi-heure et plus, les yeux se ferment, la tête s'incline, souvent la face se congestionne un peu. Tout l'individu présente en un mot les apparences du sommeil naturel, dont il ne s'éloigne guère en réalité dans les premières séances, puisque le moindre bruit suffit à le réveiller. Ce n'est que peu à peu que le sommeil s'alourdit.

Bien que l'action ne paraisse pas toujours pénétrante les premiers jours, elle laisse néanmoins après elle une certaine impression, qui, s'ajoutant à celle des jours suivants, finit par amener un collapsus général profond.

Ce sommeil que nous proposons d'appeler *sommeil mécanique* est doué d'effets sédatifs et thérapeutiques dont la puissance n'est pas encore connue. Ses effets se sont révélés à nous pour la première fois d'une façon aussi surprenante qu'efficace dans le traitement d'une paralysie agitante guérie en quelques semaines et dont on trouvera plus bas l'observation.

Voilà ce qui se passe dans un certain nombre de cas. Mais très souvent aussi on constate ce qui suit :

État catalepto-somnambulique autrement dit : État de fascination.

Généralement au bout d'un temps beaucoup plus court que dans les cas précédents, quelquefois en moins d'une minute, le plus souvent après cinq ou dix minutes, le regard du malade d'abord flottant et distrait tend à devenir plus fixe.

Il s'attache peu à peu à une des facettes brillantes de l'instrument et ne la quitte plus. En même temps la figure change de couleur, rougit et pâlit alternativement. La respiration s'accélère, les yeux deviennent fixes. La pupille parfois se dilate considérablement. Les paupières interrompent leur clignotement normal, restent un moment immobiles, et après plusieurs battements successifs et rapides se ferment insensiblement.

D'autres fois, l'occlusion se produit brusquement, ou bien encore, mais plus rarement, le regard reste immobile, l'œil devient vitreux, et le sommeil ou du moins l'état hypnotique se produit sans qu'il y ait occlusion des paupières.

Le malade est dès lors cataleptique, anesthésique et suggestible. Si vous soulevez un de ses bras, le bras reste en l'air. Vous soulevez l'autre bras, il garde également la position. De même pour les jambes. Si vous ouvrez la bouche, elle reste ouverte. Quand les yeux sont fermés, vous voyez en soulevant les paupières que les globes oculaires sont fortement convulsés en dedans et quelquefois en bas, le plus souvent en haut.

Si vous piquez avec une épingle la peau ou les muqueuses (conjonctive, pituitaire) vous constatez que l'analgésie et l'anesthésie sont complètes. Quelquefois cependant l'anesthésie n'est que partielle car la piqûre détermine un réflexe, mais il n'y a pas apparence de douleur.

Si vous parlez au sujet, il vous entend et vous répond. Il ne sait généralement pas ni où il est ni à qui il parle, mais il acquiesce à tout ce que vous lui dites et il exécute les suggestions. Il est en état catalepto-somnambulique, autrement dit de fascination qui constitue un état de réceptivité hypnothérapique complète.

Nous avons l'habitude, au moment où tel des phénomènes précités nous indique par son apparition l'imminence du sommeil, de hâter son apparition en fermant doucement nous-même les yeux du malade, tout en lui disant à voix basse quelque chose comme ceci : « A présent le moment est venu ; vos yeux se ferment ; dormez tranquillement jusqu'à ce que je vous dise de vous réveiller. »

Il y a dans le fonctionnement de l'appareil une action physique évidente ; mais le geste, l'attitude de l'opérateur, le milieu ambiant ont également une influence hypnofère incontestable. L'aplomb, la confiance en soi que donne l'habitude expliquent la facilité avec laquelle certains hypnotiseurs réussissent là où d'autres moins expérimentés échouent.

De là la légende encore si accréditée de l'influence personnelle de l'hypnotiseur sur l'hypnotisé. Cette influence existe en effet, mais elle n'a rien de surnaturel ni de fluidique. Elle tient à l'expérience acquise, au don de persuasion, au spectacle des autres malades qui environnent le nouveau sujet et que celui-ci voit s'endormir avec facilité. C'est en somme l'exagération de l'influence qu'exercent à l'état de veille, un professeur sur ses élèves, un prédicateur sur ses fidèles, un orateur sur une assemblée. Cette sorte d'influence à laquelle personne ne peut se vanter d'échapper toujours d'une façon complète est surtout sensible dans son action chez les jeunes gens, chez les enfants. Elle est la base même de ce qu'on appelle l'éducation. Elle est surtout apparente lorsque les hommes ou les enfants sont réunis en grand nombre. Dès que quelques-uns sont influencés, le reste suit... pour le bien ou pour le mal.

Aussi le voisinage de malades qui ont déjà l'habitude de l'hypnotisation est-il le meilleur des adjuvants. Toutes les fois que nous le pouvons, nous soumettons les nouveaux malades à l'action du miroir en même temps que des anciens déjà entraînés, et les résultats sont toujours rendus ainsi infiniment plus faciles à obtenir.

Nous avons décrit comme type de l'état catalepto-somnambulique, le cas le plus favorable, celui que présentent ordinairement la plupart des jeunes sujets que chaque jour nous avons l'occasion d'observer. Mais la description que nous avons donnée n'implique pas une règle absolue et les symptômes sont susceptibles de quelques variations.

Quelques-uns des malades soumis à l'action de l'appareil hypnofère ne ressentent absolument rien d'appréciable pendant les premières séances. Il ne faut cependant pas s'en rapporter entièrement à leur dire sur ce point. En effet nous avons vu des malades ayant donné les signes les plus nets de l'hypnose, affirmer au réveil et de la meilleure foi du monde qu'ils n'avaient pas dormi.

Cela s'explique : L'invasion du sommeil s'étant produite

d'une façon brusque, il s'est fait immédiatement une lacune dans leur mémoire. Ils se souviennent parfaitement de la seconde qui a précédé leur sommeil et la rattachent à celle qui a marqué le retour à la connaissance. Toute la période intermédiaire leur échappe.

En outre l'anesthésie et la catalepsie ne s'accompagnent pas toujours de la perte de la conscience. L'intelligence peut demeurer éveillée pendant que le mouvement et la sensibilité sont endormis. Ceci n'est vrai en général que pendant les premiers jours. Il est rare qu'au bout d'un plus ou moins grand nombre de séances les régions cérébrales qui président aux actions psychiques ne soient pas influencées comme celles qui tiennent sous leur domination la sensibilité et la motricité. L'indépendance d'une des fonctions persiste cependant quelquefois. Nous avons en ce moment une malade (*Adèle M...*) anesthésique et inconsciente mais non cataleptique; une autre (*L...*) est cataleptique mais non anesthésique, ni inconsciente; une autre enfin (*Sophie L...*), en traitement depuis plusieurs mois, est cataleptique et inconsciente, mais non anesthésique.

Il ne faut pas renoncer à l'espoir de déterminer l'hypnotisation complète quand bien même deux, trois, dix séances et plus n'ont pas donné le résultat attendu, car l'aptitude à subir l'action hypnotique varie considérablement avec les individus. Un de nos malades, *André F...*, hystéro-épileptique, qu'on aurait pu croire plus impressionnable que tout autre, n'a dormi en réalité qu'après deux mois d'entraînement.

Alphonsine P..., chlorotique, âgée de 18 ans, atteinte d'incontinence d'urine depuis son enfance, a mis cinq semaines à devenir suggestible. La suggestion nous a permis de la débarrasser de son infirmité qui avait jusqu'alors résisté à tous les traitements.

Célestine C..., hystérique, ayant eu autrefois des crises convulsives, souffrant aujourd'hui de névralgies multiples, n'a dormi au degré nécessaire qu'après plus de six semaines d'entraînement quotidien. La raison de l'aptitude individuelle subir plus ou moins rapidement l'action hypnotique nous échappe encore. Nous ne pouvons que nous borner à constater le fait.

Telle personne placée pour la première fois devant l'appareil, va-t-elle donner d'emblée les réactions complètes de l'état catalepto-somnambulique, ou bien s'en tiendra-t-elle indéfiniment aux simples effets d'un sommeil mécanique plus ou moins profond, voilà ce qu'il est à peu près impossible de prédire à l'avance.

Les signes qui ont été donnés comme indiquant la sensibilité hypnotique, tels que la grande émotivité, la dilatation habituelle des pupilles, l'anesthésie produite au doigt par l'appareil d'Okorowitz, nous paraissent dépourvus de toute valeur certaine.

L'âge ne nous paraît pas davantage jouer le grand rôle qu'on lui attribue. Nous voyons souvent de jeunes sujets résister assez longtemps à l'action du miroir tandis que des personnes âgées s'endorment rapidement et profondément : tels sont quelques-uns de nos malades actuels : *L...* 48 ans, *François C...* 53 ans, *Auguste V...* 48 ans, *Edmond C...* 45 ans, *A...* 60 ans, *Félix...* 49 ans, *Bertrand L...* 44 ans ; *veuve B...* 46 ans ; *D...* 40 ans ; *Vincent V...* 59 ans ; etc.

Il n'est pas vrai que l'aptitude à subir les actions hypnotiques soit l'indice d'une infériorité quelconque. Nous avons vu plus d'une fois des hommes d'un tempérament nerveux, exalté, présentant même de sérieuses manifestations morbides, offrir une véritable résistance, tandis que d'autres parfaitement bien doués sous tous les rapports, tant au physique qu'au moral, s'endorment avec facilité.

Nous n'avons pas les éléments d'appréciation suffisants pour savoir si les aptitudes individuelles sont plus ou moins corroborées par l'influence de la race. On dit les Hindous particulièrement hypnotisables. Nous avons eu l'occasion de constater une sensibilité toute spéciale chez un certain nombre de Russes, chez plusieurs Israélites, et enfin, particularité curieuse, chez un Indien Peau-Rouge de la tribu des Sioux, venu à Paris pendant l'Exposition et qui nous a présenté en moins de deux minutes les caractères les plus complets de l'état catalepto-somnambulique.

A côté des difficultés ou pour mieux dire des lenteurs très réelles qu'on rencontre quelquefois et qui tiennent à l'idiosyncrasie particulière, il y a des obstacles d'un ordre plus général contre lesquels il faut savoir se mettre en garde.

Ainsi l'inattention du consultant qui est distrait, qui rit ou plaisante ou exprime tout haut ses sensations ou ses impressions.

Quand on cherche à endormir un malade pour la première fois, et qu'on n'a pas comme nous un laboratoire où viennent déjà des malades exercés, il est essentiel de faire en sorte qu'il y ait autour de lui le calme, le silence le plus complet. Moins il y aura de monde, mieux cela vaudra; un ou deux assistants, parents ou amis, c'est tout ce que le médecin doit tolérer.

Plus souvent, c'est le trop grand désir de dormir qui tient le malade éveillé. Sa pensée tendue et concentrée met obstacle à l'action hypnofère, au point que parfois il résiste alors que l'assistant moins vivement préoccupé et sollicité sans s'en rendre compte par le scintillement et le bruit de l'appareil, s'endort avant lui. Le malade contrarié de ne pas dormir dit souvent : « Je fais pourtant tout ce que je peux ». C'est précisément pour cela qu'il ne dort pas. Il faut tâcher d'obtenir de lui qu'il ne fasse pas d'effort de volonté. Un simple acquiescement suffit. Les plus faciles à endormir généralement sont les gens qui n'ont pas l'idée qu'ils vont faire quelque chose d'extraordinaire et qui s'abandonnent simplement et sans inquiétude. C'est pour cela que le caractère du médecin, la confiance qu'inspirent sa science et son honorabilité sont des facteurs puissants qui favorisent à un haut degré l'action du miroir.

Si le malade est ému ou effrayé, il faut le rassurer doucement et ne pas insister outre mesure. Ce qu'une première séance n'a pas donné, les suivantes le donneront. L'art de l'opérateur consiste surtout à savoir obtenir le consentement confiant et reconnaissant de son malade; c'est un élément considérable de succès. Il est, selon nous, impossible d'endormir *pour la première fois* quelqu'un qui ne s'y prête pas avec bonne volonté. A plus forte raison sera-t-il impossible de l'hypnotiser malgré lui. Il n'en est plus de même lorsque le malade a déjà subi l'action hypnotique et qu'il est un peu entraîné. Dans ces cas le sommeil peut être provoqué malgré la résistance et contre la volonté du sujet.

M. A. Voisin est parvenu ainsi à endormir une aliénée nommée *L*..., en pleine période d'agitation maniaque ; la malade se défendant de toutes ses forces, criant et gesticulant comme savent le faire les aliénées agitées, a été très rapidement calmée puis endormie par la simple application des doigts sur les globes oculaires.

La durée des séances d'hypnotisation varie avec certaines indications. Au début du traitement, il convient de les faire plus courtes et plus fréquentes. Plus tard on peut les espacer, tout en les prolongeant. A quelque époque du traitement qu'on soit parvenu il ne faut, autant que possible, jamais les suspendre brusquement. Quelques-uns de nos épileptiques voyant que leurs attaques ont cessé, ont repris leurs travaux et interrompu leur traitement. C'est un tort. Il est prudent de continuer les séances pendant un certain temps après la guérison en les éloignant peu à peu, de façon à ne les faire plus qu'une fois par semaine, puis tous les quinze jours, puis tous les mois, puis de loin en loin. C'est ce que font beaucoup de nos malades et ils s'en trouvent très bien. Lorsqu'ils se sentent un peu souffrants ou fatigués, ou énervés, comme ils disent, ils viennent nous demander de les faire dormir pendant quelques instants pour reprendre des forces et de la bonne humeur. Ils se retirent après le sommeil sous une impression de bien-être et de soulagement qui persiste plus ou moins, mais qu'ils peuvent toujours entretenir en revenant se faire hypnotiser dès que cette sensation tend à s'effacer.

La durée ordinaire de nos séances est jusqu'ici de vingt minutes à trois quarts d'heure et plus selon les cas. Le procédé que nous employons pour le réveil et dont l'expérience nous a montré la supériorité, consiste à réveiller le malade par suggestion en lui disant simplement à l'oreille : « Réveillez-vous dans une demi-minute. » Le cerveau a ainsi le temps de s'habituer au changement d'état. Le malade n'est pas réveillé en sursaut comme lorsqu'on lui souffle sur le visage. Au bout du temps fixé, on le voit ouvrir les yeux et se réveiller en souriant comme s'il sortait du sommeil naturel.

Lorsqu'au contraire on réveille par le souffle sur les yeux, le retour à l'état de veille n'est pas toujours bien complet, et la surprise du réveil brusque communique au système nerveux un ébranlement quelquefois nuisible et qu'il est préférable d'éviter.

Tous ces préceptes ont une importance sur laquelle nous croyons devoir insister. On ne saurait procéder avec trop de prudence, de douceur et de patience quand il s'agit de manier un rouage aussi délicat que le cerveau humain.

La très intéressante observation qui va suivre est la démonstration évidente de ce que peut produire la simple action du sommeil provoqué tel que nous l'employons. Une amélioration remarquable équivalant à une guérison complète a été obtenue après un très court espace de temps dans un état morbide déjà ancien, qu'on considère aujourd'hui dans le monde médical comme absolument réfractaire aux médications usuelles. Il n'existe pas jusqu'ici, que nous sachions du moins, de résultat semblable obtenu par n'importe quel traitement. Il est à remarquer que le malade, dans les premiers temps, n'a reçu de nous *aucune suggestion hypnotique*. Ce n'est que plus tard, alors que le mouvement ascendant vers l'amélioration était déjà accentué, que nous lui avons donné la suggestion de ne plus trembler. Mais, en somme, l'action véritablement efficace du traitement revient tout entière à l'influence produite sur les yeux d'abord, sur les centres nerveux ensuite, par les vibrations lumineuses arrivant à déterminer peu à peu un sommeil profond et par suite la mise au repos de tout le système nerveux.

PARALYSIE AGITANTE ANCIENNE DATANT DE QUATRE ANS. AMÉLIORATION CONSIDÉRABLE PAR L'ACTION DES MIROIRS ROTATIFS

Le nommé *B. L...*, âgé de 44 ans, garçon de magasin, s'est confié à nos soins le 14 décembre 1888 (1).

La maladie a commencé insensiblement par un tremblement des mains, il y a environ quatre ans. Le malade a cependant continué à travailler, jusqu'au moment où il lui a été impossible de s'alimenter seul et de pouvoir ficeler les paquets de marchandises qu'il faisait d'habitude.

Il se plaignait en même temps de maux de tête et d'affaiblissement général; ses forces musculaires étaient considérablement diminuées.

Comme antécédents héréditaires : son père avait été atteint de tremblements de la tête, et était mort apoplectique.

Une sœur du malade fut aussi prise de tremblements de la tête à partir de 31 ans.

La mère ne présente aucun phénomène de tremblement.

Chez lui, on ne constate aucune cause bien notable qu'on puisse accuser d'avoir donné naissance à la maladie, si ce n'est une secousse violente qu'il éprouva en conduisant une voiture à bras dont l'essieu se rompit tout à coup. C'est à partir de ce moment que le malade commença à trembler. Pendant deux ans il n'y eut pas d'aggravation notable dans la situation du malade, et il put tant bien que mal continuer son état.

Depuis deux ans le mal s'est aggravé rapidement, en même temps qu'apparaissent des douleurs lombaires très intenses empêchant la marche et troublant le sommeil. Le malade fut alors reçu et soigné dans différents services des hôpitaux. A cette époque on diagnostiqua une sclérose en plaques. Un an après, dans un autre service, on le considéra comme atteint de paralysie générale. A cette époque la situation n'avait pas été

1. Ce malade a été présenté à la Société médicale des Hôpitaux de Paris dans sa séance du 22 mars 1889, par MM. les Drs Luys et Gaucher.

notablement améliorée. Les douleurs lombaires avaient diminué d'intensité, grâce aux applications réitérées de pointes de feu et de lavages à l'éther.

Au moment où le malade vint nous trouver (14 décembre 1888) nous constatâmes que, si les douleurs céphaliques et lombaires avaient diminué, il restait encore des douleurs violentes dans la région antéro-externe des cuisses, douleurs exacerbées dans la station verticale et le décubitus sur le côté droit. La parole qui a été embarrassée dès le début de la maladie, était à ce moment très notablement ralentie ; elle était traînante et monotone, les mots ne venaient pas facilement.

Le facies est immobile et dénué d'expression, les sourcils un peu froncés. Le caractère du malade, qui autrefois était gai, est devenu triste et déprimé. Le sommeil est difficile. Le tremblement est surtout localisé aux mains. Il se produit sur le tronc, lorsque le malade est debout ; lorsqu'on applique la main sur les épaules on sent une trépidation générale de tout le corps. Le tremblement des mains est continu, à oscillations lentes, avec le caractère rythmé de la paralysie agitante.

Pendant les mouvements volontaires, le tremblement augmente notablement d'amplitude. Si on présente au malade un verre plein d'eau et qu'on lui dise de le porter à la bouche, les oscillations deviennent de plus en plus accusées et mettent obstacle à la préhension du verre entre les lèvres. Pour boire, le malade est obligé d'abaisser sa tête au niveau du gobelet et de le saisir directement avec la bouche.

Le tremblement est égal dans les deux mains.

Le réflexe rotulien est normal des deux côtés; la flexion brusque du pied ne détermine pas de tremblement épileptoïde. Pas de nystagmus. La vue est bonne.

La sensibilité est conservée dans toutes ses modalités, à la douleur, au tact, à la pression, à la température. Le sens musculaire est intact. Les muqueuses sont sensibles. Pas d'anesthésie pharyngée. Les couleurs, les odeurs, les saveurs sont nettement perçues.

La puissance musculaire a très notablement faibli. Le sujet, qui avant sa maladie portait facilement un poids de 100 kilos, peut à peine lever actuellement un poids de 40 kilos.

Après avoir constaté l'inefficacité des moyens habituels de traitement, l'idée nous vient de faire sur ce malade l'essai des moyens nouveaux de thérapeutique hypnotique à l'aide des miroirs rotatifs.

A ce moment (3 janvier 1889) la maladie se caractérisait de la façon la plus typique. Outre le tremblement, si caractéristique des mains, il y avait la trépidation générale du tronc, la raideur des muscles de la nuque, qui par une sorte de torticolis, immobilisait la tête sur la colonne cervicale. Les traits de la face étaient sans mouvement, la peau pâle s'appliquait sur le squelette osseux sous-jacent sans aucun pli apparent. Le malade était dans l'impossibilité absolue de porter un verre jusqu'à ses lèvres; il ne pouvait boutonner ses vêtements, encore bien moins écrire ; depuis quatre ans il n'avait pu donner aucune signature. Il avait la plus grande difficulté à faire une simple croix. La parole était embarrassée et saccadée.

Le traitement hypnotique fut commencé le 5 janvier.

Devant le miroir rotatif les yeux du malade se fatiguèrent vite et se fermèrent au bout de quelques minutes sans qu'il y eût véritablement sommeil.

Les jours suivants, mêmes résultats, plus un peu de catalepsie et d'obtusion de la sensibilité. Cependant le malade affirme n'avoir pas dormi et avoir entendu distinctement tout ce qui se passait autour de lui.

Séance tous les jours suivants. Effets douteux.

Enfin le lundi 12 janvier (8e séance) un peu de sommeil. La séance dure trois quarts d'heure.

Les choses vont ainsi jusqu'au 19 janvier (14e jour du traitement) où nous constatons une amélioration des plus évidentes.

Le facies si caractéristique a disparu, les traits, les plis de la peau reparaissent; la circulation se rétablit sous la peau des joues où elle se traduit par une coloration rosée, normale. La physionomie du malade s'anime et devient expressive lorsqu'il parle. La raideur du cou a disparu, les mouvements de la tête sont libres et aisés. Le tremblement des mains a diminué au point que le malade peut porter un verre demi-plein à sa bouche, sans en répandre le contenu.

Le 23 janvier l'amélioration continue, les forces reviennent; la marche est assurée, la tenue générale très satisfaisante. Le malade écrit quelques mots pour exprimer sa reconnaissance.

Le 20 mars le malade très satisfait parle de sortir et de reprendre ses occupations.

On a vu que quelques-uns des médecins qui ont examiné ce malade ont diagnostiqué une sclérose en plaques à cause de l'exagération du tremblement pendant les mouvements volontaires. Mais l'aspect de cet homme, son masque immobile, les raideurs du cou ne devaient, à notre avis, laisser aucun doute sur le diagnostic de paralysie agitante.

Quoi qu'il en soit des discussions théoriques qui pourraient être soulevées à cet égard, le résultat pratique du traitement n'en est pas moins remarquable : le malade avait un tremblement des plus prononcés; aujourd'hui il ne tremble plus. C'est un fait que nous sommes heureux de pouvoir présenter dans toute sa simplicité.

***

Depuis que ce malade est entre nos mains, nous avons eu l'occasion d'en rencontrer deux autres du même genre : l'un, *A. V...*, est atteint de tremblement marqué surtout dans la main droite et survenu brusquement, il y a quatre ans, à la suite d'une très vive émotion morale.

L'autre, B..., tremble des mains, de la langue, de la tête et du tronc depuis une douzaine d'années. Il avait encore tout récemment des impulsions irrésistibles, l'obligeant à se porter en avant pour donner libre cours à son agitation. Il ne pouvait se tenir en place au delà de quelques minutes. Il était tourmenté de vives et fréquentes envies d'uriner, surtout pendant la nuit.

Tous deux en traitement depuis quinze ou vingt jours s'améliorent d'une façon très rapide.

La neurasthénie, devenue fréquente de nos jours, simule souvent, comme on sait, de graves maladies organiques du système nerveux. Tous les cas de cet ordre venus à notre observation ont été si rapidement améliorés par la simple action du sommeil provoqué mécaniquement chaque jour pendant une heure ou deux, que nous considérons cette médication comme le véritable spécifique de ces états nerveux mal déterminés, si peu justiciables en général des moyens pharmaceutiques et qui rendent parfois l'existence insupportable aux malheureux malades. Nous citerons comme exemple le cas d'un jeune docteur en médecine que nous avons vu dernièrement, atteint de dépression profonde avec tristesse, inaptitude au travail, perte de la mémoire. Tous ces accidents ont cédé au bout de trois semaines du traitement que nous venons d'indiquer. A l'heure où nous écrivons, il a repris avec sa santé physique d'autrefois son entrain, sa gaieté, son ardeur au travail ; il s'occupe de rédiger lui-même tous les détails de l'histoire de sa maladie.

Il est bon de faire remarquer que ce jeune homme n'a jamais perdu complètement connaissance et qu'il n'est jamais parvenu à ce degré d'hypnotisation dans lequel on arrive à exécuter automatiquement les suggestions. Comme il n'a subi aucun autre traitement, sa guérison ne peut être attribuée qu'à ces séances de sommeil mécanique qui renouvelées chaque jour pendant un temps suffisant, constituent selon nous le meilleur agent toni-sédatif du système nerveux.

APPLICATIONS THÉRAPEUTIQUES

Les applications thérapeutiques de l'hypnotisme découlent tout naturellement des modifications profondes qu'il apporte dans le fonctionnement physiologique du système nerveux. Des perturbations aussi puissantes devaient être utilisées par le médecin, trop souvent privé jusqu'ici de tout moyen vraiment efficace dans le difficile traitement d'un grand nombre de ses maladies.

Pour répondre au vœu de l'Institut nous ne citerons dans cette partie clinique que des documents résultant de notre observation personnelle, documents notés chaque jour par nous pendant le traitement des malades.

Aussi ne ferons-nous que mentionner notre espoir de pouvoir peut-être bientôt nous attaquer aux paralysies, parésies et anesthésies des organes des sens, notamment à certaines formes d'amaurose; ce qui n'a rien d'irrationnel étant donnée la congestion intense du fond de l'œil déterminée par l'état hypnotique. Mais nous n'avons pas encore sur ce point réuni un ensemble de faits suffisamment probants pour nous permettre de conclure. Nous nous en tiendrons dans ce travail aux indications thérapeutiques fournies par :

A. les modifications de la sensibilité générale;

B. l'état des muscles;

C. l'état psychique des hypnotisés.

A. Indications thérapeutiques tirées de l'état de sensibilité chez les hypnotisés.

Nous croyons pouvoir avancer comme un fait général que l'anesthésie de la peau et des muqueuses accompagne communément tous les états hypnotiques.

Variable dans son intensité depuis une simple obtusion de la sensibilité périphérique jusqu'à l'anesthésie la plus complète, elle s'observe non seulement dans toutes les périodes du grand hypnotisme, mais aussi dans l'état mixte catalepto-somnambulique qui se produit chez un grand nombre de personnes soumises aux actions hypnotiques.

Afin de ne pas se méprendre, il ne faut jamais manquer d'explorer la sensibilité à l'état de veille, pour ne pas s'exposer à croire produites par l'hypnose les zones anesthésiques, voire même l'hémianesthésie totale que présentent souvent les hystériques.

L'anesthésie suit en général la catalepsie. Quand il y a catalepsie des muscles, il y a presque toujours insensibilité de la peau. Quand la sensibilité est conservée, il est rare que la catalepsie soit complète. Il est de règle que l'une ne va pas sans l'autre et on serait tenté de croire à une sorte de transfert de l'influx nerveux abandonnant les téguments pour aller modifier la manière d'être fonctionnelle du système musculaire.

En règle générale l'analgésie est suffisante pour permettre toutes les opérations de petite chirurgie sans que le sujet en ait conscience.

Voici parmi nos observations personnelles deux faits de ce genre.

INCISION D'UN PHLEGMON DE LA FACE DORSALE DE L'AVANT-BRAS ET DU POIGNET PENDANT L'ÉTAT HYPNOTIQUE, ET TRAITEMENT CONSÉCUTIF PAR SUGGESTION.

M. G..., âgé de 25 ans, employé, vient me consulter le 5 novembre 1887 pour un phlegmon de la face dorsale du poignet gauche. Ce jeune homme, robuste, de haute stature, est généralement bien portant. Il attribue son accident à une piqûre dont on voit encore la marque. Il se plaint de souffrir horriblement. Sa main est œdématiée et l'enflûre s'étend jusque vers le coude.

Depuis trois jours le malade ne peut ni manger ni dormir.

Je lui annonce que l'ouverture de l'abcès est nécessaire. Il est décidé qu'elle sera pratiquée le lendemain, chez lui. Sachant que ce jeune homme a déjà été hypnotisé, je lui propose de profiter de sa sensibilité spéciale pour lui éviter la douleur assez vive de l'opération. Il s'y refuse d'abord, mais il finit cependant par s'en rapporter à moi et m'autorise à agir comme je l'entendrai.

Le lendemain matin je commence par hypnotiser M. G... C'est l'affaire de quelques secondes. La simple fixation des yeux par les yeux suffit à déterminer chez lui un état cataleptique dont j'use pour lui mettre le bras dans la position convenable. Je fais ici cette remarque que je puis me passer d'un aide chargé de le maintenir. Je lui donne ensuite la suggestion de ne pas souffrir, de ne rien sentir pendant que je vais « guérir sa main ».

Tout étant convenablement disposé, l'incision est pratiquée avec lenteur. La tumeur est ensuite pressée de chaque côté et donne issue à du pus grumeleux qui s'écoule avec difficulté à cause de sa consistance épaisse.

J'évite ordinairement de faire cette compression qui ne me paraît pas indispensable et qui est extrêmement douloureuse, mais aujourd'hui je n'ai pas à m'inquiéter de ce détail.

Un cataplasme étant préparé et appliqué, le bras fixé en écharpe, les instruments nettoyés et remis en place, je donne les suggestions suivantes :

1° Ne pas souffrir au réveil ; éprouver au contraire une sensation agréable de soulagement.

2° Ne pas toucher à l'appareil et ne pas remuer son bras.

3° Lorsqu'il se sera reposé un peu, manger modérément, mais avec plaisir ; boire un ou deux verres de vieux vin.

4° Dormir toute la nuit prochaine sans se réveiller.

Tout ceci ayant été répété lentement et par deux fois pour plus de sûreté, je réveille instantanément M. G... en lui soufflant sur les yeux. Il n'a aucunement conscience de ce qui vient de se passer. Comme le pansement est terminé et que M. G... a comme auparavant le bras en écharpe et un cataplasme, il croit que je plaisante quand je lui affirme qu'il vient d'être opéré. Ce qu'il sait parfaitement, dit-il, c'est qu'il ne souffre plus. Il se déclare guéri.

Nous nous sommes assuré depuis que les suggestions avaient été exécutées ponctuellement. M. G.... a fait exactement tout ce que je lui ai prescrit pendant le sommeil hypnotique.

Les choses ont marché d'ailleurs de la façon la plus satisfaisante. Jamais à aucun moment la moindre douleur n'a été ressentie. L'appétit et le sommeil sont restés normaux, et le 11 novembre, cinq jours après l'incision la cicatrisation étant complète, M. G... a pu reprendre ses occupations.

CAS D'ANESTHÉSIE PAR L'HYPNOTISME POUR L'EXTRACTION DE DEUX DENTS (1).

Il s'agissait de l'extraction de deux dents, 1re et 2e multicuspidées du côté droit, dont les couronnes étaient entièrement

1. Cette observation a été rédigée par M. Maurice Hivert à l'Hôpital de la Charité dans le service de clinique dentaire du Dr Andrieu.

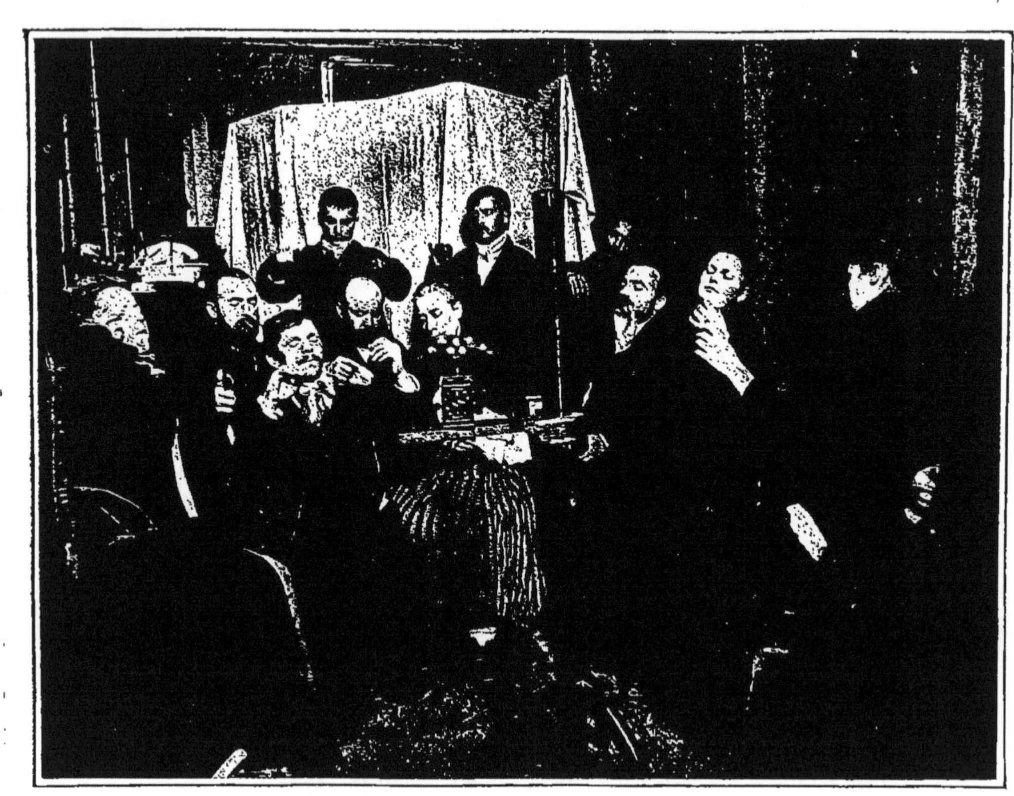

Sommeil mécanique provoqué par les miroirs rotatifs.

détruites et dont l'une était particulièrement douloureuse par suite d'un commencement de périostite alvéolo-dentaire aiguë.

Mlle Pauline B..., âgée de 18 ans, en traitement à l'hôpital de la Charité pour une maladie nerveuse, fut amenée à la clinique du Dr Andrieu, pour l'extraction de deux dents, par le Dr de Grandchamps, chef du laboratoire du Dr Luys, qui proposa de l'hypnotiser, tout en faisant observer que cette jeune fille, qu'il avait l'habitude d'endormir à l'aide d'un appareil, allait l'être pour la première fois par une autre méthode et sans le secours de cet appareil.

Une fois la jeune fille assise sur le fauteuil dans la position voulue pour l'opération, le Dr de Grandchamps commença par la regarder fixement dans les yeux en lui disant de ne songer qu'à dormir ; puis lui passant doucement l'index et le pouce d'une main sur les paupières pour les fermer, il exerça pendant deux ou trois minutes une légère compression sur les globes oculaires ; il termina par quelques passes faites de haut en bas avec la main libre, sur le front.

Un léger frôlement pratiqué sur le poignet ne provoqua pas la réaction ordinaire de la léthargie.

L'avant-bras fut soulevé et resta dans la position où le docteur le mit. Le sommeil était complet. Les yeux de la malade s'étant ouverts au commandement, le Dr de Grandchamps lui fit ouvrir la bouche par imitation et dit au Dr Andrieu qu'il pouvait opérer.

Les deux dents furent extraites sans le moindre tressaillement de la part de la patiente ; et cependant l'opération présenta quelque difficulté, car l'une des dents, la deuxième multicuspidée, celle qui n'avait pas de périostite alvéolo-dentaire avait les racines divergentes, et il fallut écarter considérablement la paroi alvéolaire buccale pour l'extraire.

Le Dr de Grandchamps, avant de la réveiller, lui dit : « Vos deux dents sont extraites ; en vous éveillant vous ne ressentirez aucune douleur et vous remercierez le Dr Andrieu de son obligeance » ; puis il souffla sur les yeux, ce qui dissipa immédiatement le sommeil.

La première parole de la patiente fut : « C'est fait ? Quel bonheur ! » et elle exécuta ponctuellement ce que le Dr de Grandchamps lui avait suggéré. Elle manifesta son contentement d'être délivrée de ses deux dents et surtout de n'avoir absolument rien senti pendant l'opération.

Dès qu'elle se fut rincé la bouche, le Dr Andrieu voulut rapprocher les chairs, et, en examinant le siège de l'opération, s'aperçut qu'un léger fragment alvéolaire était détaché et ne tenait plus que par une faible adhérence à la gencive. Avec une pince à becs très fins, il saisit le fragment et l'enleva. Mais quelque bénigne et rapide que fût l'opération, elle provoqua une légère douleur, ce qui fut la preuve évidente que la sensibilité était revenue. En somme cette insensibilité passagère si complète avait été obtenue instantanément sans difficulté et sans fatigue.

ACCOUCHEMENT EN ÉTAT DE FASCINATION. INSENSIBILITÉ COMPLÈTE PENDANT LA PÉRIODE D'EXPULSION; RÉGULARISATION DES CONTRACTIONS; AMNÉSIE TOTALE AU RÉVEIL.

Ernestine B..., 17 ans, blanchisseuse, est entrée, le 29 décembre 1888, à l'hôpital de la Charité.

Cette jeune femme n'a jamais présenté aucune manifestation névropathique quelconque. Son père et sa mère sont bien portants. Elle a trois frères et trois sœurs, tous d'une santé parfaite. Personne dans la famille n'a jamais eu de maladie nerveuse.

Elle est enceinte de cinq mois, et son état de grossesse l'empêchant de travailler régulièrement, elle est venue réclamer le secours de l'hôpital. Elle a souffert de privations; elle est pâle, amaigrie, présente un bruit de souffle anémique dans les vaisseaux du cou. Du reste, aucune lésion organique. La constitution est bonne. C'est une personne robuste et paraissant de trois ou quatre ans plus âgée qu'elle ne l'est en réalité. Elle n'a jamais été hypnotisée.

Un des principaux caractères de l'état spécial que nous obtenons journellement dans le laboratoire d'hypnothérapie de la Charité étant l'insensibilité à la douleur, l'idée me vient d'hypnotiser cette jeune femme pour lui éviter quand le moment sera venu, les souffrances de la parturition. Séance tenante, je l'endors en quelques minutes, sans la moindre difficulté, par l'action d'un miroir rotatif, et d'emblée elle présente, de la manière la plus complète, les trois principaux caractères de l'état de fascination : anesthésie, catalepsie, suggestibilité.

Ernestine B.., est hypnotisée ainsi deux ou trois fois par

semaine. Cette médication ne tarde pas à produire les meilleurs effets. Les couleurs et l'embonpoint reparaissent; l'appétit et le sommeil sont excellents; toutes les fonctions s'exercent à souhait et la grossesse poursuit peu à peu son cours de la façon la plus normale et la plus régulière.

D'après l'examen de la femme et les renseignements fournis, nous avions fixé l'époque de l'accouchement entre les dates extrêmes du 25 avril et du 14 mai.

Dans la nuit du 30 avril au 1er mai, elle est prise des premières douleurs et passe aussitôt, comme cela a été convenu, dans le service de M. le docteur Budin, accoucheur de la Charité, qui s'est intéressé à cette expérience et qui a bien voulu mettre à notre disposition une des salles spéciales de son service. L'accouchement a eu lieu le 1er mai, vers dix heures et demie du matin, sous la direction de M. Buscarlet, son interne.

A notre arrivée à la Charité, à neuf heures du matin, nous trouvons la femme en travail. La dilatation du col est terminée et la période d'expulsion commence. Jusqu'ici les choses se sont passées comme elles se passent toujours en pareil cas. Les contractions se produisent à intervalles irréguliers et sont douloureusement ressenties, comme l'indiquent les cris de la parturiente. Nous notons ce fait pour bien indiquer qu'elle n'est nullement insensible à la douleur pendant l'état de veille. Son agitation, ses souffrances ont été jusqu'à présent ce qu'elles sont chez toutes les femmes en couches.

Mais à partir de ce moment, la scène change : je profite de l'intervalle de deux contractions pour pratiquer la fascination qui s'effectue sans hésitation. Je suggère aussitôt de s'aider, de pousser vigoureusement lorsque la contraction se produira, mais de ne plus sentir la douleur. Dès lors, en effet, les efforts d'expulsion se manifestent avec énergie, *mais la patiente ne crie plus*.

Après quelque temps, je veux essayer d'employer encore la suggestion pour activer le travail et régulariser les contractions. Je dis à la patiente : « Tu auras l'envie de pousser toutes les minutes. » L'ordre est exécuté et, de minute en minute, un effort se produit, suivi d'une période de repos qui dure jusqu'à la minute suivante. Ces poussées méthodiques et régulières ne tardent pas à amener la tête à la vulve. Il s'agissait d'une primipare ; craignant la trop grande rapidité de l'expulsion, je dis : « A présent, arrête-toi ; ne pousse plus. » Aussitôt elle cessa de faire effort et la sortie de la tête et du tronc s'effectua lentement, sans intervention active de sa part. Le placenta vint ensuite de la manière la plus normale.

On donna les soins usités à la mère et à l'enfant, et, au bout d'un quart d'heure, tout étant terminé, la mère se réveilla absolument inconsciente de ce qui s'était passé depuis mon arrivée. Sa première parole fut celle-ci : « Où donc est mon ventre? » On lui montra l'enfant dans le berceau et elle fut grandement étonnée de se voir ainsi délivrée sans avoir ressenti la moindre douleur.

L'enfant est une fille superbe pesant 3 k. 800. Les suites de l'accouchement ont été aussi satisfaisantes que possible. La mère et l'enfant ont quitté la Charité dans les délais ordinaires et dans les meilleures conditions. La mère, excellente nourrice, est revenue plusieurs fois, depuis sa sortie, nous témoigner sa reconnaissance et sa satisfaction.

Nous avons tenu à signaler le plus simplement possible ce fait intéressant sans vouloir insister en aucune façon sur les enseignements qu'il comporte. Chacun de nos confrères accoucheurs est à même d'apprécier les indications ou contre-indications d'après lesquelles ce nouveau mode d'anesthésie pourra être employé en obstétrique, de préférence aux procédés actuellement en usage. Nous ferons remarquer seulement que la modification de l'état du système nerveux produite chez Ernestine B... par l'action du miroir rotatif, n'a que des rapports éloignés avec les états classiques du grand hypnotisme, décrits par les auteurs sous le nom de léthargie, catalepsie, somnambulisme. C'est un état superficiel, facile à provoquer, ne présentant aucun danger et dont le seul inconvénient est de ne pas se prêter, en général, à un emploi extemporané, car, pour qu'on puisse être certain de l'obtenir avec plein succès au moment voulu, il sera nécessaire le plus souvent de pratiquer quelques séances préalables de préparation.

AUTRES OBSERVATIONS

Depuis lors nous avons obtenu deux autres résultats semblables.

Marthe A.... est accouchée le 29 septembre dernier. Endormie par moi vers minuit, elle n'a été réveillée qu'à neuf heures du matin, lorsque tout était terminé. Sa première parole au réveil a été : « Oh ! monsieur, il fait grand jour et je suis encore là. Je n'accoucherai donc jamais ? »

Marie-Anne L.... est accouchée le 18 octobre dernier à une heure de l'après-midi. Malgré les difficultés d'un travail long et pénible (présentation de la face), elle n'est pas sortie un seul instant du sommeil hypnotique pendant lequel elle n'a cessé de s'entretenir gaiement avec les assistants. Au réveil elle ne se rappelait absolument rien de tout ce qui s'était passé depuis le moment où je l'avais endormie.

Dans ces deux derniers cas j'ai constaté des plaintes et même des cris pendant les contractions. Mais à aucun moment les douleurs n'ont été assez fortes pour amener le réveil ; elles ont été inconscientes comme les cris eux-mêmes, puisqu'elles n'ont pas laissé le moindre souvenir.

Ces accouchements ont eu lieu comme à l'ordinaire dans la salle de travail de la Charité, en présence des sages-femmes et des élèves du service. D'autres femmes enceintes appartenant à ma clientèle privée se préparent en ce moment à accoucher dans les mêmes conditions.

En ce qui concerne les opérations douloureuses, voici un fait qui prouve que l'hypnotisme pourrait quelquefois être employé avec avantage comme accessoire du chloroforme.

Il s'agit d'un jeune homme qu'un de nos confrères nous a appelé à voir avec lui, il y a quelques mois. Il devait subir l'opération, très douloureuse, comme on sait, de la dilatation forcée pour une fissure à l'anus. Il fut hypnotisé sans difficulté, mais nous constatâmes dans cette première séance que l'insensibilité n'était pas complète. Comme le malade tenait à être opéré le lendemain même, nous ne pouvions compter sur l'accoutumance pour amener l'anesthésie parfaite.

Nous eûmes alors l'idée de combiner les deux procédés, non pas en donnant le chloroforme pendant le sommeil hypnotique car cela nous paraît dangereux, en raison de la réceptivité exagérée et encore inconnue dans ses limites des personnes en état d'hypnose.

Nous procédâmes de la manière suivante :

Un peu avant l'opération, M. G... est hypnotisé et nous lui donnons la suggestion de ne pas souffrir après l'opération, de passer tranquillement la journée sans toucher à son pansement, de manger avec plaisir et de bien dormir la nuit suivante.

M. G... était alors dans son fauteuil. Réveillé du sommeil hypnotique, il se déshabille, se couche pour l'opération. On lui donne alors le chloroforme suivant les règles ordinaires. L'opération est faite, et au sortir du sommeil chloroformique nous avons la satisfaction de le voir exécuter de point en point les suggestions données préalablement.

On sait combien il est fréquent après l'anesthésie chloroformique de voir les opérés souffrir cruellement au réveil. Il n'est donc pas indifférent, au point de vue chirurgical, de se servir, si on le peut, de l'hypnotisme pour empêcher la douleur post-opératoire et donner ainsi au patient pour les jours qui suivront du calme, du sommeil et de l'appétit.

On peut par l'hypnotisme prévenir la douleur consécutive à une opération chirurgicale comme on peut l'empêcher d'exister pendant l'opération. Il n'est pas douteux que la suppression absolue de la douleur dans ces conditions n'ait l'influence la plus favorable sur la rapidité de la guérison.

L'hypnotisme joue également un grand rôle en médecine toutes les fois qu'il s'agit d'atténuer l'élément douleur. Nous ne comptons plus les succès obtenus dans les céphalalgies et les névralgies diverses auxquelles tant de personnes sont sujettes.

Voici cependant un fait qui mérite d'être signalé :

Mlle *Jeanne V...* est atteinte d'un zona très douloureux siégeant au niveau du sein gauche. La douleur est telle que depuis trois jours elle n'a pu fermer l'œil.

Elle est hypnotisée et reçoit la suggestion de ne plus souffrir depuis le moment du réveil jusqu'à guérison complète.

L'ordre est exécuté. Lorsque Mlle *Jeanne V...* s'éveille, la douleur a totalement cessé. Depuis elle n'a pas reparu. Trois jours après les vésicules du zona avaient également disparu.

La sensibilité totalement ou partiellement perdue peut être

rétablie instantanément par suggestion. Nous en avons actuellement trois exemples.

Emile D..., 30 ans. Hémianesthésie de tout le côté gauche ayant persisté après la guérison d'une paralysie du mouvement du même côté.

La sensibilité lui a été instantanément rendue par suggestion. Nous revoyons souvent ce malade. La guérison se maintient depuis plus d'un an.

Marie P..., 20 ans, hystérique à grandes attaques. La sensibilité abolie sur toute la surface du corps a été rétablie par suggestion il y a quinze jours ; elle persiste depuis.

Paul G.., 16 ans. Anesthésie générale sauf sur une région peu étendue de la région cervicale gauche.

Ce malade est encore en traitement. La sensibilité se rétablit facilement chez lui par suggestion, mais elle ne persiste que pendant quelques heures. Nous l'hypnotisons tous les jours cherchant à prolonger l'effet de la suggestion pour maintenir la sensibilité d'une façon définitive.

En observant l'état de la sensibilité chez les hystériques qui tous présentent des zones plus ou moins étendues d'anesthésie, nous avons été amené à conclure que la première chose à faire lorsqu'on les soumet au traitement hypnotique, c'est de rétablir chez eux la sensibilité. La suggestion de ne plus avoir d'attaques ne donne pas en général de résultats satisfaisants tant que la distribution de la sensibilité n'a pas repris son équilibre. On est conduit dès lors à se demander s'il n'y a pas un rapport de cause à effet dans le mécanisme de ces deux phénomènes : d'une part, des portions plus ou moins considérables de téguments privées de sensibilité, dans lesquelles par conséquent l'influx nerveux ne trouve pas son emploi ; d'autre part, ces violentes décharges survenant par intervalles qui constituent les grandes attaques, lesquelles résulteraient ainsi d'une accumulation morbide de cet influx nerveux.

B. Indications thérapeutiques tirées de l'état des muscles chez les hypnotisés.

Les grands hypnotiques qui présentent les trois états classiques sont ordinairement sensibles à l'action des aimants. Nous avons souvent détruit des contractures chez *Gabrielle C...* en la mettant en léthargie et en plaçant ensuite un fort aimant dans le voisinage des muscles contracturés.

Cette action est probablement trop minime pour être perçue dans l'état plus superficiel de catalepto-somnambulisme; du moins nous n'avons pas vu jusqu'ici nos malades en être sensiblement influencés. Mais si les aimants ne nous paraissent pas, quant à présent, pouvoir être utilisés chez eux, il n'en est pas de même des courants électriques.

L'état de leurs muscles que nous appelons cataleptoïde, pour se distinguer de l'état franchement cataleptique du grand hypnotisme, est éminemment favorable à l'emploi de l'électricité médicale, d'autant mieux que les malades étant alors anesthésiques, on peut leur appliquer des courants d'une intensité qu'ils ne pourraient pas supporter à l'état de veille.

CONTRACTURE HYSTÉRIQUE AYANT RÉSISTÉ A L'ACTION DES COURANTS ÉLECTRIQUES PENDANT L'ÉTAT DE VEILLE ET CÉDANT IMMÉDIATEMENT A L'ACTION DE CES MÊMES COURANTS APPLIQUÉS PENDANT L'HYPNOSE.

Joséphine D..., cuisinière de son état, nous est adressée dans les premiers jours de janvier 1889 par le médecin de ses maîtres. A la suite d'une attaque de nature probablement hystérique, elle a été prise d'une contracture persistante de tout le membre inférieur droit. Les muscles de la cuisse sont rigides et durs; le genou ne peut être fléchi. Le pied est tourné en dedans; le tendon du long péronier latéral fait en dehors une saillie extrêmement prononcée. Anesthésie complète de la peau de tout le membre inférieur. Cette femme a déjà eu une attaque convulsive il y a environ un an.

Le massage, l'électrisation et l'aimant essayés à l'état de

veille n'amènent aucune modification dans l'état de la contracture.

Le 9 janvier la malade est apportée dans le cabinet d'hypnothérapie et étendue sur un lit. Le membre inférieur droit est dans l'extension. On ne peut arriver à le fléchir.

Placée devant le miroir hypnofère, elle déclare tout d'abord qu'il sera impossible de l'endormir vu qu'on a eu autrefois toutes les peines du monde à y arriver au moyen du chloroforme, et que ce n'est pas en regardant une petite machine comme cela qu'elle s'endormira. Néanmoins elle consent à la fixer et au bout de cinq minutes, elle dort d'un sommeil profond. Elle est cataleptique, elle entend et répond sans se réveiller.

Après dix minutes de sommeil la palpation du membre indique déjà moins de rigidité. Je promène pendant dix minutes des courants induits sur les muscles contracturés et je constate au bout de ce temps que la souplesse de tout le membre est à peu près rétablie. L'anesthésie persiste au réveil.

Le surlendemain, 11 janvier, même opération. L'électrisation est faite pendant le sommeil. Je donne à la malade la suggestion que sa sensibilité est rétablie. Au réveil le mouvement et la sensibilité sont effectivement revenus. Ils persistent les jours suivants et la malade sort guérie le 16 janvier. Nous l'avons revue à la fin du mois et nous avons pu constater que la guérison s'est maintenue.

Chez un autre malade nous avons profité de l'état hypnotique pour faire exécuter chaque jour pendant un certain temps des mouvements alternatifs d'élévation et d'abaissement des bras. Cette gymnastique, qu'il était impossible d'obtenir à l'état de veille, a donné peu de temps les meilleurs résultats.

Il s'agissait d'une paralysie saturnine pour la guérison de laquelle nous n'avons pas hésité à employer sous le sommeil hypnotique : la suggestion, réitérée chaque jour, de se servir des bras, la gymnastique automatique que nous venons de décrire, enfin l'électrisation par les courants induits. La guérison a été obtenue avec une très grande rapidité. (Observation *Honoré A...*, 28 ans, peintre en bâtiments.)

C. Indications thérapeutiques tirées de l'état psychique des hypnotisés.

Les facultés psychiques auxquelles les couches corticales du cerveau paraissent servir de *substratum* sont profondément modifiées dans l'état hypnotique. Les phénomènes étranges auxquels ces modifications donnent lieu ont été et sont encore aujourd'hui, au point de vue philosophique, l'objet des travaux de nombreux observateurs. Nous n'avons point, quant à nous, porté nos investigations de ce côté. Nous nous sommes borné à la recherche de ce que l'état psychique des hypnotisés peut offrir d'utile pour le malade au médecin appelé à le soigner; nous nous en sommes tenu à l'application médicale de ce qu'on appelle la suggestion.

L'état mental de l'hypnotisé est caractérisé essentiellement par la *crédivité*, c'est-à-dire par le développement à la suprême puissance de cette faculté que nous possédons de croire à la parole d'autrui. L'enfant croit à ce que ses parents ou ses maîtres lui dépeignent comme vrai ; la foule suspendue aux lèvres d'un orateur, les fidèles qui entourent la chaire d'un illustre prédicateur, ont une tendance indéniable à accepter pour vraies toutes leurs affirmations.

Il est à remarquer en passant que cette faculté s'exerce avec d'autant plus de force qu'un certain nombre de personnes se trouvent réunies. Une sorte d'entraînement pousse les hommes réunis à agir de même, à huer, à siffler, à applaudir ensemble, à subir en commun l'influence de celui qui lance les affirmations avec le plus de conviction et d'énergie.

Sans insister sur ces faits d'observation usuelle que nous avons déjà signalés, disons, pour rester dans les limites que nous nous sommes tracées, que cette faculté de crédivité est développée à son apogée chez l'hypnotisé. De là ce qu'on a appelé la suggestibilité, c'est-à-dire la disposition invincible de l'hypnotisé à acquiescer à tout ce qu'on lui dit, à obéir passivement, automatiquement aux injonctions d'autrui.

L'aptitude à la suggestion s'observe :

1° Dans le grand hypnotisme pendant la période dite de somnambulisme à l'exclusion des deux autres;

2° Dans l'état mixte catalepto-somnambulique.

Nous diviserons au point de vue de l'utilité médicale les suggestions en deux catégories.

La première comprend les suggestions d'ordre purement psychique, telles que : se réveiller gai et de bonne humeur, manger avec plaisir, rêver la prochaine nuit de telle ou telle chose désignée d'avance, éprouver le plus profond dégoût pour certaines substances (morphine alcool, tabac) dont l'usage excessif entraîne de si fâcheuses conséquences.

Dans la seconde catégorie (suggestions splanchniques) nous rangeons les actions exercées indirectement sur des fonctions qui semblaient jusqu'ici n'être pas soumises à l'empire de la volonté et qui le deviennent, chose curieuse, au moment même où le cerveau de l'hypnotisé est mis dans des conditions telles qu'il est devenu l'exécuteur inconscient de la volonté d'autrui.

Les malades *A.*, *G.*, *R.*, *H.*, et *M. P.* sont, pour diverses causes, atteints de constipation habituelle. Lorsqu'ils sont restés trop longtemps sans aller à la selle, je les endors et je leur donne la suggestion suivante: « En vous réveillant, vous serez pris d'une violente colique, vous n'aurez que le temps de courir au cabinet et vous aurez une selle copieuse ». La suggestion ne manque jamais son effet. Nous avons eu le soin de nous assurer que celui-ci n'était point illusoire.

Même obéissance quand il s'agit de l'urination ou du rétablissement de la régularité de la fonction cataméniale.

Voici quelques extraits de nos notes :

M. J..., 20 ans, caissière, en traitement depuis le 16 juillet 1888 pour de grandes attaques hystériques.

Se plaint le 18 décembre de maux de tête et raconte que ses règles n'ont point paru depuis le 1er novembre.

Le 19 décembre, suggestion : les règles viendront ce soir; vous serez guérie de vos maux de tête et vous vous trouverez tout à fait bien.

Le 20, elle nous apprend que les règles ont commencé la

veille au soir. Elle sort pour aller passer la journée avec sa sœur chez qui elle est prise d'une attaque convulsive. Les règles s'arrêtent.

Le 21, nouvelle suggestion : les règles reviendront ce soir et suivront leur cours accoutumé.

C'est ce qui a lieu.

Ces phénomènes de suggestion qui paraissent si extraordinaires au premier abord n'ont plus rien d'étrange si on en fait comme nous le résultat de simples actions réflexes comparables à celles que des expériences bien connues de physiologie ont déjà mises en lumière. On sait que, étant donné un cheval à jeun sur lequel on a pratiqué une fistule salivaire, il suffit de remuer avec bruit derrière lui le coffre à avoine pour qu'aussitôt la glande entre en activité et que la salive s'écoule. Même fait chez le jeune Canadien de Smith, mentionné par tous les traités classiques, dont la fistule accidentelle permettait de constater l'hyperémie de la muqueuse stomacale et l'afflux du suc gastrique par la vue ou l'idée seule d'un mets succulent. La suggestion nous paraît agir sur les fonctions organiques au moyen d'un mécanisme analogue.

Nous appliquons journellement la suggestion de « ne pas avoir d'attaques » aux malades atteints d'hystérie convulsive que nous avons quotidiennement l'occasion d'observer. Nous avons déjà relevé un nombre assez respectable de franches améliorations à la suite du traitement hypnotique. Les guérisons instantanées et durables sont exceptionnelles. Mais lorsque la suggestion est réitérée pendant des semaines s'il le faut, et qu'elle est accompagnée chaque jour d'un sommeil d'une certaine durée, elle donne de bons résultats.

Le sommeil provoqué mécaniquement, qu'il n'y a aucune raison quelconque de ne pas faire entrer dans la pratique médicale, exerce par lui-même en effet une action sédative incontestable sur les centres nerveux comme le démontre l'observation qui suit :

PARALYSIE GÉNÉRALE AU DÉBUT. — DOULEURS NÉVRALGIQUES DENTAIRES D'ORIGINE CENTRALE GUÉRIES PAR L'APPLICATION DES MIROIRS ROTATIFS.

C..., 35 ans, commissionnaire en librairie, entré en traitement le 21 mars 1889.

Ce malade a été confié à nos soins par M. Luys qui l'a présenté peu de temps après à la Société médicale des hôpitaux dans les termes suivants :

Père mort d'une fièvre cérébrale, sa mère vit encore, une sœur mariée, sans accidents nerveux. Il a eu des convulsions dans son enfance, est marié, n'a pas eu d'enfant. Ayant été militaire en Afrique, il contracta la fièvre intermittente, qui revint plus violente quinze jours après son retour en France; elle dura un mois et fut traitée par le sulfate de quinine. Etabli dans le commerce, il n'a pas réussi, a perdu ce qu'il avait, s'est mis garçon de recette. Doué d'une grande force musculaire, il pouvait porter sur le dos des poids de 80 à 100 kilos sans fatigue.

A la suite d'une fièvre typhoïde en 1880, son organisme subit une grave altération; il devint profondément anémique. A partir de ce moment, il commença à ressentir des céphalalgies fréquentes et des douleurs lancinantes dans les dents, qu'aucune carie n'expliquait. Les douleurs de dents augmentèrent d'intensité et de fréquence peu à peu. Le sulfate de quinine, l'antipyrine, des pilules antinévralgiques furent employés sans succès; en même temps, les insomnies se manifestèrent plus fréquentes, et le malade dépérissait en raison de la peine qu'il avait à mastiquer et à s'alimenter. Il fut atteint d'une vive excitation cérébrale. On pratiqua l'extraction d'une dent douloureuse : le mal persista. On lima les deux autres dents qu'on ne pouvait extraire : aucune amélioration ne se produisit. On se décida à lui sectionner les nerfs dentaires dans l'oreille, ce qui ne donna aucun résultat.

Sa situation indiqua à son médecin une suspicion d'aliénation mentale et il l'adressa à la consultation de Sainte-Anne. Il y alla pendant une huitaine de jours ; on lui fit des injections de cocaïne qui produisirent une sédation de deux heures. Au bout de ce temps, les douleurs revinrent avec une plus forte intensité. Il ne dormait plus, ne prenait plus ses repas, et son état d'agitation était si fort qu'il fut peu à peu poussé à des idées de suicide et voulut se jeter à l'eau.

Au moment où il nous fut adressé, le 21 mars, ce malade avait la face congestionnée, la parole animée, vive, avec un peu d'hésitation, les yeux brillants, les pupilles inégales et dilatées de 5 à 6 millimètres, un peu de tremblement dans les mains, céphalalgies frontales des plus vives et continues avec insomnies. Son état de fatigue était tel qu'il pouvait à peine marcher, il ne pouvait prendre la nuit aucun repos et était obligé de marcher tout le temps. — Je pensai à un début de paralysie générale avec douleurs névralgiques d'origine centrale indiquant un haut degré d'éréthisme du cerveau, surtout de la base de l'encéphale.

Je soumis ce malade au traitement par les miroirs rotatifs. Il s'y prêta de son plein gré, il accusa un certain degré de sommeil progressif. Les séances duraient environ 20 à 30 minutes et, à chaque fois, il éprouvait un soulagement notable. Il a simplement perdu un peu connaissance ; il conservait les yeux ouverts ; il n'a jamais été suggestionné ; il sentait que « ça lui travaillait dans le cerveau quand il regardait l'appareil ». Il ne sentait plus de secousses.

Au bout de huit séances, l'amélioration était des plus notables ; la face était tout à fait dégonflée et pâle ; la parole était plus facile. Les pupilles étaient moins dilatées (l'une 3 millim., l'autre 4 millim.). Les forces étaient notablement revenues et le malade se trouvait très satisfait de son état. Les douleurs de tête étaient très atténuées.

Au 25 mars, l'amélioration continue. Les pupilles sont moins inégales. Plus de tremblement de la langue ni des mains. La physionomie est plus naturelle, le sommeil est bon et réparateur, la parole est très nette. Il peut manger, actuellement, les aliments solides et se servir des dents qui l'ont tant fait souffrir. Ses forces reviennent, et il peut marcher. Il se trouve tout à fait en convalescence, et cherche à reprendre du travail après trois semaines à peine de traitement.

Ainsi, voilà encore un sujet qui doit une guérison aussi

rapide que complète à cette action sédative inconnue exercée par les miroirs en rotation sur les régions centrales du système nerveux. Comme je l'ai indiqué, toutes les médications usitées en pareil cas sont restées sans effet, même l'avulsion des dents douloureuses et l'excision des nerfs dentaires, et il a suffi de cette action en apparence insignifiante, qui consiste à fixer un miroir en rotation, pour déterminer à bref délai un retour rapide à l'état normal et à calmer des douleurs atroces qui mettaient obtacle à tout repos, qui empêchaient le malade de s'alimenter et entretenaient chez lui un état d'excitation capable de le porter au suicide.

Il est encore curieux de noter que certains troubles somatiques propres à la paralysie générale, tels que la céphalalgie persistante, l'inégale dilatation des pupilles, l'embarras de la parole, le tremblement et l'affaiblissement musculaire, ont disparu du même coup. — Il y a, évidemment, à se demander si cette méthode nouvelle ne pourrait pas avoir quelque efficacité dans la période prodromique de la paralysie générale et si, en agissant ainsi dans les périodes du début, on ne pourrait enrayer les progrès d'un processus morbide contre lequel nous sommes, jusqu'ici, si complètement désarmés.

VERTIGES ÉPILEPTIFORMES AYANT COMMENCÉ VERS L'AGE DE PUBERTÉ ET DURÉ PENDANT SIX ANS. — *Guérison.*

Gustave R..., 18 ans, chapelier. Pris à partir de l'âge de 12 ou 13 ans de crises nerveuses revenant d'abord toutes les trois semaines, puis de plus en plus fréquentes, à tel point que ces derniers temps il en a eu jusqu'à cinq dans la même journée ; vient nous trouver le 28 août.

Dans ses crises il ne tombe pas, ne crie pas, ne se mord pas la langue, ne perd pas connaissance. Il a quelques convulsions de la face. Il a pris antérieurement du bromure de potassium sans résultat. Pâle, anémique, il présente sur la face, comme tous les bromurés, des pustules d'acné.

Placé devant notre appareil, il est hypnotisé en vingt secondes ; sommeil très superficiel : pas d'anesthésie, pas de crédivité ; un peu de tendance des bras à garder les attitudes.

Il est hypnotisé les jours suivants :

30 *août*. — Il a eu ce matin un vertige de peu de durée.

3 *septembre.* — Vertiges hier soir et ce matin, précédés d'une sensation d'étranglement. Après les crises il se couche et dort.

Chaque matin séance d'hypnotisation.

5 *septembre.* — Le malade commence à dormir plus profondément. Cependant les bras ne restent pas en l'air lorsqu'on les soulève et il retire vivement la main sous la pointe d'une épingle. Au réveil il a le souvenir d'avoir été piqué. Il a peu senti la piqûre à droite, mais beaucoup à gauche. Il n'a aucun souvenir de la suggestion qu'on lui donne tous les jours à peu près en ces termes : « Vous allez mieux, vous passerez une bonne journée, dormirez bien la nuit prochaine. Vous n'aurez d'étourdissements ni aujourd'hui ni demain. Dans une demi-heure vous vous réveillerez de vous-même, sans aucun malaise et de bonne humeur. »

7 *septembre.* — A eu deux vertiges dans la journée. Lors de la seconde attaque, comme il était assis la tête penchée en avant, il est tombé. Les assistants ont raconté qu'il avait fait quelques grimaces ; sa bouche s'est tordue ; il paraît avoir perdu connaissance pendant quelques secondes.

On continue à le faire dormir tous les matins pendant trois quarts d'heure.

Du 8 *au* 13 *septembre.* — Pas de crise. Pour rendre le sommeil plus profond on lui défend de fermer les yeux trop tôt. Il doit attendre pour cela que les paupières s'abaissent d'elles-mêmes en quelque sorte malgré lui. Grâce à ces recommandations il est sérieusement pris : les bras gardent les attitudes. Anesthésie. Il se réveille par suggestion exactement au moment indiqué.

14 *septembre.* — Etourdissement.

15 *septembre.* — Etourdissement très léger.

Ce malade a maintenant toutes les aptitudes nécessaires au traitement hypnothérapique le plus complet. Il s'endort sur un regard, sur un geste et entre immédiatement alors dans l'état catalepto-somnambulique. Du 15 au 27 quelques étourdissements. Leur caractère paraît très heureusement modifié. Ils sont très légers et tendent à se réduire à une simple sensation très passagère d'oppression.

27 *septembre.* — Le malade nous quitte. Il revient de temps en temps se faire hypnotiser.

Il a été guéri complètement pendant un mois ; mais ayant négligé de revenir comme nous le lui avions recommandé, il a été repris de vertiges qui reviennent à présent cinq ou six fois par jour.

Il rentre dans la sallé le 7 janvier. Le traitement hypnothérapique est repris ; le malade a conservé toute sa sensibilité à l'hypnose; il s'endort sur un simple geste de nous.

20 *janvier.* — Les vertiges ont complètement disparu. Ce jour un léger étourdissement.

Le 4 mars. — Sortie.

Le 11 mars le malade revient se faire hypnotiser. Pas de vertiges depuis sa sortie. Il a repris son travail. L'état général est très bon. Il a été défendu au malade par suggestion de s'endormir spontanément ou de se laisser endormir par surprise dans n'importe quelle circonstance et par qui que ce soit.

NOTES CLINIQUES

L'analyse aussi détaillée d'une centaine d'observations que nous avons dans nos cartons excéderait de beaucoup les proportions que nous croyons convenable de donner à ce travail, en même temps qu'elle nous entraînerait à d'inutiles et fastidieuses redites. Nous ne ferons que mentionner les principales d'entre elles en les groupant comme il suit :

HYSTÉRIE FRANCHE.

Marguerite J. — 20 ans, caissière, grandes attaques hystériques. Amélioration notable. Les attaques sont devenues rares et peu intenses au moment où elle nous quitte pour aller à la campagne.

Clarisse L. — 21 ans, crises convulsives. Actuellement guérie depuis un an.

Paul G. — 16 ans, typographe, hémianesthésique, encore en traitement.

Marie P. — Couturière, a recouvré instantanément par suggestion la sensibilité abolie sur toute la surface du corps.

Pauline B. — 18 ans, domestique, grandes crises. Sensiblement améliorée.

Marie R. — 23 ans, artiste lyrique, crises hystériques peu intenses, guérie.

HYSTÉRIE NON CONVULSIVE.

Célestine C. — 20 ans, accidents céphalalgiques et gastralgiques. En voie d'amélioration.

Louise C. — 36 ans, accidents nerveux cardiaques ayant fait penser à l'existence d'une maladie de Basedow. Vient de quitter le service pour reprendre ses occupations, après une douzaine de séances.

Cette femme est éminemment suggestible. Les réflexes splanchniques s'exercent chez elle avec une intensité telle que, devenue enceinte l'année suivante, elle a vu s'arrêter sur un simple commandement donné en état d'hypnose, des contractions utérines qui menaçaient d'amener un accouchement prématuré.

Charles F. — 49 ans, plombier, troubles viscéraux hystériformes. Traité du 9 février au 8 mars 1889. Guéri.

HYSTÉRIE A FORME PARALYTIQUE.

Marie P. — 34 ans, giletière, hémiplégique encore en traitement. En voie d'amélioration.

Emile D. — 30 ans, avocat, hémiplégique et hémianesthésique, guéri. La guérison se maintient parfaite depuis plus d'un an.

Anna J. — 24 ans, brodeuse, hémiplégie. Guérie.

Edmond C. — 45 ans, peintre en bâtiments, paralysie labio-glosso-laryngée. Traité du 13 mars au 8 avril 1889. Guéri.

Edmond V. — 25 ans, boulanger, aphonie. A repris sa voix par suggestion dès la deuxième séance.

Albert P. — 28 ans, cocher, monoplégie brachiale droite. Récupère le mouvement pendant le sommeil hypnotique et exécute les actes qu'on lui commande de faire avec le bras paralysé. Le mouvement et la sensibilité persistent de plus en plus longtemps après le sommeil. Traité du 25 mai au 17 août. Guéri.

ÉPILEPSIE ET PETITE HYSTÉRIE.

Charlotte R. — 24 ans.
Aimée L. — 21 ans.
Marie-Rose L. — 18 ans.
Théodore H. — Apprenti, 17 ans.
André F. — Photographe, 30 ans.
Louis B. — Garçon de laboratoire, 25 ans.
Alexis H. — Imprimeur, 22 ans.

Amélioration progressive marquée surtout chez les deux derniers malades. Chez la première, sujette à des accès d'aliénation lypémaniaque, pas de résultat.

EPILEPSIE.

R. — 30 ans tailleur, attaques épileptiques depuis l'âge de 17 ans, morphinomane. Encore en traitement, état stationnaire.

Louis B. — 28 ans, cordonnier. Attaques épileptiques depuis quinze mois survenant tous les quinze jours. Hypnotisé le 25 février, sort le 15 mars sur sa demande, son attaque attendue n'ayant pas eu lieu.

Emile M. — 21 ans, employé. Epileptique depuis son enfance.

Tête mal conformée ; vient chaque jour se faire hypnotiser depuis le 22 février. L'attaque qui venait au moins trois fois par semaine, manque depuis 9 jours.

Charles P. — 27 ans, forgeron, a, le jour de son entrée, (15 février) quatre attaques violentes en 24 heures.

24 avril, va beaucoup mieux ; n'a pas eu de grande attaque depuis le 21 mars ; déclare ne s'être senti de sa vie aussi bien portant. Etat général très satisfaisant.

Louis G. — 22 ans, chaudronnier, épileptique, morphinomane, traité du 10 novembre 1888 au 6 mars 1889, sorti très amélioré.

Henri D. — 40 ans, tapissier, épilepsie d'origine probablement absinthique, resté du 25 octobre au 18 novembre sans attaques, se déclare guéri et sort sur sa demande.

Louis L. et *Alphonse G.* — En voie d'amélioration.

MÉLANCOLIE. — MORPHINOMANIE.

Nous avons eu l'occasion de soigner deux mélancoliques hallucinés et environ une vingtaine de morphinomanes. Nous devons dire que les résultats du traitement hypnotique nous paraissent jusqu'à présent médiocres, si ce n'est dans les cas où le traitement a pu être institué à une époque rapprochée du début.

HÉMIPLÉGIE D'ORIGINE CÉRÉBRALE.

Aline S. — Hémiplégie droite et aphasie.

Constant P.—45 ans, maître d'hôtel. Hémiplégie gauche par hémorragie cérébrale.

François C. — 53 ans, valet de chambre. Hémiplégie gauche par hémorragie cérébrale.

D.— 45 ans, épicière. Sclérose cérébrale.

Le premier effet et non le moins intéressant du traitement hypnotique est de procurer immédiatement un bon et paisible sommeil naturel pendant les nuits suivantes. Ce fait s'est produit immanquablement chez tous nos malades, notamment chez le nommé *B.* (paralytique) et chez la femme *B.* (myélite chronique) qui avait perdu le sommeil depuis huit ans. Ce rétablissement du sommeil amène dans l'état général une amélioration qui jamais ne fait défaut.

ATAXIE LOCOMOTRICE.

Nous hypnotisons en ce moment deux malades atteints d'ataxie locomotrice. Mais en dehors du bien-être et de l'amélioration générale qui se produit chez tous nos hypnotisés, nous n'avons jusqu'ici observé aucune action spéciale bien nette sur l'affection en elle-même. Nous continuerons nos recherches sur ce point.

CHORÉE.

Une chorée partielle des muscles du cou et de la face chez un homme de 60 ans, *A...*, a cédé rapidement. A l'heure où nous écrivons, les spasmes ont presque complètement disparu et le malade parle de reprendre prochainement ses occupations qu'il avait été obligé de suspendre.

Un jeune garçon d'une dizaine d'années, *Edmond P.*, nous a été amené de la campagne, atteint depuis six mois d'agitation choréique telle qu'il ne pouvait ni boire ni manger seul, ni traverser une pièce sans tomber, ni même rester sur un fauteuil sans rouler à terre. Le pauvre enfant, très docile d'ailleurs et plein de bonne volonté, a exercé notre patience pendant plus de trois semaines. Il fallait le maintenir sur un lit en face de l'appareil tournant. Il a fini néanmoins par s'endormir. Quelques jours après il était complètement guéri. Ayant eu l'occasion de le revoir de temps en temps, nous avons pu nous assurer que cette guérison s'est maintenue parfaite depuis un an et que l'enfant a pu reprendre ses études.

GOITRE EXOPHTALMIQUE.

Nous avions commencé le traitement d'une femme de 50 ans atteinte de goître exophtalmique ; elle paraissait en bonne voie d'amendement quand elle a été rapidement enlevée par une complication (congestion pulmonaire).

L'expérience est donc à refaire.

CHLOROSE

Il n'est pas de maladie que nous ayons vue plus rapidement modifiée que la chlorose sous l'influence réparatrice du sommeil provoqué.

Alphonsine P. — La coloration de la peau et des muqueuses est pâle et verdâtre à son entrée ; vers le milieu du mois suivant les couleurs de la santé reparaissent. Les palpitations de cœur ont disparu ; elle a repris de l'embonpoint.

L'hypnotisme régulièrement pratiqué tous les deux jours a été employé à l'exclusion de toute autre médication interne ou externe.

Maria B.—17 ans, chlorotique non encore réglée, a repris en peu de temps forces et couleurs.

Suggestionnée le 13 mars à l'effet de voir apparaître ses règles, elle a commencé dès les jours suivants à ressentir des coliques. Les règles sont venues le 28 mars et ont duré toute la journée.

Léonie A.—tuberculeuse, qui refusait toute nourriture et était arrivée à un état d'émaciation extrême, a été hypnotisée et suggestionnée. Elle a aussitôt recommencé à manger et nous avons constaté que du 7 au 28 mars elle a gagné en poids près de 2 kilogrammes.

CONCLUSIONS

Nous croyons avoir suffisamment établi par tout ce qui précède que l'hypnothérapie, entrevue seulement de nos jours comme une réalité scientifique, est un moyen thérapeutique d'une valeur incontestable qui doit faire partie désormais de l'arsenal des médecins éclairés.

Nous avons démontré que l'aptitude à être hypnotisé n'est nullement l'apanage de quelques organisations exceptionnelles comme on l'a cru pendant longtemps. L'hypnotisme est applicable à tout le monde aussi bien que n'importe quel autre mode de traitement, et cela :

1° Parce qu'il comporte des états superficiels que nous

avons nommés sommeil mécanique et état cataleptosomnambulique, dont on a jusqu'ici trop négligé l'étude pour ne s'occuper soit que de la suggestion qui n'est qu'une partie de la question, soit que du grand hypnotisme des hystériques qui en est le côté le moins intéressant au point de vue de la pratique médicale journalière.

2° Parce que ces états superficiels, suffisants pour la pratique courante de l'hypnothérapie, peuvent être obtenus sans difficulté au moyen d'un appareil mécanique des plus simples dont tout médecin peut apprendre le maniement s'il veut s'en donner la peine et à l'action duquel tout malade peut se soumettre sans inconvénient.

Entendons-nous sur ce dernier point : nous ne voulons pas dire que chacun peut se faire hypnotiser à tort et à travers par quiconque sera porteur d'un miroir tournant. Nous avons suffisamment protesté contre une pareille pensée. Nous ne voyons que trop d'exemples de l'imprudence avec laquelle certaines personnes s'en vont livrer leur cerveau aux fantaisies expérimentales du premier venu. Chaque ligne de notre travail fait ressortir le danger de l'hypnotisme pratiqué par des mains, nous ne dirons pas malhonnêtes, mais simplement malhabiles. C'est surtout en cette matière qu'on peut dire : Tant vaut l'opérateur, tant vaut l'opération. Les accidents reprochés à l'hypnotisme sont dus exclusivement à l'inexpérience ou à la témérité de certains hypnotiseurs.

Nous considérons l'hypnotisme comme une médication puissante. C'est dire que son emploi ne doit pas plus être livré au hasard que celui du chloroforme ou des alcaloïdes.

L'hypnothérapie a, comme toute médication, ses indications et ses contre-indications que le médecin devra nécessairement connaître.

Nous n'avons jamais trouvé pour notre compte le moindre motif d'appréhender la mise en œuvre raisonnée d'une méthode qui n'est pas dangereuse en soi et qui est une conquête précieuse pour la thérapeutique, car elle s'applique aux maladies les plus graves et les plus tenaces du système nerveux.

On a dit que l'hypnotisme est une névrose artificielle exposant à toutes sortes de conséquences fâcheuses pour la santé.

Ceux qui tiennent ce langage sont précisément les audacieux qui jouent inconsidérément avec l'hypnotisme et avec les réactions qu'il peut engendrer. Ce ne sont pas les médecins qui ont su en user avec prudence et à propos. Ceux-ci n'ont jamais eu qu'à se louer de son emploi.

L'immense majorité des malades ne dépasse pas les limites du sommeil mécanique ou celles un peu plus étendues, quoique toujours superficielles, de l'état catalepto-somnambulique. Dans tous les cas ils n'auront qu'à se féliciter d'avoir eu recours en cas de besoin à l'hypnothérapie bien faite.

Chez les hystériques, l'hypnotisme, bien loin d'être un coup de fouet donné aux prédispositions nerveuses, les calme, atténue les crises, les dissipe même, à condition bien entendu qu'il ne soit pas pratiqué à rebours et à contretemps.

Selon la manière dont il est appliqué, il peut avoir, comme la plupart des médications actives, les résultats les meilleurs ou les plus funestes.

Nous recommandons la plus grande prudence dans son emploi.

Il ne suffit pas de savoir endormir un malade ; il importe encore et surtout de savoir le bien réveiller. Il faut qu'il emporte de chaque séance une impression de calme et de bien-être.

Sous la réserve de ces observations, nous considérons la thérapeutique hypnotique comme accessible désormais à toutes les bonnes volontés médicales. Son étude conduira, nous en sommes sûr, à d'utiles découvertes. L'Institut de Milan aura l'honneur d'avoir encouragé les travailleurs dans cette voie à une époque où il y avait peut-être encore quelque mérite à le faire, et d'avoir ainsi puissamment servi la cause de la science et de l'humanité.

INDEX BIBLIOGRAPHIQUE

Il faudrait un véritable volume pour donner l'énumération complète de tous les ouvrages qui touchent de plus ou moins près à l'importante question de l'hypnotisme. Aussi ne donnerons-nous que les indications strictement nécessaires pour qu'on puisse se reporter aux documents que nous avons cités, en contrôler le sens et l'exactitude et discuter les opinions que nous avons émises. Nous avons divisé pour la plus grande facilité des recherches notre index en trois parties : l'une relative aux ouvrages d'histoire générale et aux livres qui contiennent, à titre accessoire, des documents relatifs à l'hypnotisme ; la seconde, contenant les ouvrages très nombreux qui se rapportent au magnétisme ; la troisième, que nous avons faite aussi complète que possible, énumère les principaux travaux auxquels a donné lieu l'hypnotisme proprement dit.

Nous espérons, qu'en raison de l'étendue de la tâche et des difficultés qu'on éprouve à retrouver toutes les publications, on nous pardonnera les quelques omissions qui se sont forcément glissées dans cette partie de notre travail.

OUVRAGES HISTORIQUES OU DOCUMENTAIRES.

ANDRIEU. — De quelques manifestations hypnotiques observées dans les temps anciens. *Gaz. méd. de Picardie.* Amiens, 1886.

ANQUETIL DU PERRON. — Zend Avesta. Traduction complète. Paris, 1842.

Voir les autres traductions du même ouvrage par Max Muller. Eug. Burnouff, Darmesteter. — Oupnek'hat, traduction 1804.

Apulée. — Apologie.

Auber. — Traité de la science médicale, in-8°. 1853.

Axenfeld. — Conférences historiques faites à la Faculté de médecine. Paris, 1866.

Beaune (H). — Les sorciers de Lyon, in-8°. 1868.

Bourneville. — Science et miracle. Paris 1878. Bibliothèque diabolique.

Bourneville et Regnard. — Iconographie photographique de la Salpêtrière. T. III.

Berthelot. — Histoire de l'alchimie.

Brière de Boismont. — De l'hallucination historique. (*Ann. médico-psych.* 1861, p. 353.)

Brugsch. — Notice raisonnée d'un traité médical datant du XIVe siècle avant Jésus-Christ, in-4°. 1862.

Burnouff. — Vendidad-Sadé. Traduction 1829-1843.

Brehm. — Merveilles de la nature. Les serpents. Edit. Sauvage.

Bremaud. — *Bulletin du cercle Saint-Simon*, n° 1. 1885.

Cannaert. — Procès des sorcières en Belgique sous Philippe II, in-8°. 1847.

Cahaguet. — Magie magnétique, in-18. 1858.

Charcot et P. Richer. — Les démoniaques dans l'art. Paris, 1887.

Chevreul. — *Revue des Deux-Mondes*, 1812. — De la baguette divinatoire, du pendule explorateur et des tables tournantes. Paris, 1854.

Calmeil. — De la folie. Paris, 1845.

Carpenter. — Cyclopedia of anat. and phys. art. *Sleep*.

Chambard. — Du somnambulisme en général. Paris, 1881, et *Dict. encycl. des sc. méd.* IIIe Série T. X.

Daremberg. — Etat de la médecine à l'époque primitive de l'histoire des Indous. — La médecine grecque d'Esculape à Hippocrate, 1856. — La médecine grecque d'Homère à Hippocrate, 1869.

Dalry. — La médecine chez les Chinois. Paris, 1863.

Delaage. — Le monde occulte, in-12. 1850.

Debay (A.). — Histoire des sciences occultes, in-12, 1860.

Dalmas (J. D.). — Les sorcières du Vivarais devant les Inquisiteurs, in-8°. 1865.

Dey (A.). — Histoire de la sorcellerie au comté de Bourgogne, in-8°. 1861.

Dureau. — Histoire de la médecine et des sciences occultes, in-8°. 1869.

Esquirol. — Maladies mentales. Paris, 1838.

Fabart. — Histoire philosophique et politique de l'occulte. Paris, 1887.

Figuier. — L'alchimie et les alchimistes, in-12. Paris, 1860. Histoire du merveilleux, 1860.

FONVIELLE (DE). — Les endormeurs. Paris, 1887.
FARIN. — Cause du sommeil lucide. Paris, 1819.
FALRET. — De la catalepsie. (*Arch gén. de méd.* 1857. T. X.)
FONTANE (M.). — Histoire universelle. T. I, II, III. Paris, Lemaire.
GAUTHIER (A.). — Recherches historiques sur l'exercice de la médecine dans les temples. 1842. — Introduction au magnétisme; examen de son existence depuis les Indiens. 1840.
GIRALDO. — Histoire curieuse et pittoresque des sorciers.
HAHN ET THOMAS. — Spiritisme. *Dict. encycl. des sc. méd.* IIIe série. XI.
HOUDARD. — Histoire de la médecine grecque d'Esculape à Hippocrate publiée par C. Daremberg. 1856.
LIÉTARD. — Lettres sur la médecine chez les Indous, in-8°. 1863.
LECLERC. — Histoire de la médecine arabe. 1875-76. — Kaschefer Roumouz d'Abder Rezzak el Djezaïri. Traduct. 1874.
LEGUÉ. — Document pour servir à l'histoire des possédées de Loudun, in-8°. 1874.
LESPY. — Les sorcières dans le Béarn. 1393-1672.
LEVY (E.). — Histoire de la magie, in-8°. 1859.
LOUISE. — La sorcellerie et la justice criminelle à Valenciennes, in-8°. 1861.
LENORMANT. — La magie chez les Chaldéens. Paris, 1874.
LELUT. — Mémoire sur le sommeil, les songes et le somnambulisme. (*Ann. méd. psych.* 1852.)
J. MATHIEU. — Histoire des miraculés de Saint-Médard, in-12. 1864.
MOLINIER. — Aperçu sur les travaux et la vie de J. Bodin, in-8°. 1867.
MORIN. — Du magnétisme et des sciences occultes. Paris, 1860.
MASPERO. — Histoire ancienne des peuples de l'Orient.
PARÉ (A.). — Œuvres complètes.
PARACELSE. — Œuvres complètes. 3 vol. in-fol. Genève, 1658.
PÉTREQUIN. — Etudes médicales historiques et critiques sur les médecins de l'antiquité, in-8°. 1859.
REUILLY. — La médecine à Salerne au XIIe siècle, in-8°. 1861.
RÉSIE (comte de). — Histoire et traité des sciences occultes, 2 vol. 1857.
REUSS. — La sorcellerie aux XVIe et XVIIe siècles, in-8°. Paris, 1860.
SALVERTE. — Des sciences occultes, in-8°. 1856.
SCOY. — Introduction à l'histoire de la médecine, in-8°. 1867.
SCHNEEGANS. — Document relatif à l'histoire des procès de sorcellerie dans le Haut-Rhin, in-8°. 1869.
SPRENGEL. — Histoire de la médecine. 1860.
TARDUCCI. — La strega, l'astrologo e il mago. Milano, 1886.
THOLUNK. — Sufismus. Traduct. Paris, 1821.
WAHU. — Le spiritisme dans l'antiquité.

OUVRAGES CONCERNANT LE MAGNÉTISME ANIMAL

Il existe à la Bibliothèque nationale sous le nom de *Registre commentaire*, un catalogue spécial des ouvrages du siècle dernier qui se rapportent au mesmérisme. On y trouvera de curieux détails sur cette époque. On consultera en outre les ouvrages suivants :

Bellanger. — Magnétisme ; vérités et chimères. Paris, 1884.
Bouillaud. — Magnétisme ; in *Dictionnaire de méd. prat.* XI 1834.
Bertrand. — Traité du somnambulisme. Paris, 1823.
Bottey. — Magnétisme animal, Paris, 1884. — Neurypnologie.
Berna. — Bulletin de l'Académie de médecine. 1837.
Bersot. — Mesmer et le magnétisme animal, in-12. 1864.
Blanc (Hipp.). — Le merveilleux dans le jansénisme, le magnétisme, etc., in-8°. 1865.
Calmeil. — (*Dictionn. en* 30 *vol.* T. XVIII, 1838). art. Magnétisme.
Charpignon. — Rapports du magnétisme avec la jurisprudence et la médecine légale in-8°, 1860.
Cahaguet. — Magie magnétique, in-18, 1858.
Carré de Montgeron. — La vérité des miracles opérés à l'intercession de M. de Paris 1737.
Dupotet. — Exposé des expériences sur le magnétisme animal, faites à l'Hôtel-Dieu. Paris, 1821. — Le magnétisme opposé à la médecine, in-8°. 1840. — Traité complet du magnétisme animal. Paris, 1883.
Deleuze. — Histoire critique du magnétisme animal. Paris, 1813.
Dubois et Burdin. — Histoire académique du magnétisme animal. Paris, 1837.
Dechambre. — Mesmerisme. *Gaz. hebdom.* 1858 et *Dictionn. encycl. des sc. méd.*).
Esdaile. — Natural and mesmeric clairvoyance. London, 1852.
Foissac. — Rapports et discussions de l'Académie de médecine sur le magnétisme animal. Paris, 1832.
Gigot-Suard. — Les mystères du magnétisme animal et de la magie dévoilés. Paris, 1860.
Gauthier (A). — Questions et observations d'ordre public sur la pratique du magnétisme. in-8°. 1846.
Girard. — Magnétisme appliqué à la médecine, in-12. 1864.
Gilles de la Tourette. — Documents satyriques sur Mesmer. — Nouv. Iconogr. photog. de la Salpêtrière. 1889.
Mesmer. — Mémoires et aphorismes. Paris, 1846.
Montègre. — Magnétisme, in *Dictionn. des Sc. méd.*, 1818, T. XXIX...
Morselli. — Il magnetismo animale. Torino, 1886.
Moraud (J.-S.). — Le magnétisme animal, étude historique et critique. Paris, 1889.

MORIN. — Du magnétisme et des sciences occultes. Paris, 1860.

MACARIO. — Du sommeil, des rêves et du somnambulisme. Lyon, 1857. — *Ann. méd.-psych.*, janvier 1884.

PEISSE. — La médecine et les médecins. Paris, 1857.

PETETIN. — Découverte des phénomènes que présentent la catalepsie et le somnambulisme. Lyon, 1787.

PUYSÉGUR. — Recherches expérimentales et observations physiologiques sur l'homme, dans l'état de somnambulisme naturel et dans le sommeil provoqué. Paris, 1817.

POINCARRÉ. — Etudes sur le magnétisme animal. Paris, 1865.

PIERART. — Le magnétisme, le somnambulisme et le spiritualisme dans l'histoire, in-8°. 1858.

DI PIETRO. — L'ipnotismo e Petetin nel 1805. Anomalo. Napoli, 1889.

REUMONT. — Magnétisme animal thérapeutique, 1843.

ROSTAN. — Magnétisme in *Dictionn. de méd. pratique.* 1825.

SEGOND. — Théorie positive du magnétisme animal. 1853.

TESTE. — Manuel pratique du magnétisme-animal. 1853.

VELPEAU ET BROCA. — Acad. des sc. 1859.

WETTERSTRANDT. — Den animala magnétismus och hypnotismus historia i kort sun mandrug. Hygiea. Stockolm. 1889.

OUVRAGES RELATIFS A L'HYPNOTISME PROPREMENT DIT

AZAM. — Note sur le sommeil nerveux ou hypnotisme. — Hypnotisme, double conscience et altérations de la personnalité. Paris, 1887. *Arch. génér. de médecine.* janv. 1860. *Ann. médico-psych.* 1870.

ANDRIEU. — Aphonie nerveuse; guérison par hypnotisation. *Gaz. méd. d'Amiens.* 1887.

BRAID. — Traité du sommeil nerveux. Trad. J. Simon 1883. — Neurypnologie. Trad. J. Simon. Paris, 1885. — Magic, witchcraft, animal magnetism. London, 1841.

BOUSSI. — Thèse de Paris, 1860.

BERJON. — Thèse de Bordeaux, 1886.

BALLET. — L'hypnotisme et la suggestion. *Union méd. et scient. du Nord-Est.* Reims, 1887.

BARETY. — Des propriétés physiques d'une force particulière du corps humain. Paris, 1882.

BAILLIF. — Du sommeil magnétique dans l'hystérie. Thèse de Strasbourg n° 101. 1868.

BAILLARGER. — *Annales médico-psych.* 1860.

BOURRU et BUROT. — Association française pour l'avancement des Sciences. Congrès de Grenoble. 1886.

BERNHEIM. — De la suggestion dans l'état hypnotique. Paris, 1884. — De l'influence hypnotique et de ses divers degrés. *Revue de l'hypno-*

tisme expérimental et thérapeutique. Paris, 1886. — Considérations générales sur la suggestion. *Rev. des sc. hypnot.* Paris, 1887. L'hypnotisme et l'école de Nancy. *Gaz. des hôpitaux*. 1888. — Des hallucinations négatives suggérées. *Rev. de l'hypn. expér. et thérap.* Paris, 1888. — Des hallucinations négatives suggérées (*Réponse à M. Delbœuf*). *Rev. de l'hypn. expér. et thérap.* Paris, 1889. Ueber die Bedeutung der suggestions therapie. Wien. med. Bl. 1889.

Berillon. — Société de biologie. Séance du 21 juin 1881. — Hypnotisme expérimental. Thèse de Paris 1884. — La léthargique de Theunelles. *Revue de l'hypnot. expér. et thérap.* 1886.

Bidon. — De l'hypnotisme dans la thérapeutique nerveuse. Action des médicaments à distance dans l'hypnotisme. Marseille médic. 1889.

Bianchi. — Sur la polarisation psychique dans la phase somnambulique de l'hypnotisme.

Beaunis. — Suggestion à 172 jours d'intervalle. Soc. de psych. phys. 1885.

Brulard. — Considérations générales sur l'état hypnotique. Nancy, 1886.

Bourru et Burot. — La suggestion mentale et l'action à distance des substances toxiques et médicamenteuses.

Bock. — Contracture des deux mains guérie par la suggestion. *Clin.* Bruxelles. 1888.

Binet. — Les perceptions inconscientes dans l'hypnotisme. *Rev. scient.* 1889.

Babinski. — Grand et petit hypnotisme. *Arch. de neurol.* 1889.

Bernatski. — Hypnotism in the frog produced by different médicaments. *Arch. psych.* 1889..

Bennet. — Jumpers in South Africa. *med. Journ.* London. 1889.

Bleceler. — Zur psychologie der Hypnose. *Munch. med. Wosch.* 1889.

Charcot. — Académie des sciences. 13 fév. 1882. L'hypnotisme en thérapeutique. *Rev. de l'hypn. exp. et thérap.* 1886.

Charcot et P. Richer. — Contribution à l'étude de l'hypnot. chez les hystériques. 1887.

Carvailhou. — Fascination magnétique. Paris, 1882.

Catrin. — Le somnambulisme naturel. Lyon méd. 1889.

Coste. — L'inconscient. Paris, 1889.

Chiltoff. — Traitement et guérison par suggestion d'un cas d'hémiplégie après apoplexie. *Rev. de l'hypn. expér. et thérap.* 1886.

Couturier. — Contribution à l'étude de la suggestion à l'état de veille au point de vue thérapeutique. Loire médic. Saint-Etienne, 1886.

Cullere. — Magnétisme et hypnotisme. Paris, 1888. — Catalepsie chez un hypochondriaque persécuté. *Ann. méd. psyc.* 1877.

DEMARQUAY et G. TEULON. — Recherches sur l'hypnotisme. Paris, 1860.

DUMONTPALLIER. — Rapport sur la métalloscopie, 1877. — Conférences à la Pitié, 1880. Comptes rendus de la Soc. de Biologie. 1879, 80, 81, 82, 83, 84.

DESCOURTIS. — Thèse de Paris, 1882. — *Encéphale*, 1885.

DUJARDIN-BEAUMETZ. — Métallothérapie. — in *Dict. de thérapeutique*.

DESSOIR. — L'hypnotisme en France. *Science*. New-York, 1887.

DUFOUR. — Contribution à l'étude de l'hypnotisme. Grenoble, 1886.

DUMONTPALLIER et MAGNAN. — Des hallucinations bilatérales (*Un. méd.* mai 1883).

DUMONTPALLIER et MAGNIN. — Comptes rendus Soc. Biolog. 1881-82.

DELBŒUF. — Cas curieux d'hypnotisation volontaire. *Rev. de l'hypn. expér. et thérap.* Paris, 1886-87. — De l'origine des effets curatifs de l'hypnotisme. Paris, 1887. De la prétendue veille somnambulique. *Rev. philos.* Paris, 1887.

DELFRAYSSE. — Hypnotisme. (*Bull. de l'Ac. de méd.*) 1859-60. T. XXV.

ERBIN. — Ziemsen's Handbuch der Krankeiten des nervensystem. 1878.

EXNER. — Untersuchungen uber die Localisationen. Wien, 1881.

FARIN. — De la cause du sommeil lucide. Paris, 1819.

FÉRÉ. — *Ann. méd. psych.* 6e série T. X; 1883. T. II. — *Arch. de neurologie.* 1883. T III. — Soc. de Biologie 1881. — *Progrès méd.* 1882. *Ann. méd. psych.* 1883.

FÉRÉ et BINET. — Note sur l'histoire du transfert chez les hypnotiques (*Prog. méd.* 1884).

FONTAN. — Le mécanisme des perceptions inconscientes dans l'hypnotisme. *Rev. scient.* Paris 1889.

FOREL. — Einige therapeutische Versuche mit dem Hypnotismus bei Geisteskranken. *Corr. Bl. fur Schw. Aertze.* Basel 1887. Eine Beobachtung von autohypnose. *Munchen méd. Wosch.* 1889. Der hypnotismus, seine Bedeutung und seine Haudebung. Stuttgard, 1889.

FEDELI (Carlo). — Di un singolare casa di catalessi nell'somno, 2e édit. Pisa, 1886.

FRŒNCKEL. — Ou hypnotismen médicolégal Heuseende. *Ugesk fur Læger.* Kjobenh, 1886. — Hypnotismus Andvendelse i Therapien. *Ugesk fur Læger.* Kjobenh, 1887.

FRANCO. — El hypnotismo puesto en moda. Barcelone 1887. — Le même traduit en français par Villiers de l'Isle-Adam. Le Mans, 1888, chez Leguicheux.

GUERINEAU. — *Gaz. des hop.* 1859. — *Arch. gén. de méd.* 1860.

GRASSET. — Soc. de Biol. 1885. Semaine médic. 1889. Leçons sur l'hypnotisme. *Rev. de physiol.* Paris, 1888.

GILLES DE LA TOURETTE. — *Arch. de neurol.* 1884-85. The wonders of animal magnétism. New-York, 1888.

GRUTZER et HEIDENHAIN. — *Breslauer aertzlicher Zeischr.* 1880.

GARNIER. — L'automatisme somnambulique devant les tribunaux. *Ann. d'hyg. publ.* Paris, 1887.

GODNEFF. — On suggestion during hypnotism. Kozani, 1887.

GROCCO. — Suggestion ed ipnotismo. *Giorn. di neuropath.* Napoli, 1888.

GROSMANN. — On hypnotism, *Liverpool. Med. chir. journ.* 1889.

GURNEY. — Peculiarities of certain post hypnotic states. *Proc. soc. psych. Research.* London 1886-87. — Stages of hypnotic memory. *Ibid.* 1887. — Further problems of hypnotism. *Mind.* London, 1887. — Hypnotism and telepathy. *Proc. soc. psych. Research.* London, 1888.

HACK TUKE. — Hypnotismus redivivus *Ann. méd.-psych.* 1884. T. II. — Le corps et l'esprit. Trad. Parrant. Paris, 1886.

HUGUES. — *Americ. journ. of insanity*, 1875.

HOLLARD. — Medical notes and reflexions, 1840.

HOFFBAÜER. — Médecine légale relative aux aliénés. Trad. Chambeyron. Paris, 1827.

HAMMOND. — Mysterious disapearences. New-York, 1887.

HERTER. — Hypnotism. *Popul. scient. Monthly.* New-York, 1888.

HERING. — Uber hypnotismus. *Monatl. Mitteilh. ad Gesamtgeb. d. Naturw.* Berlin, 1887-88.

HUGENSCHMIDT. — Traitement de l'insomnie par l'hypnotisme. *Med. and. Surg. Report.* Philadelphie, 1888.

HEIDENHAIN. — Die sogenante thierische magnetismus. Leipsig, 1880.

JANSEN. — *Allg. Zeischr. fur Psych.* T. XXV.

JAMES. — A suggestion for the prevention of sea seakness. *Boston med. and. surg. journ.* 1887.

JANET. — Notes sur quelques phénomènes de somnambulisme. *Bull. soc. méd. psych.* 1885.

JENDRASSIK. — Demonstrationen von suggestion wahrend der hypnose. *Pest. med. chir. Presse.* 1887. A suggestional. Buda-Pest, 1888.

KESER. — A case of prolonged sleep. *British med. journ.* London, 1887.

KIŒR. — To Tiffœlde af Kataleptisk Dodsstivhed. *Ugesk f. Lœger* Kjobenh. 1889.

KOZLOFF. — Gymnotizm. i ego znachenie dlja psichologii metafizici. Kieff, 1887.

KRAFT-EBING. — Eine experimentale studie auf dem gebiete des Hypnotismus. Stuttgard, 1888. Uber Hypnotismus. Gratz, 1888.

LUYS. — Etudes de physiologie et de pathologie mentales. Paris, 1874. — Phénomènes produits par l'action des médicaments à distance. *Encéphale*, 1887. — Les émotions chez les sujets en état d'hypnotisme. *Encéphale* 1887. — De la sollicitation expérimentale des phénomènes émotifs chez les sujets en état d'hypnotisme. *Encéphale*,

1887. — De la transmission à distance des émotions d'un sujet à un autre. *Comptes rend. de la Soc. de biol.* 1888. — De la sollicitation des régions émotives par les boules de verre colorées. *Comptes rend. de la Soc. de biol.* 1888. — Procédés et instruments nouveaux pour obtenir le sommeil hypnotique. *Comptes rend. de la soc. de biol.* 1888.

LÉPINE. — *Science et nature.* 1884.

LIÉGEOIS. — *Assoc. française pour l'avancement des sciences.* Congrès de 1886. — De la suggestion hypnotique dans ses rapports avec le droit civil et le droit criminel. Paris, 1884. — Congrès de l'hypnotisme expérimental et thérapeutique. 1889.

LIÉBEAULT. — Du sommeil provoqué et des états analogues. Paris, 1866 et 1889.

LADAME. — La névrose hypnotique. Neufchatel, 1881. — La névrose hypnotique devant la médecine. (*Ann. d'hyg.* 1882. T. VII.)

LASÈGUE. — Etudes médicales. Paris, 1884. — Des catalepsies partielles et passagères. (*Arch. gén. de méd.* 1865. T. II.)

LANOAILLE DE LACHÈSE. — Un militaire hypnotique. *Gaz. méd. de l'Algérie* 1886.

LOMBROSO. — Studi sull'ypnotismo. Roma, 1886.

LABADIE (F.). — Contribucion para el estudio del hypnotismo en Mexico. *Gaz. méd.* Mexico, 1887.

LOPEZ (Alonzo). — Cartas criticas sobre el libro : Examen del hypnotismo. *Corres. méd. Castell.* Salamanca, 1888.

LEBRUN. — Un cas d'application chirurgicale de l'hypnotisme. Paris, 1887.

MAGNAN. — Des hallucinations bilatérales. (*Arch. de neurol.* 1883.)

MAGNIN. — Soc. de biol. 1882. — Etude clinique et expérimentale de l'hypnotisme. Paris, 1884.

MESNET. — Le somnambulisme envisagé au point de vue pathologique. (*Arch. gén. de méd.* 1860.) — Troubles fonctionnels des sens et des sensibilités dans l'hypnotisme. *Rev. de l'hypnot. expér. et thérap.* 1886.

MICHAÏLOW. — Hypnotism in comparison with the phenomena of bio-magnetism. Moskva, 1886.

MYERS. — Human personality in the light of hypnotic suggestion. *Proc. Soc. Psych. Research.* London, 1886. — Note on certain reported cases of hypnotic hyperesthesia. *Proc. Soc. Psych. Research.* London, 1886-87.

MAGINI. — Le meraviglie dell'ipnotismo. Torino, 1887.

MOLL (Alb.). — Der hypnotismus. Berlin, 1889.

MORENO. — Algunas concideraciones relativas al hypnotismo. *Cron. méd. gen. de la Habana* 1889.

NOLEN. — Het zoogenaande Dierlijk magnetisme of hypnotisme populaire beschreven en toegelicht. Rotterdam, 1886.

OCHOROWICZ. — De la suggestion mentale. Paris, 1887.

OBERSTEINER. — Der hypnotismus klinikzeitung u. Streitfragen. Wien, 1887.

OTTOLENGHI et LOMBROSO. — Nuovi studi sull ipnotismo e sulla credulita. Torino, 1889.

PARROT. — *Arch. de physiol.* 1869.

PAU DE SAINT-MARTIN. — Etude clinique d'un cas de catalepsie compliquée traitée par l'hypnotisme. Th. Strasbourg, n° 216. 1869.

PHILIPPS. — Hypnotisme (*Bull. ac. des Sc.* 1859-60. T. XXV). — Cours théorique et pratique de Braidisme. 1860.

POINCARRÉ. — Etude sur le magnétisme animal. Nancy, 1865.

PREYER. — La catalepsie et l'hypnotisme des animaux. Iéna, 1878. — Die Endteck des hypnotismus. 1881.

PUEL. — De la catalepsie. *Mém. de l'Ac. de méd.* T. XX.

PITRES ET GAUBE. — De l'hypnotisme. Histoire, mode de production. *Rev. des sc. méd.* Paris, 1886.

PETRAZZANI. — La suggestione nello stato ipnotico. *Rivista speriment. di frenat.* Reggio Emilia. 1886-87.

PURGOTTI. — La thérapeutica ipnotica e suggestiva. *Morgagni*, Napoli, 1887.

RIBOT. — Maladies de la personnalité. Paris, 1885. — Maladies de la mémoire ; — de la volonté. Paris, 1883.

RICHER. — Etude clin. sur l'hystéro épilepsie. 1885. — Thèse de Paris, 1879. — *Progr. méd.* 1884. — Soc. Biol. 1886.

RICHER et CHARCOT. — Soc. Biol. 1882.

RICHER et GILLES DE LA TOURETTE. — *Progr. méd.* 1884. — Article Hypnotisme du *Dictionnaire encycl. des sc. méd.* Paris, 1889.

ROUZIER. — Cas de tétanos, hypnotisme. (*Bull. gén. de thérap.* 1860.)

RICHET (Ch.). — Etat mental dans l'hypnotisme. *Ann. méd. psych.* 1883 LII. — Un fait de somnambulisme à distance. *Bull. de la Soc. de psychol. physiol.* 1885 et Paris 1886. — Effets de l'hypnotisme sur l'insomnie. *Compte rend. Soc. biol.* 1887. — Expériences sur le sommeil à distance. *Rev. des sc. hypnot.* 1887.

ROCHAS (DE). — Hypnotisme et changement de personnalité. *Rev. phil.* Paris 1887.

ROUQUETTE. — Contribution à l'étude de l'hypnotisme. *Journ. de méd. et pharm.* d'Algérie. Alger, 1887.

ROBERTSON. — Volontary and involuntary Catalepsy. Glasgow. *med. Journ.* 1887.

RUSSEL REYNOLDS. — Remarks on paralysis and other disorders of motion and sensation dependent on idea. *British. med. journ.* nov. 1869.

RACIBORSKI (A). — Hypnotism in the Paris Hospital La Salpêtrière. Lwow, 1887.

ROTH (M.). — Physiological effects of artificial sleep. London, 1887.

RICHARDSON. — Synthetic somnambulism. *Asclep.* London 1889.
RIECK. — Zur Hypnose. *Deutsch med. Zeit.* Berlin, 1889.
RUMPF. — *Deutsch. med. Wosch.* 1880.
SZAFKOWSKI. — Recherches sur les hallucinations.
SANDRAS. — De l'hypnotisme et de ses dangers. 1859-60.
SCHMOLL. — Experiments in thought transference. *Proc. soc. psych. Research.* London, 1886-87.
SANCHEZ HERRERO. — El hypnotismo. *Correo méd. Castel.* Salamanca, 1886. — El hypnotismo y la suggestion. Valladolid 1889. — La hypnotisacion généralizada. *Méd. Castel.* Valladolid, 1887. — El hypnotismo; suos fenomenos y sus applicationes. *Correo med. Castel.* Salamanca, 1887.
SAUWARIE. — Observations d'hyperesthésie des sens dans l'état hypnotique. *Rev. philos.* Paris, 1887.
SALLIS (John). — Der tierische magnetismus, und seine genese. Leipsig, 1887.
SALVIOLI. — La suggestione hipnotica. *Rassegna di sc. med.* Modena, 1888.
SANCHO. — El hypnotismo y la suggestion. *Rev. Baleare de sc. méd.* Palma de Mallorca, 1888.
SCIAMANA. — Isteria guarita colla suggestione ipnotica. *Acad. de med. di Roma.* 1886-87.
SEELIGMULLER. — Der modern hypnotismus. *Deutsh. med. Wosch.* Leipsig, 1888.
SGROSSO. — Circolazione endoculare e fenomeni pupillari nel ipnotizatio. *Psychiatra.* Napoli, 1886.
SICARD. — Cas remarquable d'hypnotisme et de suggestion. *Encéph.* 1887.
SCHMIT (C.). — L'hypnotisme dans le roman d'aujourd'hui. *Un. méd.* 1889.
TREULICH. — Zwei falle von Hypnose. *Prag. med. Wosch.* 1888.
TOKARSKI. — Hypnotism and suggestion. *Arch. psych.* Charkow, 1888. — On the pernicious effects of hypnotising. Saint-Pétersbourg, 1889.
VOISIN (A). — Un cas de perversité morale guérie par la suggestion hypnotique. *Rev. de l'hypnot. expérim. et thérap.* 1888.
VERONESI. — L'ipnotismo e il magnetismo davanti alla scienza. Roma, 1887.
VIZIOLI. — Del morbo ipnotico e delle suggestioni. *Atti. congres. gen. d'Ass. med. ital.* 1885.
WETHERHILL DE (H.-M.). — The modern hypnotics. *Amer. Journ. Insan.* Utica. New-York, 1889-90.
WAGNER. — The theory and practice of hypnotism. *New-York, med. journ.* 1889.
ZIEMSEM. — Die gefahren des Hypnotismus. *Munch. med. Wosch.* 1889.

Consulter en outre: *Dictionn. encycl. des sc. méd.*, art. Magné-

tisme, Mesmérisme, Sorcellerie, Hypnotisme, Sciences occultes, Spiritisme, Kabbale, Divination, Alchimie, Astrologie.
Dictionn. de méd. et chir. prat.
Revue scientifique, 1883.
Philosophical transactions, 1861.
Progrès médical, 1884.
Libéral de la Vendée, 1884.
Indépendant Loir-et-Cher, 1883.
Gaz. hebdom., 1858.
Science et nature, 1884 et 85.
Encéphale, collection complète.
Comptes rend. Acad. des sc., 1883.
Soc. de Biol. 1871, 1879, 1882, 83, 84.
Soc. d'anthropologie, 1875.
Bull. de l'Acad. de méd.
Arch. de physiol. 1870, 1877.
Annales méd.-psych., 1884 et collect.
Arch. de neurologie, collect.
Union méd., 1860.

LIVRES QUI ONT ACCESSOIREMENT TRAIT A L'HYPNOTISME

Ball. — Le dualisme cérébral. (*Revue scientif.* janv. 1883).
Boisseau. — Des maladies simulées. Paris, 1870.
Berard et Robin. — Eléments de physiol. de l'homme. Paris, 1857. T. II.
Charleton Bastian. — Le cerveau organe de la pensée (Alcan).
Delaunay. — Deux nouveaux procédés d'investigation physiol. 1882.
Despine. — Psychologie naturelle, 1868, Paris.
Duchenne. — Mécanisme de la physiol. humaine. Analyse électro-physiol. de l'expression des passions. 1876.
Esquirol. — Maladies mentales. T. II. Paris, 1838.
Exner. — Untersuchungen uber die localisationen der functionen der Groschian der Menschen. Wien. 1881.
Ferrier. — Les fonctions du cerveau. 1872.
Georget. — Physiol. du syst. nerv. 1821.
Gavoy. — Le cerveau. (Libr. J. Baillière).
Herbert Spencer. — Principes de psychologie. 1875.
Lelut. — Physiol. de la pensée. Paris, 1862.
Lemoine. — Du sommeil. Paris, 1855.
Macnish. — Physiol. of sleep, 2e édit. 1854.
Maudsley. — Pathologie de l'esprit.
Michea. — *Annales médico-psych.* 1860, T. VI. — Des hallucinations, de leurs causes et des maladies qu'elles caractérisent. Paris, 1846.

Maury. — Du sommeil et des rêves. Paris, 1865. — *Ann. méd.-psych.* 1860.

Muller. — Manuel de physiol. Trad. Littré. 1851.

Pitres et Franck. — Localisations cérébrales dans Encéphale du *Dictionn. encycl. des sc. méd.*

Ribot. — Maladies de la mémoire. Maladies de la volonté. 1883. Maladies de la personnalité. 1885.

Richet (Ch.). — L'homme et l'intelligence.

Regnard (Paul). — Les maladies épidémiques de l'esprit.

Watteville (de). — Sleep and its counterfeitz. *Fortnighthly Review.* London, 1887.

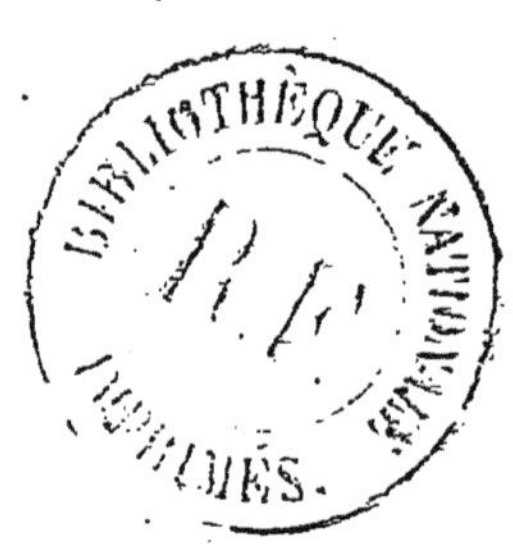

TABLE DES MATIÈRES

PREMIÈRE PARTIE

DEUXIÈME PARTIE

II

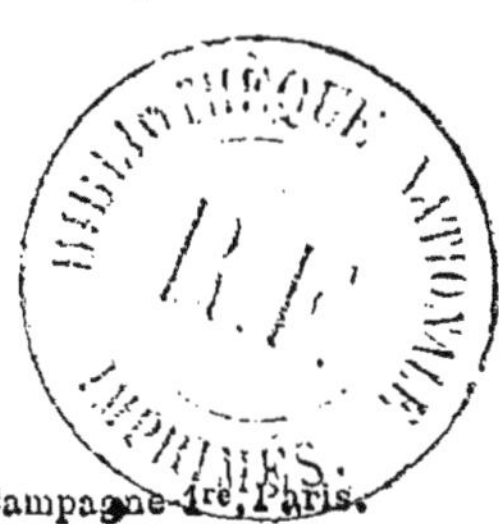

Imp. de la Soc. de Typ. — NOIZETTE, 8, r. Campagne-1re, Paris.

www.ingramcontent.com/pod-product-compliance
Ingram Content Group UK Ltd.
Pitfield, Milton Keynes, MK11 3LW, UK
UKHW012156240726
13966UKWH00002B/368

9 782012 888210